2017 广东省肿瘤登记年报

Guangdong Cancer Registry Annual Report 2017

主　编　林立丰
副主编　夏　亮　许燕君

SPM 南方出版传媒
广东科技出版社 | 全国优秀出版社
·广州·

图书在版编目（CIP）数据

2017广东省肿瘤登记年报／林立丰主编．—广州：广东科技出版社，2021.7

ISBN 978-7-5359-7628-4

Ⅰ．①2… Ⅱ．①林… Ⅲ．①肿瘤—卫生统计—广东—2017—年报　Ⅳ．①R73-54

中国版本图书馆CIP数据核字（2021）第062557号

2017广东省肿瘤登记年报

2017 Guangdong Sheng Zhongliu Dengji Nianbao

出 版 人：	朱文清
责任编辑：	丁嘉凌
封面设计：	友间文化
责任校对：	高锡全
责任印制：	彭海波
出版发行：	广东科技出版社
	（广州市环市东路水荫路11号　邮政编码：510075）
销售热线：	020-37592148 / 37607413
http:	//www.gdstp.com.cn
E-mail：	gdkjzbb@gdstp.com.cn
经　　销：	广东新华发行集团股份有限公司
印　　刷：	广州一龙印刷有限公司
	（广州市增城区荔新九路43号1幢自编101房　邮政编码：511340）
规　　格：	889mm×1 194mm　1/16　印张8.25　字数200千
版　　次：	2021年7月第1版
	2021年7月第1次印刷
定　　价：	98.00元

如发现因印装质量问题影响阅读，请与广东科技出版社印制室联系调换（电话：020-37607272）。

编 委 会

主　编　林立丰

副主编　夏　亮　许燕君

编　委（按姓氏笔画排序）

于雪芳　方艺娟　古嘉诚　卢玉强　邬香华

许　欢　许晓君　李　科　李柱明　李艳华

杨俊杰　吴晓慧　张美娜　张艳艳　林国桢

冼国佳　孟瑞琳　钟洁莹　钟逸菲　莫兆波

郭红革　梁大艳　梁志恒　隋丹丹　彭　绩

谢水仙　雷　林　滕勇勇　魏矿荣

Editorial Board

Editor in Chief   Lin Lifeng

Associate Editors   Xia Liang, Xu Yanjun

Editorial Board (sort by surname stroke)

Yu Xuefang, Fang Yijuan, Gu Jiacheng, Lu Yuqiang, Wu Xianghua,

Xu Huan, Xu Xiaojun, Li Ke, Li Zhuming, Li Yanhua,

Yang Junjie, Wu Xiaohui, Zhang Meina, Zhang Yanyan, Lin Guozhen,

Xian Guojia, Meng Ruilin, Zhong Jieying, Zhong Yifei, Mo Zhaobo,

Guo Hongge, Liang Dayan, Liang Zhiheng, Sui Dandan, Peng Ji,

Xie Shuixian, Lei Lin, Teng Yongyong, Wei Kuangrong

前 言

为全面推进全国肿瘤登记工作，全国肿瘤登记中心（NCCR）建立了中国肿瘤登记年报制度，自2008年开始每年出版《中国肿瘤登记年报》，为全国肿瘤预防与控制提供科学依据。

为了让全省肿瘤登记数据更好地服务于肿瘤防控工作，广东省疾病预防控制中心与各肿瘤登记地区自2012年开始撰写《广东省肿瘤登记年报》。《2017广东省肿瘤登记年报》涵盖了广东省的广州市、深圳市、中山市、江门市城区、肇庆四会市、珠海市、韶关南雄市、东莞市、佛山市顺德区、肇庆市端州区10个肿瘤登记地区的2014年恶性肿瘤发病与死亡数据。整个报告分为5个部分，分别为"概述""登记内容与登记流程""登记资料的质量评价""主要结果""附录"。

《2017广东省肿瘤登记年报》是在全省所有肿瘤登记地区（疾控机构）、报告医院、社区卫生服务中心、乡镇卫生院、原各级卫生计生部门、国家肿瘤登记中心以及全国肿瘤登记同行共同努力下取得的成果。在此谨表衷心的感谢！

年报中的纰漏，欢迎各界人士批评指正，以使年报的质量不断提高。

Foreword

To push forward cancer registration in an all-round way, the National Central Cancer Registry (hereinafter referred to as NCCR) started compiling and publishing *China Cancer Registry Annual Report* since 2008, which have provided scientific evidence for cancer prevention and control in China.

To make full use of cancer registration data for aid in cancer prevention and control, Guangdong Provincial Center for Disease Control and Prevention (hereinafter referred to as Guangdong CDC), in collaboration with cancer registries in Guangdong Province, began compiling *Guangdong Cancer Registry Annual Report* since 2012. *Guangdong Cancer Registry Annual Report 2017* gives a full profile on the incidence and mortality of malignant tumors in the catchment areas covered by cancer registries of Guangzhou City, Shenzhen City, Zhongshan City, Urban Jiangmen, Sihui-county-level City, Zhuhai City, Nanxiong-county-level City, Dongguan City, Shunde District in Foshan City and Duanzhou District in Zhaoqing City in 2014. This report falls into five chapters including "Introduction"" Registration Contents and Registration Procedures""Registration Data Quality Assessment""Major Results""Appendices".

This annual report would not have came into being without the joint efforts of colleagues from cancer registries (mostly affiliated to centers for disease control and prevention), reporting hospitals, community health centers, rural health centers, health and family planning sectors at all levels in Guangdong Province and support from NCCR and other provincial cancer registries. We sincerely express our gratitude to their contribution!

Constructive criticism and feedback on this annual report are welcomed.

目　　录

1 概述 ··· 1
2 登记内容与登记流程 ··· 4
　2.1 登记内容与方法 ·· 4
　　2.1.1 发病数据 ·· 4
　　2.1.2 死亡数据 ·· 4
　　2.1.3 生存数据 ·· 4
　　2.1.4 人口数据 ·· 5
　2.2 登记流程与质量控制 ·· 6
　　2.2.1 登记流程 ·· 6
　　2.2.2 质量控制 ·· 7
　　2.2.3 肿瘤登记资料审核流程 ·· 7
　2.3 分类、编码和统计分析 ·· 9
　　2.3.1 肿瘤编码及统计分组 ·· 9
　　2.3.2 统计指标 ·· 9
　　　2.3.2.1 发病（死亡）率 ·· 9
　　　2.3.2.2 年龄别发病（死亡）率 ··· 9
　　　2.3.2.3 年龄调整发病（死亡）率或年龄标准化发病（死亡）率 ························· 10
　　　2.3.2.4 截缩发病（死亡）率 ·· 10
　　　2.3.2.5 累积发病（死亡）率 ·· 11
3 登记资料的质量评价 ··· 15
　3.1 年报数据覆盖的地区和人口 ·· 15
　3.2 质量评价 ··· 16
　3.3 最高诊断依据 ·· 18
4 主要结果 ··· 21
　4.1 恶性肿瘤的发病与死亡 ·· 21
　4.2 广东省、全国恶性肿瘤的发病率和死亡率比较 ·· 22
　4.3 不同性别、年龄组恶性肿瘤的发病率和死亡率 ·· 24
　4.4 常见恶性肿瘤的发病顺位 ·· 27
　4.5 常见恶性肿瘤的死亡顺位 ·· 33
　4.6 常见恶性肿瘤的发病和死亡 ··· 39
　　4.6.1 肺癌（C33–C34） ··· 39
　　4.6.2 结直肠癌（C18–C21） ··· 39
　　4.6.3 肝癌（C22） ··· 39
　　4.6.4 女性乳腺癌（C50） ··· 40
　　4.6.5 鼻咽癌（C11） ··· 40
　　4.6.6 胃癌（C16） ··· 41
　　4.6.7 甲状腺癌（C73） ··· 41
　　4.6.8 淋巴瘤（C81–C85；C88；C90；C96） ·· 42
　　4.6.9 白血病（C91–C95） ·· 43
　　4.6.10 食管癌（C15） ·· 43

5 附录 ······ 58
- 表5-1 广东省肿瘤登记地区恶性肿瘤发病例数——2014年合计 ······ 58
- 表5-2 广东省肿瘤登记地区恶性肿瘤发病例数——2014年男性 ······ 60
- 表5-3 广东省肿瘤登记地区恶性肿瘤发病例数——2014年女性 ······ 62
- 表5-4 广东省肿瘤登记地区恶性肿瘤发病主要指标——2014年合计 ······ 64
- 表5-5 广东省肿瘤登记地区恶性肿瘤发病主要指标——2014年男性 ······ 66
- 表5-6 广东省肿瘤登记地区恶性肿瘤发病主要指标——2014年女性 ······ 68
- 表5-7 广东省肿瘤登记地区恶性肿瘤死亡例数——2014年合计 ······ 70
- 表5-8 广东省肿瘤登记地区恶性肿瘤死亡例数——2014年男性 ······ 72
- 表5-9 广东省肿瘤登记地区恶性肿瘤死亡例数——2014年女性 ······ 74
- 表5-10 广东省肿瘤登记地区恶性肿瘤死亡主要指标——2014年合计 ······ 76
- 表5-11 广东省肿瘤登记地区恶性肿瘤死亡主要指标——2014年男性 ······ 78
- 表5-12 广东省肿瘤登记地区恶性肿瘤死亡主要指标——2014年女性 ······ 80
- 表5-13 广州市恶性肿瘤发病主要指标——2014年 ······ 82
- 表5-14 广州市恶性肿瘤死亡主要指标——2014年 ······ 84
- 表5-15 中山市恶性肿瘤发病主要指标——2014年 ······ 86
- 表5-16 中山市恶性肿瘤死亡主要指标——2014年 ······ 88
- 表5-17 深圳市恶性肿瘤发病主要指标——2014年 ······ 90
- 表5-18 肇庆四会市恶性肿瘤发病主要指标——2014年 ······ 92
- 表5-19 肇庆四会市恶性肿瘤死亡主要指标——2014年 ······ 94
- 表5-20 江门市城区恶性肿瘤发病主要指标——2014年 ······ 96
- 表5-21 江门市城区恶性肿瘤死亡主要指标——2014年 ······ 98
- 表5-22 珠海市恶性肿瘤发病主要指标——2014年 ······ 100
- 表5-23 珠海市恶性肿瘤死亡主要指标——2014年 ······ 102
- 表5-24 韶关南雄市恶性肿瘤发病主要指标——2014年 ······ 104
- 表5-25 韶关南雄市恶性肿瘤死亡主要指标——2014年 ······ 106
- 表5-26 东莞市恶性肿瘤发病主要指标——2014年 ······ 108
- 表5-27 东莞市恶性肿瘤死亡主要指标——2014年 ······ 110
- 表5-28 佛山市顺德区恶性肿瘤发病主要指标——2014年 ······ 112
- 表5-29 佛山市顺德区恶性肿瘤死亡主要指标——2014年 ······ 114
- 表5-30 肇庆市端州区恶性肿瘤发病主要指标——2014年 ······ 116
- 表5-31 肇庆市端州区恶性肿瘤死亡主要指标——2014年 ······ 118

Contents

1 Introduction ··· 1
2 Registration Contents and Registration Procedures ·· 4
   2.1 Registration Contents and Collection Methods ··· 4
      2.1.1 Incidence Data ··· 4
      2.1.2 Mortality Data ··· 4
      2.1.3 Survival Data ·· 4
      2.1.4 Population Data ··· 5
   2.2 Registration Procedures and Quality Control ··· 6
      2.2.1 Registration Procedures ·· 6
      2.2.2 Quality Control ·· 7
      2.2.3 Quality Evaluation of Cancer Registration Data ··································· 7
   2.3 Classification, Coding and Statistical Analysis ··· 9
      2.3.1 Coding and Statistical Classification ·· 9
      2.3.2 Statistical Indicators ·· 9
          2.3.2.1 Incidence (Mortality) Rate ·· 9
          2.3.2.2 Age-specific Incidence (Mortality) Rate ······································ 9
          2.3.2.3 Age-adjusted or Age-standardized Incidence (Mortality) Rate ····· 10
          2.3.2.4 Truncated Incidence (Mortality) Rate ······································· 10
          2.3.2.5 Cumulative Incidence (Mortality) Rate ····································· 11
3 Registration Data Quality Assessment ·· 15
   3.1 Cancer Registration Areas and the Population Covered ······························· 15
   3.2 Quality Assessment ··· 16
   3.3 Methods of Diagnosis With Highest Reliability ··· 18
4 Major Results ··· 21
   4.1 Incidence and Mortality of Cancers ··· 21
   4.2 Cancer Incidence and Mortality in Guangdong Province and China ············· 22
   4.3 Age-specific Incidence and Mortality Rates by Sex in 2014 ·························· 24
   4.4 Incidence Rates of the Most Common Cancers ·· 27
   4.5 Mortality Rates of the Most Common Cancers ··· 33
   4.6 Incidence and Mortality of Common Cancers ··· 39
      4.6.1 Lung Cancer (C33–C34) ·· 39
      4.6.2 Colorectal Cancer (C18–C21) ·· 39
      4.6.3 Liver Cancer (C22) ··· 39
      4.6.4 Breast Cancer in Females (C50) ··· 40
      4.6.5 Nasopharyngeal Cancer (C11) ··· 40
      4.6.6 Stomach Cancer (C16) ··· 41
      4.6.7 Thyroid Cancer (C73) ·· 42
      4.6.8 Lymphoma (C81–C85; C88; C90; C96) ··· 42
      4.6.9 Leukemia (C91–C95) ·· 43
      4.6.10 Esophageal Cancer (C15) ·· 43

5 Appendices ········ 58
    Table 5-1   Number of new cancer cases in cancer registration areas of Guangdong Province, male and female combined in 2014 ········ 58
    Table 5-2   Number of new cancer cases in cancer registration areas of Guangdong Province, male in 2014 ········ 60
    Table 5-3   Number of new cancer cases in cancer registration areas of Guangdong Province, female in 2014 ········ 62
    Table 5-4   Cancer incidences in cancer registration areas of Guangdong Province, male and female combined in 2014 ········ 64
    Table 5-5   Cancer incidences in cancer registration areas of Guangdong Province, male in 2014 ······ 66
    Table 5-6   Cancer incidences in cancer registration areas of Guangdong Province, female in 2014 ··· 68
    Table 5-7   Number of cancer deaths in cancer registration areas of Guangdong Province, male and female combined in 2014 ········ 70
    Table 5-8   Number of cancer deaths in cancer registration areas of Guangdong Province, male in 2014 ········ 72
    Table 5-9   Number of cancer deaths in cancer registration areas of Guangdong Province, female in 2014 ········ 74
    Table 5-10   Cancer mortalities in cancer registration areas of Guangdong Province, male and female combined in 2014 ········ 76
    Table 5-11   Cancer mortalities in cancer registration areas of Guangdong Province, male in 2014 ······ 78
    Table 5-12   Cancer mortalities in cancer registration areas of Guangdong Province, female in 2014 ··· 80
    Table 5-13   Incidences of cancer in Guangzhou City, 2014 ········ 82
    Table 5-14   Mortalities of cancer in Guangzhou City, 2014 ········ 84
    Table 5-15   Incidences of cancer in Zhongshan City, 2014 ········ 86
    Table 5-16   Mortalities of cancer in Zhongshan City, 2014 ········ 88
    Table 5-17   Incidences of cancer in Shenzhen City, 2014 ········ 90
    Table 5-18   Incidences of cancer in Sihui-county-level City, 2014 ········ 92
    Table 5-19   Mortalities of cancer in Sihui-county-level City, 2014 ········ 94
    Table 5-20   Incidences of cancer in Urban Jiangmen, 2014 ········ 96
    Table 5-21   Mortalities of cancer in Urban Jiangmen, 2014 ········ 98
    Table 5-22   Incidences of cancer in Zhuhai City, 2014 ········ 100
    Table 5-23   Mortalities of cancer in Zhuhai City, 2014 ········ 102
    Table 5-24   Incidences of cancer in Nanxiong-county-level City, 2014 ········ 104
    Table 5-25   Mortalities of cancer in Nanxiong-county-level City, 2014 ········ 106
    Table 5-26   Incidences of cancer in Dongguan City, 2014 ········ 108
    Table 5-27   Mortalities of cancer in Dongguan City, 2014 ········ 110
    Table 5-28   Incidences of cancer in Shunde District, 2014 ········ 112
    Table 5-29   Mortalities of cancer in Shunde District, 2014 ········ 114
    Table 5-30   Incidences of cancer in Duanzhou District, 2014 ········ 116
    Table 5-31   Mortalities of cancer in Duanzhou District, 2014 ········ 118

1 概述

肿瘤登记是按照一定的原则，持续地、系统地收集、储存、整理、统计分析和评价肿瘤发病、死亡和生存资料的制度。肿瘤登记是国际公认的有关肿瘤信息的收集方法。建立肿瘤随访登记系统，开展长期系统的肿瘤登记工作，可掌握恶性肿瘤发病、死亡和生存的流行病学分布、发展趋势和疾病负担，为制定卫生事业发展规划、评价肿瘤防治策略和干预措施提供科学依据。

广东省肿瘤随访登记系统应原卫生部、全国肿瘤登记中心的总体部署，逐步组建完善，它是全国肿瘤登记系统的重要组成部分。早在20世纪70年代，中山市和肇庆四会市就分别于1970年、1976年作为鼻咽癌高发现场成为首批肿瘤登记点，建立了鼻咽癌登记报告系统，开始鼻咽癌登记报告和随访。随后，两市根据肿瘤防治工作需要，依托本地三级肿瘤防治网，扩大了肿瘤登记范围。20世纪80年代中期，两地启动全肿瘤登记报告，由此开创了我省以人群为基础的肿瘤登记工作。1998年，广州市、深圳市在当地卫生行政部门支持下，开始全人群肿瘤登记报告。2008年，财政部、原卫生部将肿瘤登记工作纳入中央补助公共卫生项目，广州市、深圳市、中山市、肇庆四会市被纳入全

1 Introduction

Cancer registration is an internationally recognized approach for continuously and systematically collecting, storing, sorting out, analyzing and assessing cancer incidence, mortality, and survival data in accordance with a specifically designed scheme. Cancer registration and follow-up system serves to undertake long-term and systematic cancer registration in order to capture the epidemiological distribution, trend, and disease burden of malignant tumors as measured by incidence, mortality, and survival statistics, and provides valuable information for planning and developing healthcare development plan and for evaluating cancer prevention strategies and control measures.

The cancer registration and follow-up system of Guangdong Province was founded at the request of the then Ministry of Health and NCCR, and have became an integral part of national cancer registration system. As early as in 1970s, Zhongshan City and Sihui-county-level City were among the first batch to embark on nasopharyngeal cancer registration and follow-up in view of higher epidemic of nasopharyngeal cancer in 1970 and 1976, respectively. As of mid 1980's, given the needs of cancer control and prevention, the two cities further expanded cancer registration to cancers of all sites by taking full advantage of local three-level network for cancer control and prevention, signalling the beginning of population-based cancer registration in Guangdong Province. In 1998, with the support from local health administrative departments, Guangzhou City and Shenzhen City embarked on the population-based cancer registration. In 2008, the Ministry of Finance and then Ministry of Health packaged cancer registration into the public health programme funded by the central government, and Guangzhou City, Shenzhen City, Zhongshan City and Sihui-county-level City were included in the national cancer registry network. In subsequent years, between 2009-2012, Zhuhai City, Jiangmen City, Yangshan County in Qingyuan City, Nanxiong-county-level

国肿瘤登记网络。2009—2012年,珠海市、江门市、清远市阳山县、韶关市的南雄市和翁源县相继被纳入全国肿瘤登记网络。2014—2015年,广东省肿瘤随访登记网络进一步扩大,新纳入东莞市、佛山市的南海区和顺德区等8个肿瘤登记地区,首次在粤东和粤西地区建立了肿瘤登记地区。

为规范全省的肿瘤随访登记工作,原广东省卫生厅于2010年印发了《广东省肿瘤随访登记实施方案(试行)》(粤卫〔2010〕70号),明确了部门职责,规范了肿瘤报告流程与相关要求,同时确定广东省疾病预防控制中心为全省肿瘤随访登记技术管理单位。2015年,原广东省卫生和计划生育委员会重新制定并印发了《广东省肿瘤随访登记实施方案(试行)》,在2010年版实施方案的基础上,明确了全省肿瘤登记覆盖地区,规范了信息收集方法,加强了资料管理与数据分析利用等。

广东省开展肿瘤防治工作近40年,已形成一套较成熟的工作体制和管理机制。全省各级登记地区在卫生行政部门的组织领导和协调支持下,组织管理模式各有特色。就日常管理机构而言,除中山市、肇庆四会市的肿瘤登记随访工作由专业肿瘤研究机构负责外,其余登记地区的肿瘤登记随访工作均由当地疾控机构负责。各登记地区均设有专门机构和专职人员,组建了三级登记报告网络,日常登记报告、技术培训、工作督导、质量控制、资料分析

City and Wengyuan County in Shaoguan City were successively included into the national cancer registry network. In 2014-2015, Guangdong cancer registration network further expanded with inclusion of eight more registration areas, including Dongguan City, Nanhai District and Shunde District in Foshan City, among others. Historically for the first time, registries were set up in Eastern and Western Guangdong Province.

To strengthen the regulation of cancer registration and follow-up in Guangdong Province, the then Guangdong Provincial Health Department issued an official document entitled "Cancer Registration and Follow-up Scheme (Trial) in Guangdong Province" (Guangdong Health, 2010, No.70) in 2010, which stipulated obligations to be undertaken by each party, standardized registration procedures and routines about cancer registration and designated Guangdong CDC as the provincial technical instruction center. In 2015, the then Health and Family Planning Commission of Guangdong Province amended previous edition of "Cancer Registration and Follow-up Scheme (Trial) in Guangdong Province" by adding new sections including expanded registration catchment, unify data sources to be adopted and documents management and registration data usage.

Guangdong Province have carried out cancer prevention and control for nearly 40 years and developed a set of effective management regulations and operation mode. As integral part of the cancer registration and follow-up system of Guangdong Province, each cancer registry within Guangdong Province, has its respective particular operation mode. In terms of technical instruct organization which is in charge of cancer registration, except in Zhongshan City and Sihui-county-level City, where institution of cancer is full responsible for cancer registration, other registries were affiliated with local center for disease control and prevention. Each registry has specialized division and full-time staff, has set up a three-level reporting network, and conducts routine cancer case registration and notification, registration capacity training, field

和利用等工作均能规范开展，落实到位。各登记地区的资料收集方式从纯手工报卡模式逐步转向电子报卡、数据库提取、链接和交换等。

目前，全省肿瘤登记地区数量逐年增加，数据质量也在逐步提高，肿瘤登记年报数据已逐渐成为制定癌症防治策略、科研、临床研究的基础信息。2017年，广州市、深圳市、中山市、东莞市、佛山市顺德区、肇庆市的端州区和四会市、江门市城区、珠海市和韶关南雄市共计10处登记点的2014年肿瘤登记数据通过国家质量评估，被国家癌症中心《2017中国肿瘤登记年报》专业报告收录并出版发布。

supervision, quality control, data analysis and usage, etc. Data collection method has now been shifting from manually filling in notification card through filling in E-card online to database extraction, linkage and exchange.

At present, with the number of cancer registries on the rise and the quality of data improving, cancer registry data has been used for developing cancer prevention and control strategies and for providing raw data for scientific and clinical research. In 2017, registration data for 2014 from Guangzhou City, Shenzhen City, Zhongshan City, Dongguan City, Foshan City (Shunde District), Zhaoqing City (Duanzhou District and Sihui-county-level City), Urban Jiangmen, Zhuhai City and Shaoguan City (Nanxiong-county-level City) passed quality assessment by NCCR successfully and were included for compiling and publishing *China Cancer Registry Annual Report 2017*.

2 登记内容与登记流程

2.1 登记内容与方法

肿瘤登记主要收集登记地区范围内全部恶性肿瘤、中枢神经系统良性肿瘤及动态未定或未知的肿瘤病例的发病、死亡和预后生存信息。

2.1.1 发病数据

肿瘤发病资料的收集方法包括被动收集和主动收集，以被动收集为主。收集发病数据的主要途径是医院报告，基层医疗机构报告、医疗保险数据、癌症筛查项目和死亡医学证明书等为补充途径。

各肿瘤登记地区具有肿瘤诊治能力的医疗机构均参与恶性肿瘤报告工作，报告范围为所有恶性肿瘤（包括中枢神经系统良性肿瘤）病例。发病资料收集内容包括姓名、性别、出生日期、身份证号码、地址、职业、癌症诊断、病理学类型、首次诊断日期、诊断依据等。

2.1.2 死亡数据

死亡资料来源于登记地区的全死因登记报告系统和社区病例的主动随访，死亡病例报告内容同死亡医学证明书。

2.1.3 生存数据

肿瘤登记地区定期开展被动随访和主动随访，核实患者的基础信息，获取肿瘤

2 Registration Contents and Registration Procedures

2.1 Registration Contents and Collection Methods

Cancer registration serves to maintenance of a file or register of all cancer cases occurring in a defined population in which the personal demographic information of cancer patients, the clinical and pathological characteristics of the cancers and prognostic and survival status are documented. Usually, all primary malignant tumors, benign and unknown behaviour tumors of central nervous system (including brain and spinal cord) are reportable.

2.1.1 Incidence Data

At present, both passive and active data collection methods are adopted, with passive data collection as the principal. The main source is all sorts of hospitals, but for purpose of maximizing completeness of registration, other supplementary sources including grass-roots medical and healthcare institutions, health insurance system, cancer screening programmes and death certificates are also used.

All medical institutions with qualification for cancer diagnosis and treatment within the catchment of cancer registration should undertake cancer reporting. All primary malignant tumors, benign and unknown behaviour tumors of central nervous system (including brain and spinal cord) are reportable. For each incident cancer case, mandatory items include name, sex, date of birth, ID Number, address, occupation, cancer diagnosis, histological type, initial diagnosis date, basis of diagnosis, etc.

2.1.2 Mortality Data

Mortality data are obtained from two sources: death registration system and periodical active follow-ups of prevalent cancer cases. Cancer mortality data should collect items of information as recorded on death certificates.

2.1.3 Survival Data

Cancer registry routinely carries out passive

患者的生存结局情况，包括生存状态、死亡情况等。

2.1.4 人口数据

人口数据包括登记地区辖区居民户籍人口总数及其分性别、年龄组人口数，人口总数采用年平均人口数。数据由各肿瘤登记地区协调公安部门、统计部门获取。

and active follow-ups, firstly, to verify cancer patients' demographic information and secondly, to obtain their survival status and detailed mortality information, if found deceased.

2.1.4 Population Data

Demographic data comprise the total population and population stratified by sex and age. Mid-year population is used as an estimate of the total population that year. The data are provided by the public security bureau and the bureau of statistics.

2.2 登记流程与质量控制

2.2.1 登记流程

各登记地区收到各报告单位上报的肿瘤发病资料后，剔除非报告病种，根据户籍将病例进行分类，非本地户籍病例用于数据交换。对本地户籍病例，检查报告卡书写情况，发现漏填、项目不完整、非法值和内容可疑的，退回报告单位核实修改。

对通过质量控制程序的原始发病资料，肿瘤登记工作人员进一步查重整合记录，识别和标记多原发肿瘤，必要情况下通过核查病历资料解决记录信息不一致的问题。多原发个案，每个肿瘤都会被保留下来。最后进行ICD 10和ICD-O-3编码等。

最后，新发数据库会将病例分发给相应地区的基层医疗机构进行随访，核实个人基础信息，定期随访跟踪，以获取生存结局信息。基层医疗机构会反馈随访信息给肿瘤登记地区，更新维护肿瘤数据库。

为减少漏报，除医疗机构、登记地区开展漏报检查外，肿瘤登记地区会定期

2.2 Registration Procedures and Quality Control

2.2.1 Registration Procedures

After receiving incidence records from the reporting institutions, non-reportable cases are excluded first and those remaining reportable cases are further sorted out into two groups, one group for permanent population and another for non-permanent population. The group for non-permanent population will be used for data exchange between cancer registration areas to enhance the completeness of cancer registration. Cancer cases for permanent population will be subject to preliminary quality check procedures to identify those records with missing, incomplete, invalid and/or dubious mandatory items. Those cancer records sorted out by preliminary quality check procedures will be sent back to reporting institutions for further verification and amendment.

For those incidence records which passed through preliminary quality check procedures, cancer registry staff need to identify prevalent cancer cases, duplicate cancer cases and multiple primary cancer cases and deal with them differently. For multiple pieces of records pointing to the same cancer occurring to the same person, registry staff further consolidate multiple pieces into one piece. For any discrepancies during data consolidation process, raw medical records will be referred to, if necessary. For the same person with multiple primary cancers, each primary cancer will be kept. Finally, registry staff will code all incident cancer records according to both ICD 10 and ICD-O-3.

Finally, all incident cancer records will be sorted out per residential address and distributed to local grass-roots medical and healthcare institutions, firstly, to verify and revise demographic information, and secondly, to carry out periodical follow-ups to obtain survival outcome for each cancer case. Grass-roots medical and healthcare institutions will feed back follow-up information to cancer registry to update cancer registration database.

收集肿瘤死亡资料与肿瘤发病资料进行核对，对只有死亡卡而没有病例报告卡（即发病漏报）的病例进行追溯调查，获得相关诊断信息（肿瘤的部位、病理学类型、诊断日期等），补充填写肿瘤发病卡。

2.2.2 质量控制

质量控制贯穿于肿瘤随访登记工作的全过程。评价肿瘤随访登记工作通常从可比性、完整性、有效性和及时性4个方面进行。可比性是指各登记地区采用一套通用的标准和定义，涉及肿瘤病例范围、疾病编码标准、发病时间定义、偶发病例、多原发肿瘤病例定义等；完整性是指肿瘤登记系统捕捉到所有新发肿瘤病例的程度；有效性是指肿瘤数据库中肿瘤个案信息的真实准确；及时性是指肿瘤登记地区收集、处理肿瘤病例资料，最终形成完整准确的肿瘤数据库的速度。

2.2.3 肿瘤登记资料审核流程

广东省疾病预防控制中心工作人员根据《中国肿瘤登记工作指导手册（2016）》并参照国际癌症研究中心（IARC）、国际癌症登记协会（IACR）《五大洲癌症发病率》第9卷对登记质量的有关要求，使用数据库软件Microsoft Excel以及IARC/IACR的IARCcrgTools软件，对肿瘤登记数据的完整性和有效性进行评估。

To reduce underreporting, apart from periodical underreporting inspection by medical institutions and cancer registries, cancer registry collects death certificates with cancer listed as cause of death, collates them against all previously registered incident cases since the inception of registry establishment and traces back those deaths with cancer listed as cause of death but not previously reported to obtain those decedents' diagnostic and treatment information. If those omitted once were diagnosed with reportable cancer, they will be supplemented.

2.2.2 Quality Control

Quality control procedures should be incorporated into each stage down the entire registration process. Evaluation of cancer registration usually involves four dimensions of quality, namely, comparability, completeness, validity and timeliness. Comparability refers to comparability of cancer statistics for different populations, and over time which can be guaranteed by conforming to a set of standard practices concerning classification and coding of new cases, and consistency in basic definitions of incidence, such as rules for the recording and reporting of multiple primary cancers occurring in the same individual. Completeness is the extent to which all the incident cancers occurring in the population are included in the registry database. Validity refers to the proportion of cases in the registry with a given characteristic that truly have that attribute. Timeliness relates to the rapidity at which a registry can collect, process and report sufficiently reliable and complete cancer data.

2.2.3 Quality Evaluation of Cancer Registration Data

In accordance with *Chinese Guideline for Cancer Registration 2016* and the criteria for cancer registration stipulated in the *Cancer Incidence in Five Continents (Volume IX)* published by the International Agency for Research on Cancer (IARC) & International Association of Cancer Registries (IACR), Guangdong CDC registrars make use of Microsoft Excel Software and IARCcrg Tools devised by the IARC/IACR to scrutinize

对审核过程中发现的质量问题，及时反馈给各肿瘤登记地区，并根据登记地区再次提交的数据核实情况，对数据再次进行评价，直到数据达到基本要求。

coded registration data, and evaluate the quality of registration data. Any data with suspicion will be immediately fed back to local registries. Cancer registration data will be verified, revised and resubmitted to Guangdong CDC for further quality evaluation until fulfilling basic quality requirements.

2.3 分类、编码和统计分析

2.3.1 肿瘤编码及统计分组

各肿瘤登记地区采用世界卫生组织发布的《国际疾病分类》第10次修订版（ICD 10）以及《国际疾病分类·肿瘤学分册》（ICD-O-3）进行双重编码。参照国际上常用癌症ICD 10分类统计表进行分类统计［见《中国肿瘤登记工作指导手册（2016）》］，将男、女性肿瘤细分为59个部位及26个大类，其中脑及中枢神经系统肿瘤包括良性及良恶性未定肿瘤，骨髓增生性疾病和骨髓增生异常综合征归入白血病范畴（表2-1、表2-2）。

2.3.2 统计指标

2.3.2.1 发病（死亡）率

发病（死亡）率指某年该地登记的每10万人口的恶性肿瘤新发病（死亡）数，它是反映人口发病（死亡）情况最基本的指标。

$$发病（死亡）率 = \frac{某地某年癌症新发病（死亡）数}{某地某年年均人口数} \times 100\,000$$

2.3.2.2 年龄别发病（死亡）率

年龄别发病（死亡）率是统计研究的重要指标，它体现了人群发病（死亡）随年龄增长的变动过程。同时，年龄别发病（死亡）率也是编制寿命表、计算标准化发病（死亡）率等指标所必需的数据。

$$年龄别发病（死亡）率 = \frac{年龄组新发病（死亡）数}{同年龄组人口数} \times 100\,000$$

2.3 Classification, Coding and Statistical Analysis

2.3.1 Coding and Statistical Classification

Each cancer case is double-coded by reference to both ICD 10 and ICD-O-3, and further grouped according to internationally-adopted classification scheme for statistical analysis (See *Chinese Guideline for Cancer Registration 2016*), including 59 anatomical sites and 26 categories. Benign and borderline brain and central nervous system tumors are included and grouped under the category of malignant brain and central nervous system tumors while myeloproliferative diseases and myelodysplastic syndrome are subsumed under the category of leukemia (Table 2-1, Table 2-2).

2.3.2 Statistical Indicators

2.3.2.1 Incidence (Mortality) Rate

Incidence (mortality) rate, also known as the crude incidence (mortality) rate, refers to the number of new cases/deaths occurring in a population at risk over a specified period of time, and is often expressed as the number of new (dead) cases per 100,000 persons per year. Incidence (mortality) rate is an essential indicator by which to measure the frequency with which the population experiences an event.

$$\text{Incidence (mortality) rate} = \frac{\text{New cancer cases (new cancer deaths) occuring during a given time period}}{\text{Population at risk during the same time period}} \times 100{,}000$$

2.3.2.2 Age-specific Incidence (Mortality) Rate

Age-specific incidence (mortality) rate is an important statistical indicator that manifests how the incidence (mortality) and age covary with each other. Additionally, age-specific incidence (mortality) rate underlies the calculation of such indicators as life expectancy and age-standardized rates.

$$\text{Age-specific incidence (mortality) rate} = \frac{\text{New cancer cases (new cancer deaths) occuring in a specific age group during a given time period}}{\text{Population at risk in a specific age group during the same time period}} \times 100{,}000$$

2.3.2.3 年龄调整发病（死亡）率或年龄标准化发病（死亡）率

年龄调整发病（死亡）率或年龄标准化发病（死亡）率即用标准人口构成计算的发病（死亡）率。除明确说明外，本年报的中国标准人口采用2000年第5次全国人口普查的人口构成［相应的发病（死亡）率简称"中标率"］，世界人口年龄采用Segi的世界人口构成［相应的发病（死亡）率简称"世标率"］。

年龄标准化发病（死亡）率的计算（直接法）：

①计算年龄别发病（死亡）率。

②以各年龄别发病（死亡）率乘以相应的标准人口年龄构成百分比，得到各年龄组相应的加权后发病（死亡）率。

③各年龄别发病（死亡）率相加之和，即为年龄标准化发病（死亡）率。

$$年龄标准化发病（死亡）率 = \frac{\sum 标准人口年龄构成 \times 年龄别发病（死亡）率}{\sum 标准人口年龄构成}$$

2.3.2.4 截缩发病（死亡）率

截缩发病（死亡）率通常截取35～64岁这一易发年龄段计算，其标准人口构成是世界人口构成。截缩发病（死亡）率适用于恶性肿瘤和老年慢性疾病，因为此类疾病在35岁以前是少发的，而在65岁以后其他疾病较多，干扰较大，所以采用35～64岁这一年龄段的发病（死亡）率比较确切，便于比较。

2.3.2.3 Age-adjusted or Age-standardized Incidence (Mortality) Rate

The age-adjusted or age-standardized incidence (mortality) rate is a summary measure of a rate that a population would have if that population had the same age structure as the standard population. In the annual report, the calculation of age-standardized rate (ASR) China uses the Fifth National Population Census of the People's Republic of China (2000) and ASR World uses Segi's world standard population, unless otherwise specified.

The calculation of age-standardized incidence (mortality) rate (direct method) proceeds as follows:

①Calculate the age-specific incidence (mortality) rate.

②Calculate weighted age-specific incidence (mortality) rate by multiplying the age-specific incidence (mortality) rate by the corresponding population by age group in the standard population.

③Add up weighted age-specific incidence (mortality) rate as numerator and the population by age group as denominator separately and divide the two quantities to obtain age-standardized incidence (mortality) rate.

$$\text{Age-standardized incidence (mortality) rate} = \frac{\sum \text{Standard population in corresponding age group} \times \text{age-specific incidence (mortality) rate}}{\sum \text{Standard population}}$$

2.3.2.4 Truncated Incidence (Mortality) Rate

Truncated incidence (mortality) rate is calculated over the truncated age-range 35-64 by firstly weighting age-specific incidence (mortality) rates using the population by age group of the world standard population as weights, then summing up and finally dividing by the population of the world standard population. The truncated incidence (mortality) rate is applicable to malignancy and chronic diseases prevailing in the elderly, which are characterized by low incidence prior to 35 years and less inaccuracy of age-specific incidence rates in the elderly.

$$\text{截缩发病（死亡）率} = \frac{\sum \text{截缩段各年龄别发病（死亡）率} \times \text{各段标准年龄构成}}{\sum \text{各段标准年龄构成}}$$

$$\text{Truncated incidence (mortality) rate} = \frac{\sum \text{Age-specific incidence (mortality) rate within the truncated age range} \times \text{Standard population with the truncated age range}}{\sum \text{Standard population with the truncated age range}}$$

2.3.2.5 累积发病（死亡）率

累积发病（死亡）率是指某病在某一年龄段内累积的发病（死亡）率，它便于不同地区的直接比较。恶性肿瘤一般是计算0~64岁或者0~74岁的累积发病（死亡）率。

$$\text{累积发病（死亡）率} = [\sum \text{年龄别发病（死亡）率} \times \text{年龄组距}] \times 100\%$$

2.3.2.5 Cumulative Incidence (Mortality) Rate

The cumulative incidence (mortality) rate is the sum over each year of age of the age-specific incidence (mortality) rates, usually taken from birth to age 60 for the 0-64 rate and likewise for the 0-74 rate. The cumulative rate applies to direct comparison between regions.

$$\text{Cumulative incidence (mortality) rate} = (\sum \text{Age-specific incidence (mortality) rate} \times \text{Width of the age group}) \times 100\%$$

表2-1　常用癌症分类统计（细分类）

Table 2-1　Cancer classification of ICD 10

解剖学部位 Site	ICD 10 编码范围 Code
唇 Lip	C00
舌 Tongue	C01–C02
口 Mouth	C03–C06
唾液腺 Salivary gland	C07–C08
扁桃体 Tonsil	C09
其他的口咽 Other oropharynx	C10
鼻咽 Nasopharynx	C11
喉咽 Hypopharynx	C12–C13
咽，部位不明 Pharynx unspecified	C14
食管 Esophagus	C15
胃 Stomach	C16
小肠 Small intestine	C17
结肠 Colon	C18
直肠 Rectum	C19–C20
肛门 Anus	C21
肝脏 Liver	C22
胆囊及其他 Gallbladder etc.	C23–C24
胰腺 Pancreas	C25
鼻、鼻窦及其他 Nose, sinuses etc.	C30–C31
喉 Larynx	C32
气管、支气管、肺 Trachea, bronchus and lung	C33–C34
其他的胸腔器官 Other thoracic organs	C37–C38
骨 Bone	C40–C41
皮肤的黑色素瘤 Melanoma of skin	C43
其他的皮肤 Other skin	C44
间皮瘤 Mesothelioma	C45
卡波西肉瘤 Kaposi sarcoma	C46
周围神经、结缔组织、软组织 Peripheral nerve, connective and soft tissue	C47；C49
乳房 Breast	C50
外阴 Vulva	C51
阴道 Vagina	C52
子宫颈 Cervix uteri	C53
子宫体 Corpus uteri	C54
子宫，部位不明 Uterus unspecified	C55
卵巢 Ovary	C56
其他的女性生殖器 Other female genital organs	C57
胎盘 Placenta	C58
阴茎 Penis	C60
前列腺 Prostate	C61

续表

解剖学部位 Site	ICD 10 编码范围 Code
睾丸 Testis	C62
其他的男性生殖器 Other male genital organs	C63
肾 Kidney	C64
肾盂 Renal pelvis	C65
输尿管 Ureter	C66
膀胱 Bladder	C67
其他的泌尿器官 Other urinary organs	C68
眼 Eye	C69
脑、神经系统 Brain, nervous system	C70–C72；D32–D33；D42–D43
甲状腺 Thyroid gland	C73
肾上腺 Adrenal gland	C74
其他的内分泌腺 Other endocrine gland	C75
霍奇金病 Hodgkin disease	C81
非霍奇金淋巴瘤 Non-Hodgkin lymphoma	C82–C85；C96
免疫增生性疾病 Immunoproliferative disease	C88
多发性骨髓瘤 Multiple myeloma	C90
淋巴样白血病 Lymphoid leukemia	C91
髓样白血病 Myeloid leukemia	C92–C94；D45；D46.1–D46.4；D47.1
白血病，未特指 Leukemia unspecified	C95
其他的或未指明部位 Other and unspecified	O&U
所有部位 All sites	ALL
除C44外所有部位 All sites but C44	ALLbC44

表2-2 常见癌症分类统计（大类）

Table 2-2　Cancer categories by ICD 10

解剖学部位 Site	ICD 10 编码范围 Code
口腔和咽喉（鼻咽除外）Oral cavity and pharynx but nasopharynx	C00–C10；C12–C14
鼻咽 Nasopharynx	C11
食管 Esophagus	C15
胃 Stomach	C16
结直肠、肛门 Colon, rectum and anus	C18–C21
肝脏 Liver	C22
胆囊及其他 Gallbladder etc.	C23–C24
胰腺 Pancreas	C25
喉 Larynx	C32
气管、支气管、肺 Trachea, bronchus and lung	C33–C34
其他的胸腔器官 Other thoracic organs	C37–C38
骨 Bone	C40–C41
皮肤的黑色素瘤 Melanoma of skin	C43
乳房 Breast	C50
子宫颈 Cervix uteri	C53
子宫体及子宫部位不明 Uterus and unspecified	C54–C55
卵巢 Ovary	C56
前列腺 Prostate	C61
睾丸 Testis	C62
肾及泌尿器官不明 Kidney and unspecified urinary organs	C64–C66；C68
膀胱 Bladder	C67
脑、神经系统 Brain, nervous system	C70–C72；D32–D33；D42–D43
甲状腺 Thyroid gland	C73
淋巴瘤 Lymphoma	C81–C85；C88；C90；C96
白血病 Leukemia	C91–C95；D45；D46.1–D46.4；D47.1
部位不明及其他恶性肿瘤 All other sites and unspecified	A_O
所有部位 All sites	ALL
除C44外所有部位 All sites but C44	ALLbC44

3 登记资料的质量评价

3.1 年报数据覆盖的地区和人口

本年报收录并纳入统计了广东省10个肿瘤登记地区上报的数据（深圳市肿瘤死亡数据除外）。10个肿瘤登记地区中，城区及地级以上城市（城市地区）8个、县级市（农村地区）2个。10个肿瘤登记地区覆盖户籍人口19 337 274人，约占同期广东省户籍人口的21.76%，其中男性9 857 495人、女性9 479 779人，城市地区人口18 439 540人、农村地区人口897 734人，上述肿瘤登记地区户籍人口的性别、年龄构成见图3-1。

3 Registration Data Quality Assessment

3.1 Cancer Registration Areas and the Population Covered

Data from ten cancer registration areas of Guangdong Province but mortality data from Shenzhen City were finally included for preparing this annual report. Ten registration areas, among which eight were cities and two rural areas, covered a total population of 19,337,274, equivalent to 21.76% of the population in Guangdong Province. Among the covered population, 9,857,495 were males and 9,479,779 were females, 18,439,540 were registered population in urban area and 897,734 in rural area. See the population pyramid for the population covered in the cancer registration areas of Guangdong Province (Figure 3-1).

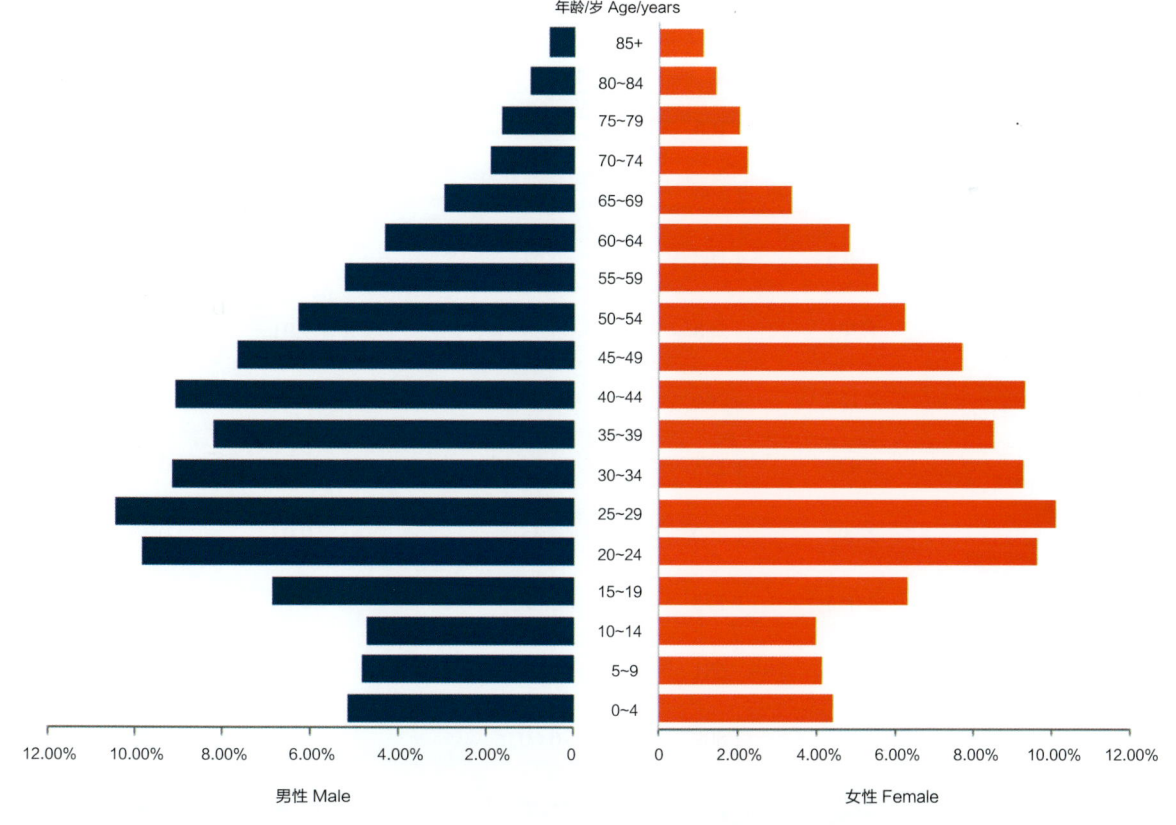

图3-1 2014年广东省肿瘤登记地区人口金字塔

Figure 3-1 Population pyramid in the cancer registration areas of Guangdong Province, 2014

3.2 质量评价

2014年，全省10个登记地区共报告恶性肿瘤新发病例52 827例，死亡病例27 341例（含深圳市死亡数据），组织病理学诊断比例71.36%，仅有死亡医学证明书（DCO）比例1.14%，部位不明病例比例5.72%（表3-1）。

同期登记的恶性肿瘤死亡病例数与新发病例数之比在一定程度上反映了登记报告的完整性。除非某一部位的恶性肿瘤发病率迅速下降，否则同期死亡病例数不应超过登记的新发病例数。死亡发病比为0.56，男性为0.67，女性为0.43（表3-1、表3-2）。

3.2 Quality Assessment

In 2014, ten registration areas of Guangdong Province totally reported 52,827 newly diagnosed cancer cases and 27,341 deaths (including data of Shenzhen City) attributable to cancer, with morphologically verified (MV) percentage being 71.36%, percent of death certificate only cases (DCO) 1.14% and percent of other and unspecified sites (O&U) 5.72%, respectively (Table 3-1).

The ratio of mortality to incidence reflects, to a certain degree, the completeness of the registration data. Generally, the number of mortality cases should not be more than the number of new incident cases over the same period, unless the incidence rates of some malignancies decrease sharply. The mortality-to-incidence ratio was 0.56, 0.67 for men and 0.43 for women (Table 3-1, Table 3-2).

表3-1 2014年广东省肿瘤登记地区肿瘤登记质量指标评价
Table 3-1 Quality indicators of cancer registration data in the cancer registration areas of Guangdong Province, 2014

登记地区 Registration area	发病数 New cases	死亡数 Deaths	组织病理学 MV/%	仅有死亡医学证明书 DCO/%	死亡发病比 M/I	部位不明 O&U/%
广州市 Guangzhou City	25 562	14 166	73.57	0.97	0.55	5.46
东莞市 Dongguan City	4 776	2 490	72.80	2.87	0.52	6.49
佛山市顺德区 Shunde District	3 557	2 160	60.81	0	0.61	9.53
肇庆市端州区 Duanzhou District	1 261	588	55.59	9.91	0.47	7.69
韶关南雄市 Nanxiong-county-level City	1 152	766	48.70	0.26	0.66	5.12
深圳市 Shenzhen City	5 977	1 258	76.73	1.34	0.21	5.45
珠海市 Zhuhai City	2 892	1 250	64.35	0.07	0.43	5.91
江门市城区 Urban Jiangmen	2 013	1 173	72.68	0.35	0.58	4.77
肇庆四会市 Sihui-county-level City	1 060	681	54.25	1.42	0.64	4.81
中山市 Zhongshan City	4 577	2 809	76.60	0	0.61	3.89
广东省 Guangdong Province	52 827	27 341	71.36	1.14 ▲	0.56 ▲	5.72

▲ 计算时未纳入深圳登记地区数据。
▲ Exclusion of Shenzhen cancer registration data from calculation of DCO and M/I.

表3-2　2014年广东省肿瘤登记地区常见恶性肿瘤死亡发病比

Table 3-2　Ratio of common cancer deaths/new cases by site in the cancer registration areas of Guangdong Province, 2014

男性 Male				女性 Female			
部位 Site	死亡数 Deaths	发病数 New cases	比值 Ratio	部位 Site	死亡数 Deaths	发病数 New cases	比值 Ratio
气管、支气管、肺 Trachea, bronchus and lung	5 125	6 171	0.83	气管、支气管、肺 Trachea, bronchus and lung	2 362	3 274	0.72
肝脏 Liver	3 828	4 472	0.86	结直肠、肛门 Colon, rectum and anus	1 254	2 905	0.43
结直肠、肛门 Colon, rectum and anus	1 670	3 730	0.45	肝脏 Liver	971	1 016	0.96
鼻咽 Nasopharynx	982	1 706	0.58	乳房 Breast	839	4 611	0.18
胃 Stomach	886	1 288	0.69	胃 Stomach	538	849	0.63
食管 Esophagus	817	994	0.82	鼻咽 Nasopharynx	331	637	0.52
前列腺 Prostate	488	1 332	0.37	白血病 Leukemia	301	557	0.54
白血病 Leukemia	458	750	0.61	卵巢 Ovary	278	733	0.38
淋巴瘤 Lymphoma	409	882	0.46	胰腺 Pancreas	317	397	0.80
胰腺 Pancreas	408	483	0.84	胆囊及其他 Gallbladder etc.	213	288	0.74
胆囊及其他 Gallbladder etc.	200	339	0.59	淋巴瘤 Lymphoma	286	672	0.43
口腔和咽喉（鼻咽除外）Oral cavity and pharynx but nasopharynx	300	680	0.44	子宫体及子宫部位不明 Uterus and unspecified	216	1 266	0.17
膀胱 Bladder	300	744	0.40	脑、神经系统 Brain, nervous system	279	1 169	0.24
脑、神经系统 Brain, nervous system	315	850	0.37	子宫颈 Cervix uteri	337	1 280	0.26
喉 Larynx	195	376	0.52	食管 Esophagus	135	167	0.81
所有部位 All sites	16 381	24 797	0.66	所有部位 All sites	8 657	19 821	0.44

3.3 最高诊断依据

总的来讲，组织病理学检查及临床检查是诊断肿瘤的主要方法，分别占全部新发恶性肿瘤的71.36%、19.72%。佛山市顺德区、肇庆市端州区、韶关南雄市、珠海市、肇庆四会市等登记地区组织病理学诊断比例不足66%，其他登记地区组织病理学诊断比例均在66%以上。DCO病例占全部新发恶性肿瘤的1.14%，各登记地区DCO比例差异较大，其中肇庆市端州区DCO比例最大（9.91%），佛山市顺德区和中山市没有DCO病例（表3-3）。

表3-4显示，不同部位的肿瘤的最高诊断依据也有差异，乳腺癌、甲状腺癌、淋巴瘤、白血病、宫颈癌以及宫体癌等恶性肿瘤的组织病理学诊断比例相对较高，均接近或超过90%，肺癌、肝癌、脑和神经系统肿瘤等通过临床检查做出诊断的比例相对较高，分别为29.63%、50.31%、36.45%。

3.3 Methods of Diagnosis With Highest Reliability

In one word, histological examination and clinical investigation are major means for detecting cancer, responsible for 71.36% and 19.72% of newly diagnosed cancer cases, respectively. Except in Shunde District, Duanzhou District, Nanxiong-county-level City, Zhuhai City and Sihui-county-level City, where the percentages for morphological verification (MV) were less than 66%, other cancer registration areas all had MV larger than 66%. The percentage for death certificate only (DCO) cases was 1.14% with great variation among registration areas, from 9.91% in Duanzhou District to 0 in Shunde District and Zhongshan City (Table 3-3).

As shown in Table 3-4, patterns of the most valid method of diagnosis used to confirm cancer incidence varied in relation to anatomical sites. Close to or more than 90% percent of newly diagnosed cancer cases were confirmed through histological examination for breast cancer, thyroid cancer, lymphoma, leukemia, cervical cancer and uterine cancer. Through clinical investigation, 29.63% of lung cancer, 50.31% of liver cancer and 36.45% of brain and nervous system tumor were diagnosed.

表3-3 2014年广东省肿瘤登记地区肿瘤发病最高诊断依据比例

Table 3-3 Methods of diagnosis with highest reliability for cancer by registry area in the cancer registration areas of Guangdong Province, 2014

%

登记地区 Registration area	仅有死亡医学证明书 Death certificate only	临床诊断 Clinical only	临床检查 Clinical investigation	手术/尸检 Exploratory surgery/autopsy	生化免疫 Biochemical and/or immunological	组织病理学 Morphological verification	不详 Unknow
广州市 Guangzhou City	0.97	4.34	13.46	0.58	6.83	73.57	0.25
东莞市 Dongguan City	2.87	4.96	12.65	2.22	0.67	72.80	3.83
佛山市顺德区 Shunde District	0	0.53	38.40	0	0.25	60.81	0
肇庆市端州区 Duanzhou District	9.91	7.69	19.35	0	1.67	55.59	5.79
韶关南雄市 Nanxiong-county-level City	0.26	0	51.04	0	0	48.70	0
深圳市 Shenzhen City	1.34	1.00	19.81	0.07	0.17	76.73	0.89
珠海市 Zhuhai City	0.07	1.83	31.60	1.21	0.93	64.35	0
江门市城区 Urban Jiangmen	0.35	0.30	26.68	0	0	72.68	0
肇庆四会市 Sihui-county-level City	1.42	0.09	44.25	0	0	54.25	0
中山市 Zhongshan City	0	0.02	23.38	0	0	76.60	0
广东省 Guangdong Province	1.17	3.00	19.72	0.55	3.49	71.36	0.70

表3-4 2014年广东省肿瘤登记地区常见肿瘤发病最高诊断依据比例

Table 3-4 Methods of diagnosis with highest reliability for cancer by site in the cancer registration areas of Guangdong Province, 2014

%

部位 Site	仅有死亡医学证明书 Death certificate only	临床诊断 Clinical only	临床检查 Clinical investigation	手术/尸检 Exploratory surgery/ autopsy	生化免疫 Biochemical and/or immunological	组织病理学 Morphological verification	不详 Unknow
气管、支气管、肺 Trachea, bronchus and lung	1.77	3.32	29.63	0.36	4.99	58.93	1.00
结直肠、肛门 Colon, rectum and anus	0.65	2.13	10.07	0.65	1.88	84.13	0.50
肝脏 Liver	2.90	4.77	50.31	0.51	10.79	29.83	0.89
乳房 Breast	0.13	1.48	4.86	0.39	0.95	91.91	0.28
鼻咽 Nasopharynx	0.81	4.82	16.94	0.51	1.71	74.48	0.73
胃 Stomach	1.64	2.57	13.85	1.03	2.06	78.29	0.56
甲状腺 Thyroid gland	0	0.49	2.90	0.65	0.28	95.27	0.40
淋巴瘤 Lymphoma	0.84	2.45	3.15	0	2.12	91.31	0.13
白血病 Leukemia	1.30	1.38	0.92	0	0.46	95.72	0.23
食管 Esophagus	1.03	4.91	15.07	0.43	1.81	76.23	0.52
前列腺 Prostate	0.45	3.38	16.97	0.45	4.73	73.42	0.60
子宫颈 Cervix uteri	0.31	1.80	6.64	0.31	1.17	88.98	0.78
膀胱 Bladder	0.64	1.92	14.91	0.43	1.70	79.34	1.06
脑、神经系统 Brain, nervous system	0.89	3.47	36.45	0.69	3.81	53.54	1.14
子宫体及子宫部位不明 Uterus and unspecified	0.32	1.34	4.82	0.71	0.87	91.55	0.39
口腔和咽喉（鼻咽除外） Oral cavity and pharynx but nasopharynx	0.72	4.20	7.17	0.20	1.74	84.84	1.13
卵巢 Ovary	0.68	1.64	13.23	0.27	1.64	81.72	0.82

4 主要结果

4.1 恶性肿瘤的发病与死亡

2014年，全省10个肿瘤登记地区共报告新发病例52 827例，其中男性28 210例、女性24 617例。全省肿瘤登记地区恶性肿瘤发病率为273.19/10^5，中标率为216.95/10^5；男、女性发病率分别为286.18/10^5、259.68/10^5，中标率分别为238.62/10^5、200.08/10^5。共报告死亡病例26 083例（不含深圳市死亡数据），其中男性16 858例、女性9 225例。全省肿瘤登记地区恶性肿瘤死亡率为161.76/10^5，中标率为108.62/10^5；男、女性死亡率分别为207.70/10^5、115.19/10^5，中标率分别为149.31/10^5、71.92/10^5。

4 Major Results

4.1 Incidence and Mortality of Cancers

In 2014, ten cancer registration areas totally notified 52,827 incident cases, 28,210 in males and 24,617 in females. The crude incidence rate was 273.19/10^5, and the China age-standardized incidence rate was 216.95/10^5; male and female incidence rates were 286.18/10^5 and 259.68/10^5, with the China age-standardized incidence rates of 238.62/10^5 and 200.08/10^5, respectively. There were 26,083 persons (exclusion data of Shenzhen City) dying from cancers, 16,858 male and 9,225 female. The crude mortality rate of cancer was 161.76/10^5 and the China age-standardized mortality rate was 108.62/10^5; male and female had mortality rates of 207.70/10^5 and 115.19/10^5, respectively, with the China age-standardized mortality rates of 149.31/10^5 and 71.92/10^5, respectively.

4.2 广东省、全国恶性肿瘤的发病率和死亡率比较

图4-1显示，广东省肿瘤登记地区恶性肿瘤粗发病率（273.19/10^5）低于全国水平（286.27/10^5），但是调整年龄结构后，广东省肿瘤登记地区中标率（216.95/10^5）高于全国水平（189.76/10^5）；按性别来分，广东省登记地区男性、女性粗发病率低于全国男性、女性，但是年龄调整后，出现反转。

图4-2显示，广东省肿瘤登记地区恶性肿瘤粗死亡率、中标死亡率均低于全国水平。

4.2 Cancer Incidence and Mortality in Guangdong Province and China

As is shown in Figure 4-1, the crude incidence rate in cancer registration areas of Guangdong (273.19/10^5) was lower than national incidence rate (286.27/10^5), however, when adjusted for age distribution, age-standardized incidence rate in cancer registration areas of Guangdong (216.95/10^5) was larger than national age-standardized incidence rate (189.76/10^5). It was the same case with incidence comparison further by sex.

Figure 4-2 showed that both crude and age-standardized mortality rates in Guangdong cancer registration areas were lower as compared with their national counterparts.

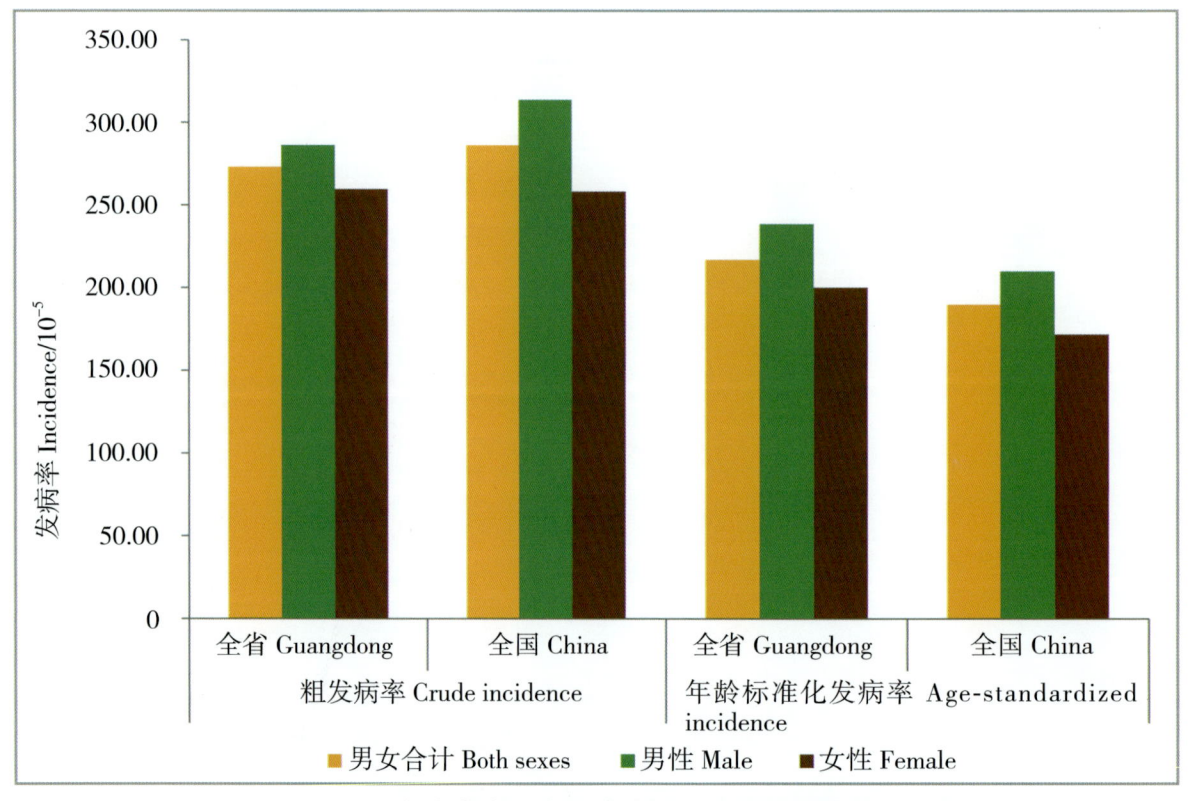

图4-1 2014年广东省、全国肿瘤登记地区恶性肿瘤发病率

Figure 4-1 Incidence rates for all cancers combined by sex, in cancer registration areas of Guangdong Province and China, 2014

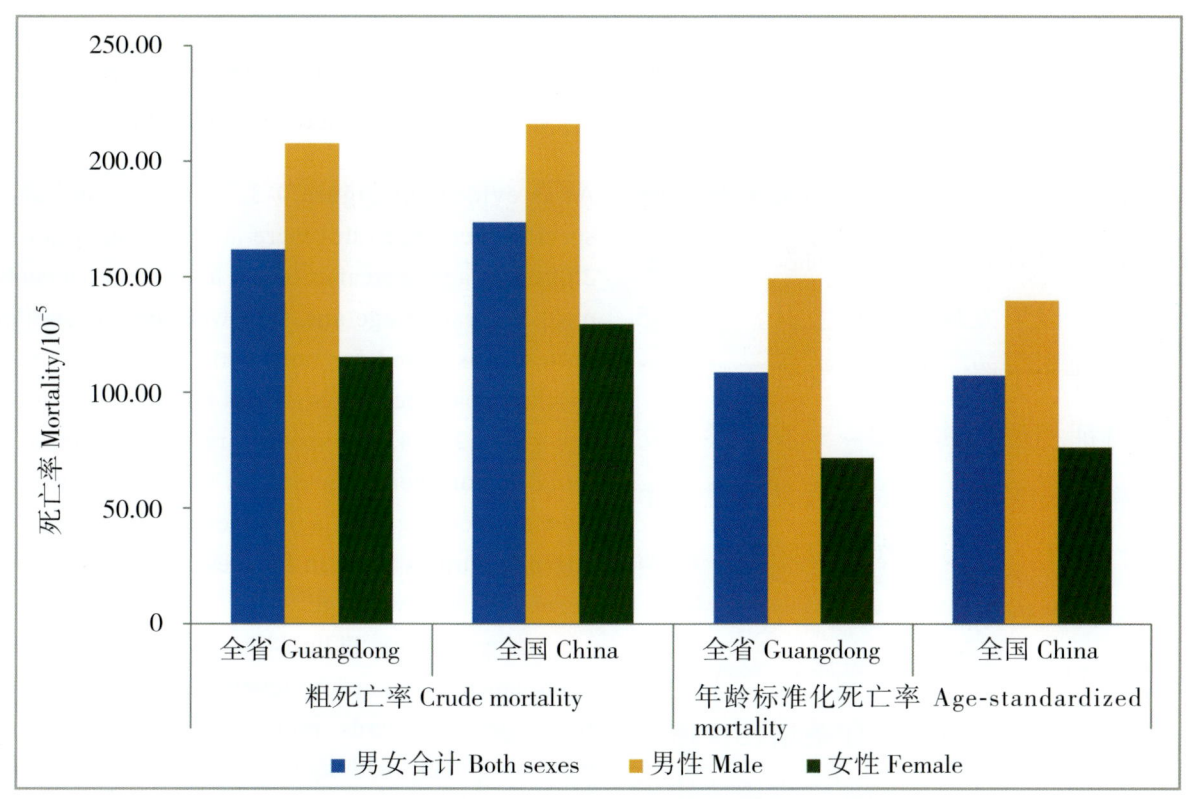

图4-2 2014年广东省、全国肿瘤登记地区恶性肿瘤死亡率

Figure 4-2 Mortality rates for all cancers combined by sex, in cancer registration areas of Guangdong Province and China, 2014

4.3 不同性别、年龄组恶性肿瘤的发病率和死亡率

图4-3显示，总体上恶性肿瘤发病率随年龄增长呈上升趋势，25岁前发病率水平较低，25岁以后发病率平稳上升，直至85岁，然后开始下降；男性、女性年龄别发病曲线特征相似，其中20～54岁年龄段女性发病率超过男性，55岁以后男性发病率超过女性，男、女发病率差异随着年龄增长呈持续扩大趋势。

图4-4显示，恶性肿瘤死亡率在30岁以前较低，30岁以后随着年龄增长快速上升；30岁以后男性年龄别死亡率增速快于女性，男、女死亡率差异逐渐拉大。

图4-5显示，全国、广东省肿瘤登记地区恶性肿瘤年龄别发病和死亡曲线特征相似。从发病角度看，广东省各年龄组恶性肿瘤发病率均高于全国同年龄组发病率；从死亡角度看，广东省60岁以后各年龄组恶性肿瘤死亡率均显著低于全国同年龄组死亡率。

4.3 Age-specific Incidence and Mortality Rates by Sex in 2014

As is evident in Figure 4-3, on the whole, age-specific incidence rates were at low levels prior to 25 year of age, thereafter began to go up moderately until 85 year of age and then went down. Similar pattern was found for both male and female age-specific incidence curves. It was noteworthy that for age group 20-54, age-specific rates were larger in females than their counterparts in males, however, starting from age 55, age-specific rates in males began to surpass those in females, with gaps further becoming wider with age.

As is shown in Figure 4-4, crude mortality rates from cancer were at low levels before age 30, but from age 30 onwards, mortality rates from cancer went up quickly with age, with larger slopes at the same age for males than for females and as such ever-larger difference in mortality rates with age between males and females.

As is seen from Figure 4-5, both similar age-specific incidence and mortality patterns were observed in Guangdong and China cancer registration area. For incidence, cancer incidence rates were higher in Guangdong cancer registration area than their counterparts in China cancer registration area. For mortality, cancer mortality rates were remarkably lower in Guangdong cancer registration area than their counterparts in China cancer registration area in population aged more than 60 years.

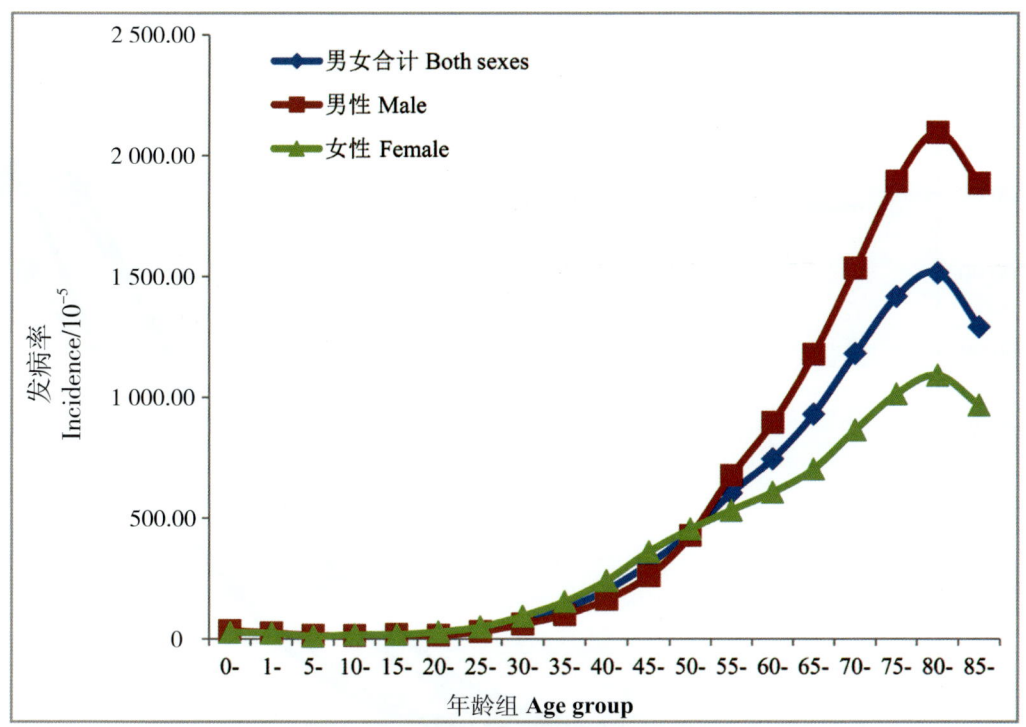

图4-3 2014年广东省肿瘤登记地区恶性肿瘤年龄别发病率

Figure 4-3　Age-specific incidence rate for all cancers combined by sex, in cancer registration areas of Guangdong Province, 2014

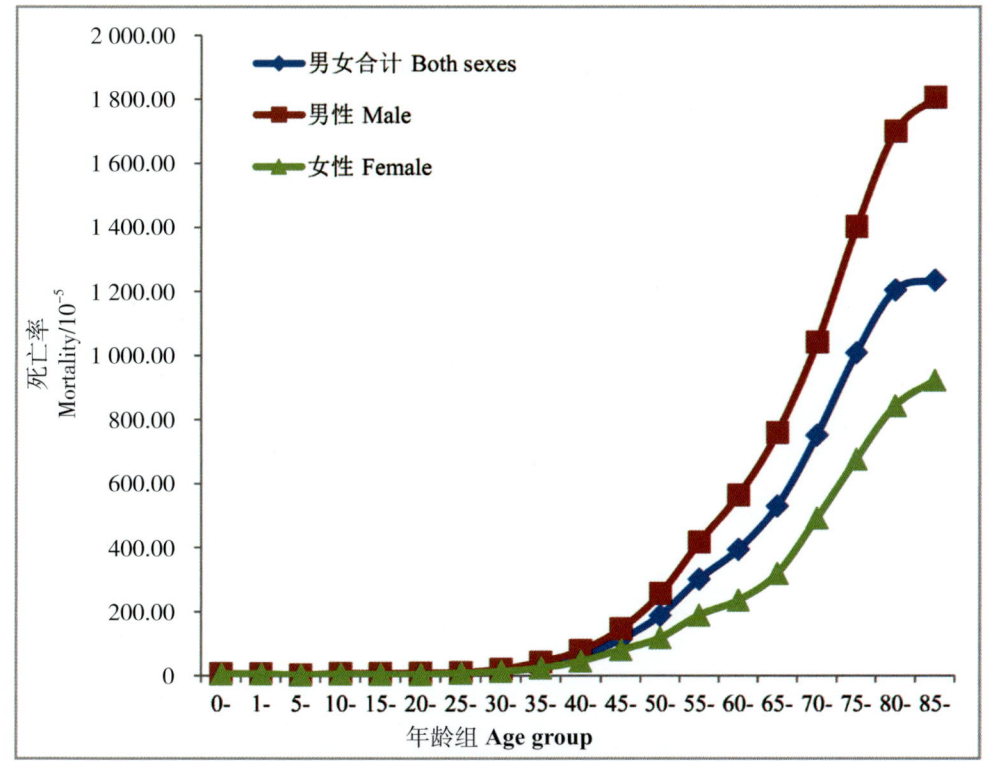

图4-4 2014年广东省肿瘤登记地区恶性肿瘤年龄别死亡率

Figure 4-4　Age-specific mortality rate for all cancers combined by sex, in cancer registration areas of Guangdong Province, 2014

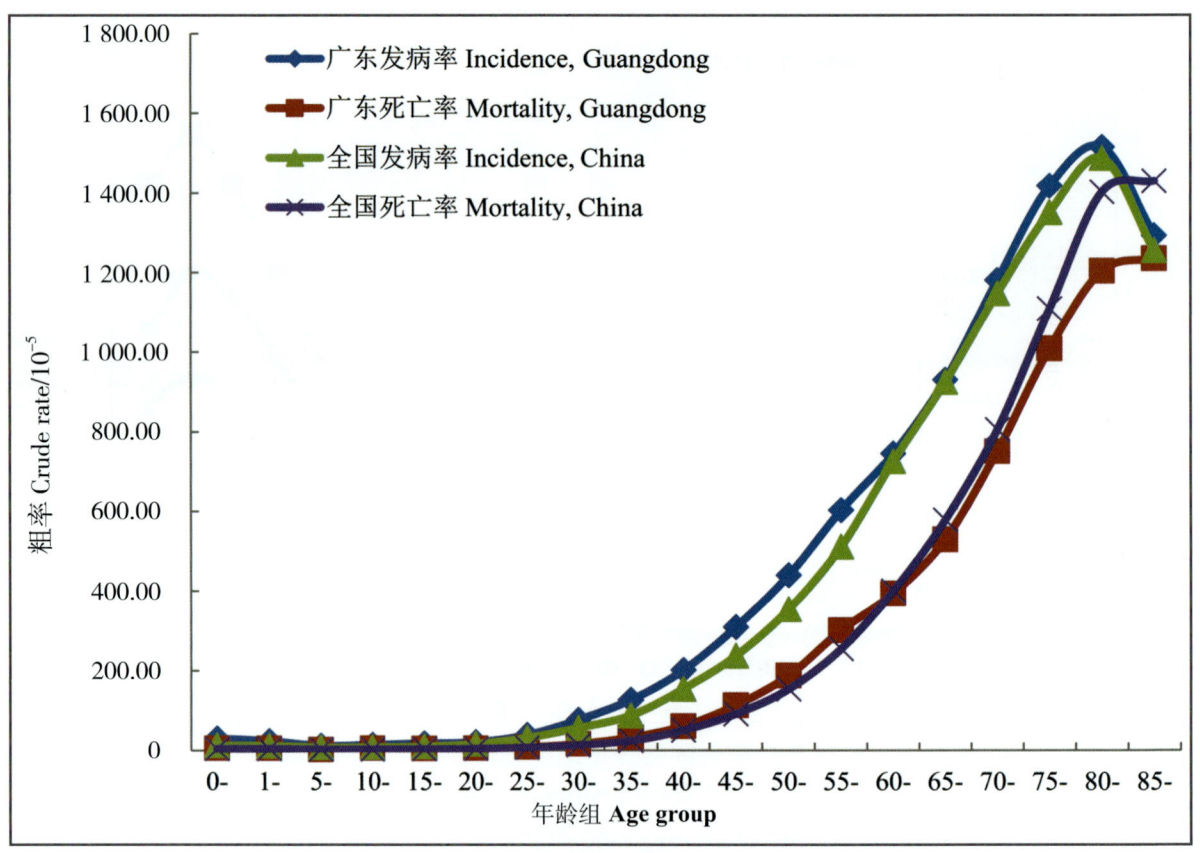

图4-5 2014年广东省、全国肿瘤登记地区年龄别发病率和死亡率

Figure 4-5 Age-specific incidence and mortality rate for all cancers combined in cancer registration areas of Guangdong Province and China, 2014

4.4 常见恶性肿瘤的发病顺位

表4-1、表4-2、图4-6~图4-11详细描述了广东省肿瘤登记地区前10位最常见恶性肿瘤的发病水平及其顺位。

从发病率角度看，2014年广东省肿瘤登记地区前5位最常见的恶性肿瘤依次是肺癌、女性乳腺癌、结直肠癌（包括肛门癌）、肝癌和甲状腺癌，发病率分别为$48.84/10^5$、$48.64/10^5$、$34.31/10^5$、$28.38/10^5$和$16.73/10^5$，分别占全部新发癌症的17.88%、8.80%、12.56%、10.39%和6.13%，累计占全部新发恶性肿瘤的55.75%。男性前5位最常见的恶性肿瘤依次是肺癌（$62.60/10^5$）、肝癌（$45.37/10^5$）、结直肠癌（$37.84/10^5$）、鼻咽癌（$17.31/10^5$）和前列腺癌（$13.51/10^5$），分别占男性发病总数的21.88%、15.85%、13.22%、6.05%和4.72%，累计占全部男性新发恶性肿瘤的61.72%。女性前5位最常见的恶性肿瘤依次是乳腺癌（$48.64/10^5$）、肺癌（$34.54/10^5$）、结直肠癌（$30.64/10^5$）、甲状腺癌（$25.13/10^5$）和宫颈癌（$13.50/10^5$），分别占女性发病总数的18.73%、13.30%、11.80%、9.68%和5.20%，累计占全部女性新发恶性肿瘤的58.71%。

4.4 Incidence Rates of the Most Common Cancers

Table 4-1, Table 4-2, and Figure 4-6-Figure 4-11 illustrated incidence rates and ranks for the 10 most frequently diagnosed cancers in the cancer registration areas of Guangdong Province.

In 2014, the 5 most common cancers in the cancer registration areas of Guangdong Province were lung cancer, female breast cancer, colorectal cancer, liver cancer and thyroid cancer, with incidence rate of $48.84/10^5$, $48.64/10^5$, $34.31/10^5$, $28.38/10^5$, $16.73/10^5$ and constituting 17.88%, 8.80%, 12.56%, 10.39%, 6.13% individually and 55.75% together of all newly diagnosed cancer cases. For males, the 5 most frequent cancers were lung cancer ($62.60/10^5$), liver cancer ($45.37/10^5$), colorectal cancer ($37.84/10^5$), nasopharyngeal cancer ($17.31/10^5$) and prostate cancer ($13.51/10^5$), accounting for 21.88%, 15.85%, 13.22%, 6.05%, 4.72% respectively, and combined, 61.72%. For females, the 5 most frequent cancers were breast cancer, the most commonly diagnosed cancer, had an incidence rate of $48.64/10^5$, followed by lung cancer ($34.54/10^5$), colorectal cancer ($30.64/10^5$), thyroid cancer ($25.13/10^5$) and cervical cancer ($13.50/10^5$) consecutively; these aforementioned 5 cancers accounted for 18.73%, 13.30%, 11.80%, 9.68% and 5.20% of newly diagnosed cancers, respectively, and combined, 58.71%.

表4-1 2014年广东省肿瘤登记地区前10位恶性肿瘤发病率

Table 4-1 Incidence rates of 10 most commonly diagnosed cancers in cancer registration areas of Guangdong Province, by sex, 2014

顺位 Rank	男女合计 Both sexes		男性 Male		女性 Female	
	部位 Site	发病率 Incidence/10^{-5}	部位 Site	发病率 Incidence/10^{-5}	部位 Site	发病率 Incidence/10^{-5}
1	气管、支气管、肺（C33–C34） Trachea, bronchus and lung	48.84	气管、支气管、肺（C33–C34） Trachea, bronchus and lung	62.60	乳房（C50） Breast	48.64
2	乳房（C50） Breast	48.64	肝脏（C22） Liver	45.37	气管、支气管、肺（C33–C34） Trachea, bronchus and lung	34.54
3	结直肠、肛门（C18–C21） Colon, rectum and anus	34.31	结直肠、肛门（C18–C21） Colon, rectum and anus	37.84	结直肠、肛门（C18–C21） Colon, rectum and anus	30.64
4	肝脏（C22） Liver	28.38	鼻咽（C11） Nasopharynx	17.31	甲状腺（C73） Thyroid gland	25.13
5	甲状腺（C73） Thyroid gland	16.73	前列腺（C61） Prostate	13.51	子宫颈（C53） Cervix uteri	13.50
6	前列腺（C61） Prostate	13.51	胃（C16） Stomach	13.07	子宫体及子宫部位不明（C54–C55） Uterus and unspecified	13.35
7	子宫颈（C53） Cervix uteri	13.50	食管（C15） Esophagus	10.08	脑、神经系统（C70–C72） Brain, nervous system	12.33
8	子宫体及子宫部位不明（C54–C55） Uterus and unspecified	13.35	淋巴瘤（C81–C85；C88；C90；C96） Lymphoma	8.95	肝脏（C22） Liver	10.72
9	鼻咽（C11） Nasopharynx	12.12	甲状腺（C73） Thyroid gland	8.66	胃（C16） Stomach	8.96
10	胃（C16） Stomach	11.05	脑、神经系统（C70–C72） Brain, nervous system	8.62	卵巢（C56） Ovary	7.73

表4-2 2014年广东省肿瘤登记地区发病率前10位恶性肿瘤构成

Table 4-2 The proportions of 10 most commonly diagnosed cancers in cancer registration areas of Guangdong Province, by sex, 2014

顺位 Rank	男女合计 Both sexes 部位 Site	构成 Proportion/%	男性 Male 部位 Site	构成 Proportion/%	女性 Female 部位 Site	构成 Proportion/%
1	气管、支气管、肺（C33–C34）Trachea, bronchus and lung	17.88	气管、支气管、肺（C33–C34）Trachea, bronchus and lung	21.88	乳房（C50）Breast	18.73
2	乳房（C50）Breast	8.80	肝脏（C22）Liver	15.85	气管、支气管、肺（C33–C34）Trachea, bronchus and lung	13.30
3	结直肠、肛门（C18–C21）Colon, rectum and anus	12.56	结直肠、肛门（C18–C21）Colon, rectum and anus	13.22	结直肠、肛门（C18–C21）Colon, rectum and anus	11.80
4	肝脏（C22）Liver	10.39	鼻咽（C11）Nasopharynx	6.05	甲状腺（C73）Thyroid gland	9.68
5	甲状腺（C73）Thyroid gland	6.13	前列腺（C61）Prostate	4.72	子宫颈（C53）Cervix uteri	5.20
6	前列腺（C61）Prostate	2.52	胃（C16）Stomach	4.57	子宫体及子宫部位不明（C54–C55）Uterus and unspecified	5.14
7	子宫颈（C53）Cervix uteri	2.42	食管（C15）Esophagus	3.52	脑、神经系统（C70–C72）Brain, nervous system	4.75
8	子宫体及子宫部位不明（C54–C55）Uterus and unspecified	2.40	淋巴瘤（C81–C85；C88；C90；C96）Lymphoma	3.13	肝脏（C22）Liver	4.13
9	鼻咽（C11）Nasopharynx	4.44	甲状腺（C73）Thyroid gland	3.03	胃（C16）Stomach	3.45
10	胃（C16）Stomach	4.05	脑、神经系统（C70–C72）Brain, nervous system	3.01	卵巢（C56）Ovary	2.98

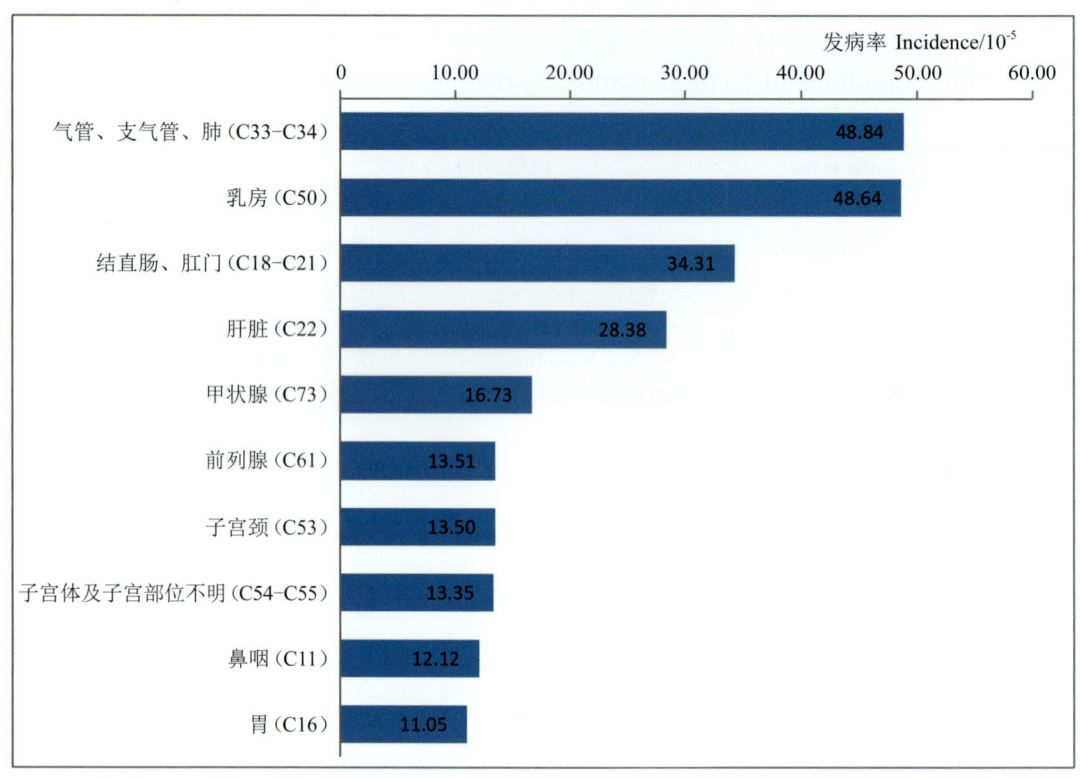

图4-6　2014年广东省肿瘤登记地区前10位（男女合计）恶性肿瘤发病率

Figure 4-6　Incidence rates of 10 most commonly diagnosed cancers in cancer registration areas of Guangdong Province, male and female combined, 2014

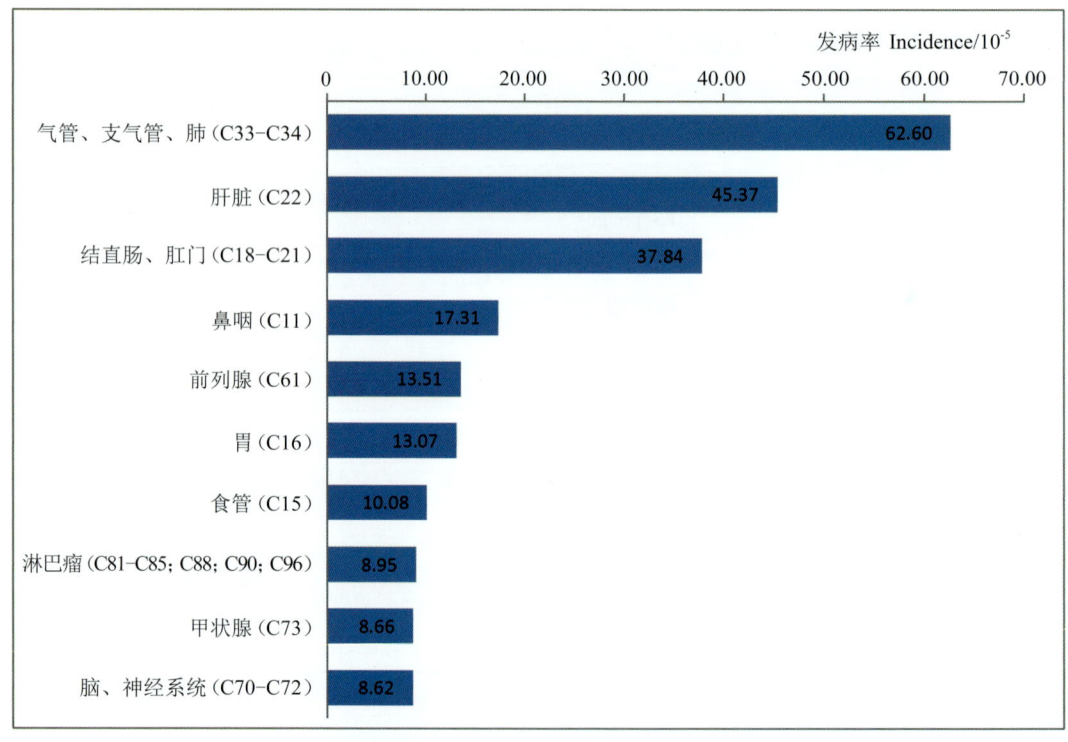

图4-7　2014年广东省肿瘤登记地区男性前10位恶性肿瘤发病率

Figure 4-7　Incidence rates of 10 most commonly diagnosed cancers in cancer registration areas of Guangdong Province for male, 2014

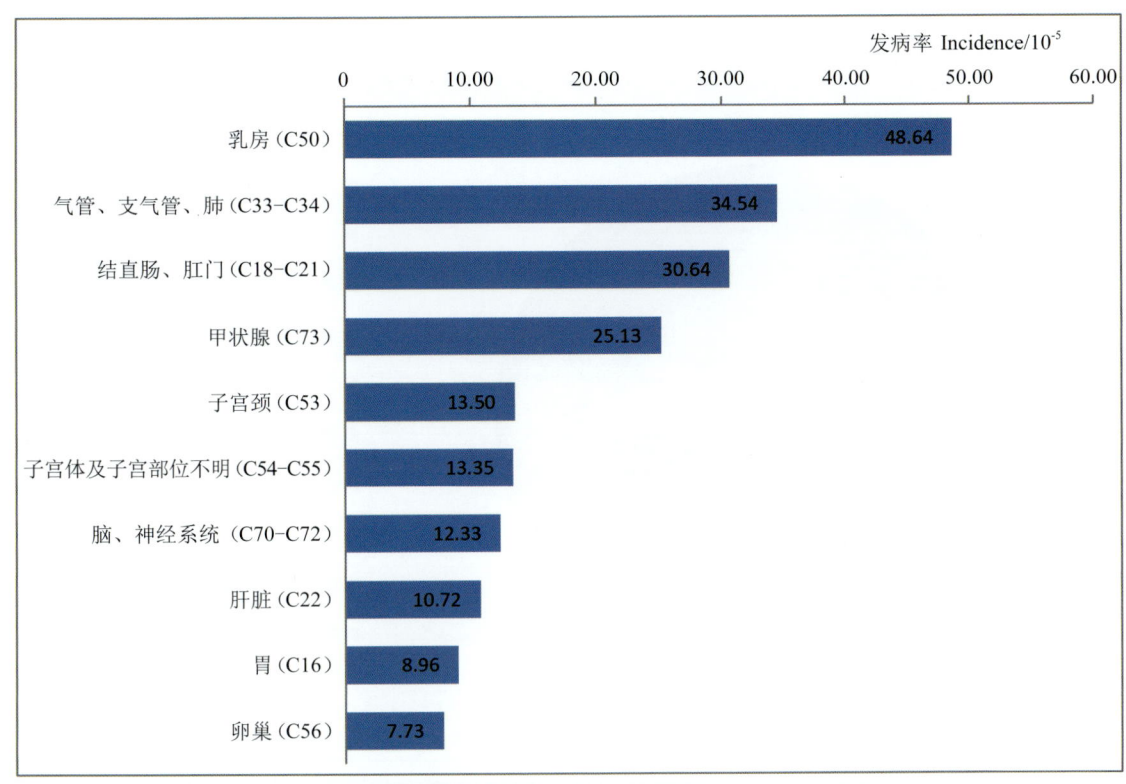

图4-8　2014年广东省肿瘤登记地区女性前10位恶性肿瘤发病率

Figure 4-8　Incidence rates of 10 most commonly diagnosed cancers in cancer registration areas of Guangdong Province for female, 2014

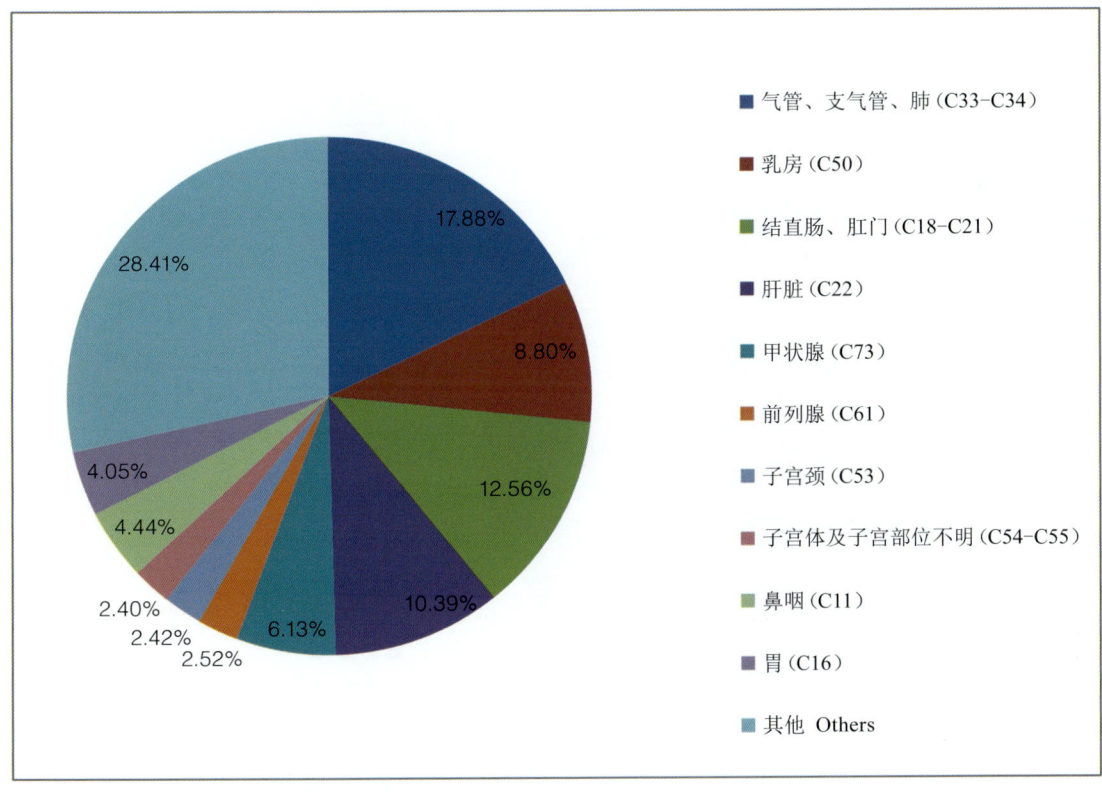

图4-9　2014年广东省肿瘤登记地区发病率前10位（男女合计）恶性肿瘤构成

Figure 4-9　The proportions of 10 most commonly diagnosed cancers in cancer registration areas of Guangdong Province, male and female combined, 2014

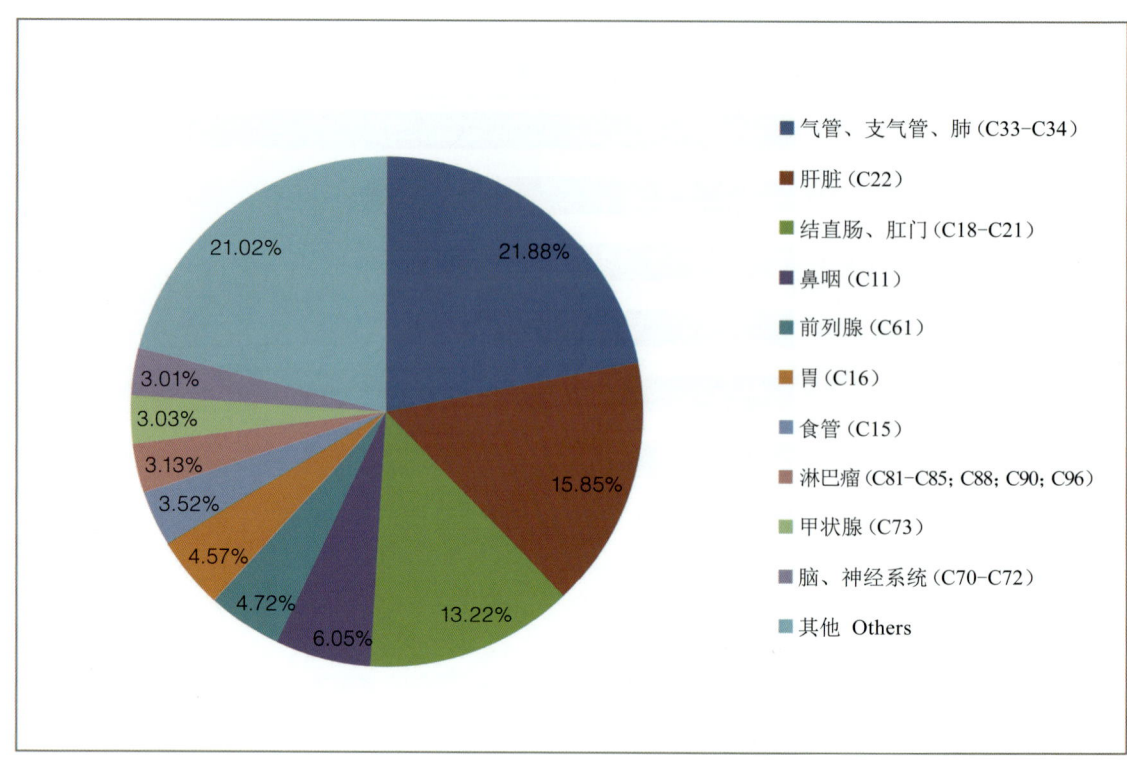

图4-10 2014年广东省肿瘤登记地区男性发病率前10位恶性肿瘤构成

Figure 4-10 The proportions of 10 most commonly diagnosed cancers in cancer registration areas of Guangdong Province for male, 2014

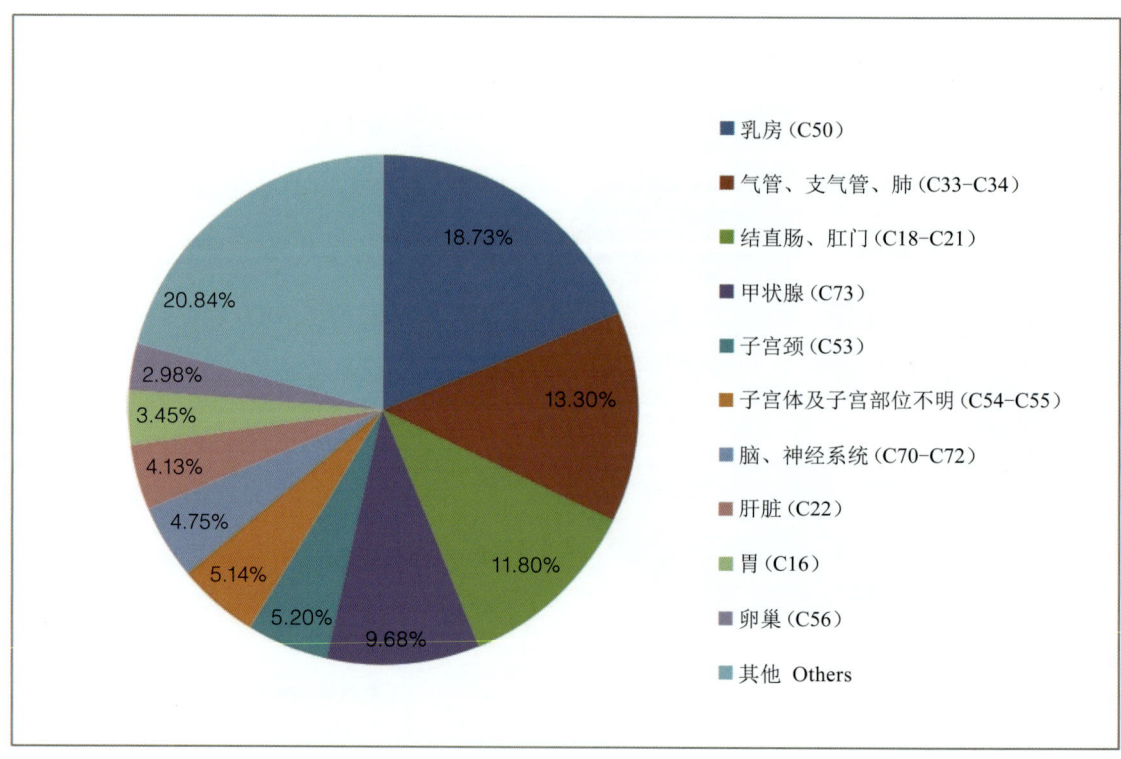

图4-11 2014年广东省肿瘤登记地区女性发病率前10位恶性肿瘤构成

Figure 4-11 The proportions of 10 most commonly diagnosed cancers in cancer registration areas of Guangdong Province for female, 2014

4.5 常见恶性肿瘤的死亡顺位

表4-3、表4-4、图4-12～图4-17详细展示了广东省肿瘤登记地区最常见的10种恶性肿瘤的死亡水平及其顺位。

2014年，广东省登记地区死亡率居前5位的恶性肿瘤依次是肺癌、肝癌、结直肠癌（包括肛门癌）、女性乳腺癌、胃癌，死亡率分别为44.48/10^5、28.31/10^5、17.24/10^5、10.08/10^5、8.32/10^5，分别占全部恶性肿瘤的27.50%、17.50%、10.66%、3.12%、5.15%。男性最常见的恶性肿瘤死亡原因是肺癌，死亡率为60.53/10^5，其次是肝癌（44.96/10^5）、结直肠癌（19.50/10^5）、鼻咽癌（11.77/10^5）和胃癌（10.37/10^5），上述5种癌症分别占男性恶性肿瘤死亡总数的29.14%、21.65%、9.39%、5.66%和4.99%。女性最常见的恶性肿瘤死亡原因是肺癌，死亡率为28.22/10^5，其次是结直肠癌（14.95/10^5）、肝癌（11.44/10^5）、乳腺癌（10.08/10^5）和胃癌（6.24/10^5），上述5种癌症分别占女性恶性肿瘤死亡总数的24.50%、12.98%、9.93%、8.75%和5.42%。

4.5 Mortality Rates of the Most Common Cancers

Table 4-3, Table 4-4, and Figure 4-12-Figure 4-17 presented mortality rates among other mortality statistics for 10 most common causes of death from cancer in the registration areas of Guangdong Province.

The 5 most common cancer causes of death in the cancer registration areas of Guangdong Province in 2014 were lung cancer, liver cancer, colorectal cancer, female breast cancer, stomach cancer in descending order of mortality rate of 44.48/10^5, 28.31/10^5, 17.24/10^5, 10.08/10^5, 8.32/10^5, which accounted for 27.50%, 17.50%, 10.66%, 3.12% and 5.15% of all cancer deaths, respectively. Lung cancer was the most common cancer cause of death in males and had mortality rate of 60.53/10^5, followed by liver cancer (44.96/10^5), colorectal cancer (19.50/10^5), nasopharyngeal cancer (11.77/10^5) and stomach cancer (10.37/10^5). These 5 leading cancer causes of death accounted for 29.14%, 21.65%, 9.39%, 5.66% and 4.99% of all cancer deaths in males, respectively. In females, lung cancer was also the leading cancer cause of death with mortality rate of 28.22/10^5, and was followed by colorectal cancer (14.95/10^5), liver cancer (11.44/10^5), breast cancer (10.08/10^5) and stomach cancer (6.24/10^5), which made up 24.50%, 12.98%, 9.93%, 8.75% and 5.42% of all cancer deaths in females, respectively.

表4–3　2014年广东省肿瘤登记地区前10位恶性肿瘤死亡率

Table 4–3　Mortality rates of 10 most common causes of death from cancer in cancer registration areas of Guangdong Province, by sex, 2014

顺位 Rank	男女合计 Both sexes		男性 Male		女性 Female	
	部位 Site	死亡率 Mortality/10^{-5}	部位 Site	死亡率 Mortality/10^{-5}	部位 Site	死亡率 Mortality/10^{-5}
1	气管、支气管、肺（C33–C34）Trachea, bronchus and lung	44.48	气管、支气管、肺（C33–C34）Trachea, bronchus and lung	60.53	气管、支气管、肺（C33–C34）Trachea, bronchus and lung	28.22
2	肝脏（C22）Liver	28.31	肝脏（C22）Liver	44.96	结直肠、肛门（C18–C21）Colon, rectum and anus	14.95
3	结直肠、肛门（C18–C21）Colon, rectum and anus	17.24	结直肠、肛门（C18–C21）Colon, rectum and anus	19.50	肝脏（C22）Liver	11.44
4	乳房（C50）Breast	10.08	鼻咽（C11）Nasopharynx	11.77	乳房（C50）Breast	10.08
5	胃（C16）Stomach	8.32	胃（C16）Stomach	10.37	胃（C16）Stomach	6.24
6	鼻咽（C11）Nasopharynx	7.92	食管（C15）Esophagus	9.81	鼻咽（C11）Nasopharynx	4.02
7	前列腺（C61）Prostate	5.72	前列腺（C61）Prostate	5.72	子宫颈（C53）Cervix uteri	3.97
8	食管（C15）Esophagus	5.69	白血病（C91–C95）Leukemia	5.27	胰腺（C25）Pancreas	3.81
9	白血病（C91–C95）Leukemia	4.45	胰腺（C25）Pancreas	4.72	白血病（C91–C95）Leukemia	3.62
10	胰腺（C25）Pancreas	4.27	淋巴瘤（C81–C85；C88；C90；C96）Lymphoma	4.63	脑、神经系统（C70–C72）Brain, nervous system	3.36

表4–4 2014年广东省肿瘤登记地区前10位恶性肿瘤死亡构成

Table 4–4 The proportions of 10 most common causes of death from cancer in cancer registration areas of Guangdong Province, by sex, 2014

顺位 Rank	男女合计 Both sexes 部位 Site	构成 Proportion/%	男性 Male 部位 Site	构成 Proportion/%	女性 Female 部位 Site	构成 Proportion/%
1	气管、支气管、肺（C33–C34）Trachea, bronchus and lung	27.50	气管、支气管、肺（C33–C34）Trachea, bronchus and lung	29.14	气管、支气管、肺（C33–C34）Trachea, bronchus and lung	24.50
2	肝脏（C22）Liver	17.50	肝脏（C22）Liver	21.65	结直肠、肛门（C18–C21）Colon, rectum and anus	12.98
3	结直肠、肛门（C18–C21）Colon, rectum and anus	10.66	结直肠、肛门（C18–C21）Colon, rectum and anus	9.39	肝脏（C22）Liver	9.93
4	乳房（C50）Breast	3.12	鼻咽（C11）Nasopharynx	5.66	乳房（C50）Breast	8.75
5	胃（C16）Stomach	5.15	胃（C16）Stomach	4.99	胃（C16）Stomach	5.42
6	鼻咽（C11）Nasopharynx	4.90	食管（C15）Esophagus	4.72	鼻咽（C11）Nasopharynx	3.49
7	前列腺（C61）Prostate	1.78	前列腺（C61）Prostate	2.75	子宫颈（C53）Cervix uteri	3.45
8	食管（C15）Esophagus	3.52	白血病（C91–C95）Leukemia	2.54	胰腺（C25）Pancreas	3.31
9	白血病（C91–C95）Leukemia	2.75	胰腺（C25）Pancreas	2.27	白血病（C91–C95）Leukemia	3.14
10	胰腺（C25）Pancreas	2.64	淋巴瘤（C81–C85；C88；C90；C96）Lymphoma	2.23	脑、神经系统（C70–C72）Brain, nervous system	2.92

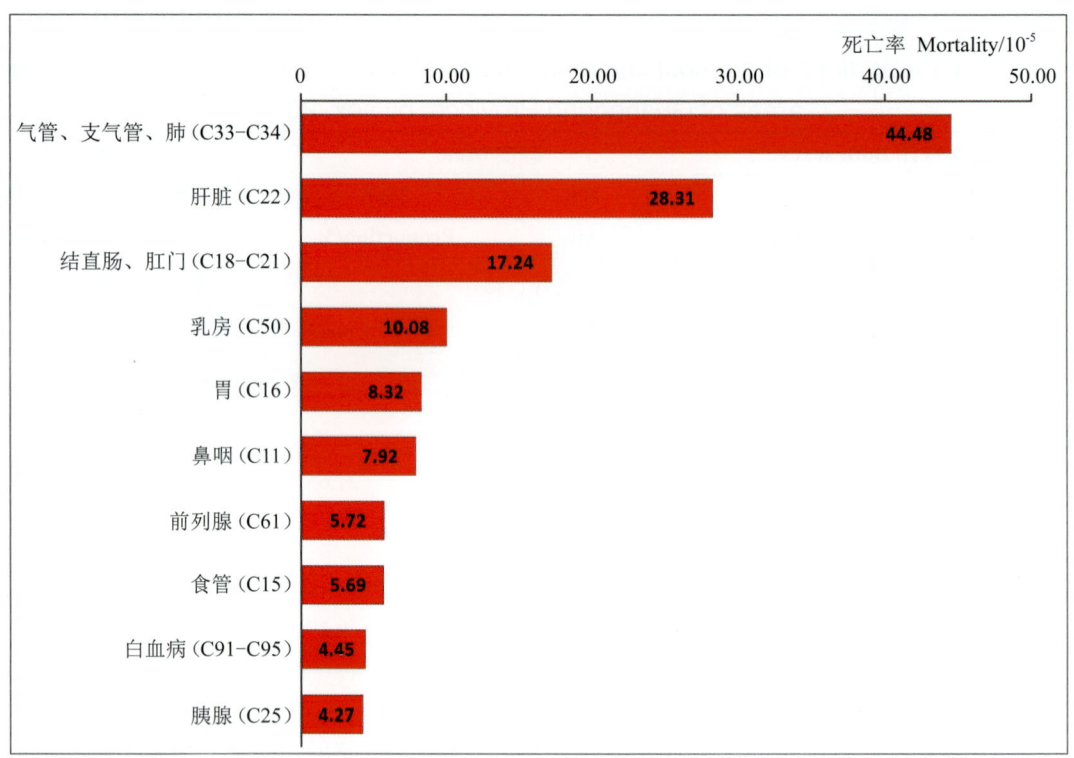

图4-12 2014年广东省肿瘤登记地区前10位（男女合计）恶性肿瘤死亡率

Figure 4-12　Mortality rates of 10 most common causes of death from cancer in cancer registration areas of Guangdong Province, male and female combined, 2014

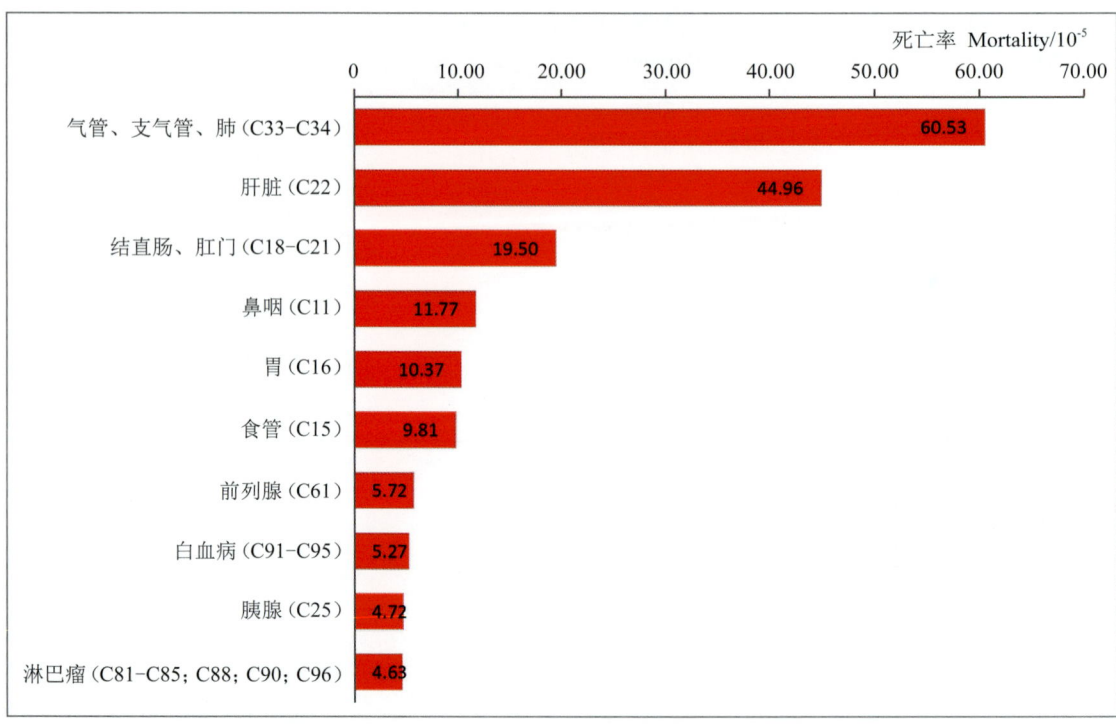

图4-13 2014年广东省肿瘤登记地区男性前10位恶性肿瘤死亡率

Figure 4-13　Mortality rates of 10 most common causes of death from cancer in cancer registration areas of Guangdong Province for male, 2014

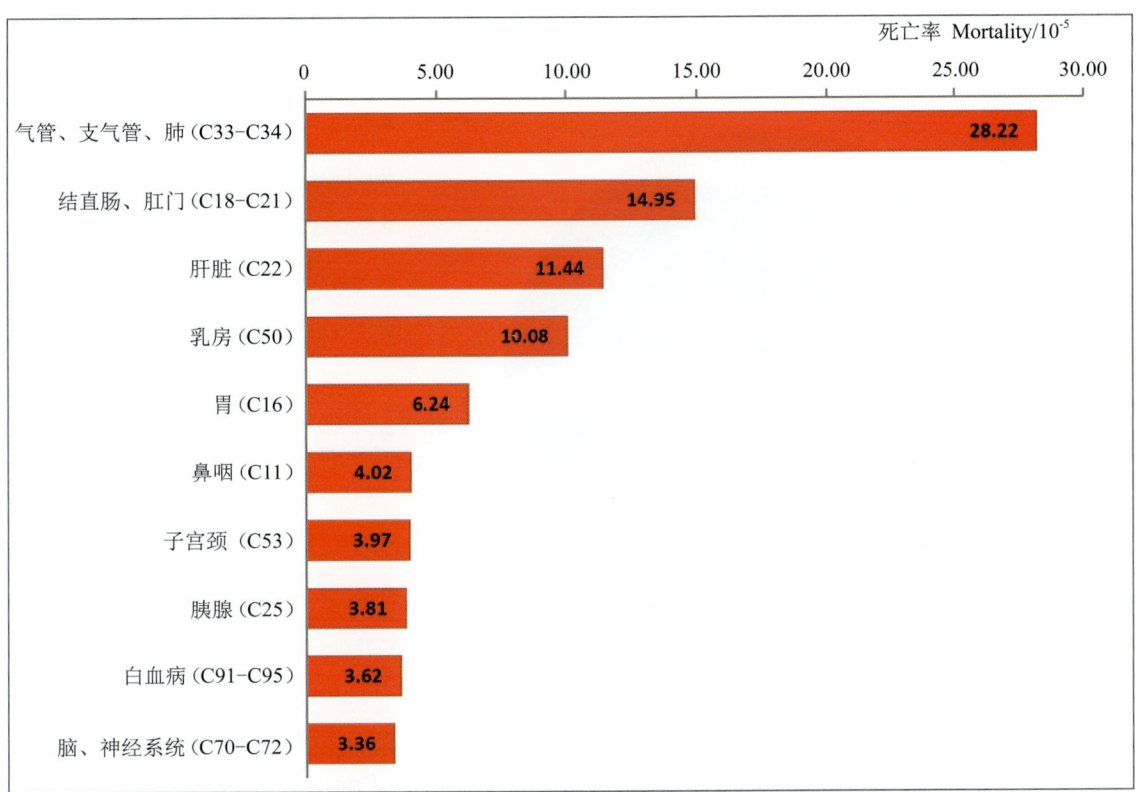

图4-14　2014年广东省肿瘤登记地区女性前10位恶性肿瘤死亡率

Figure 4-14　Mortality rates of 10 most common causes of death from cancer in cancer registration areas of Guangdong Province for female, 2014

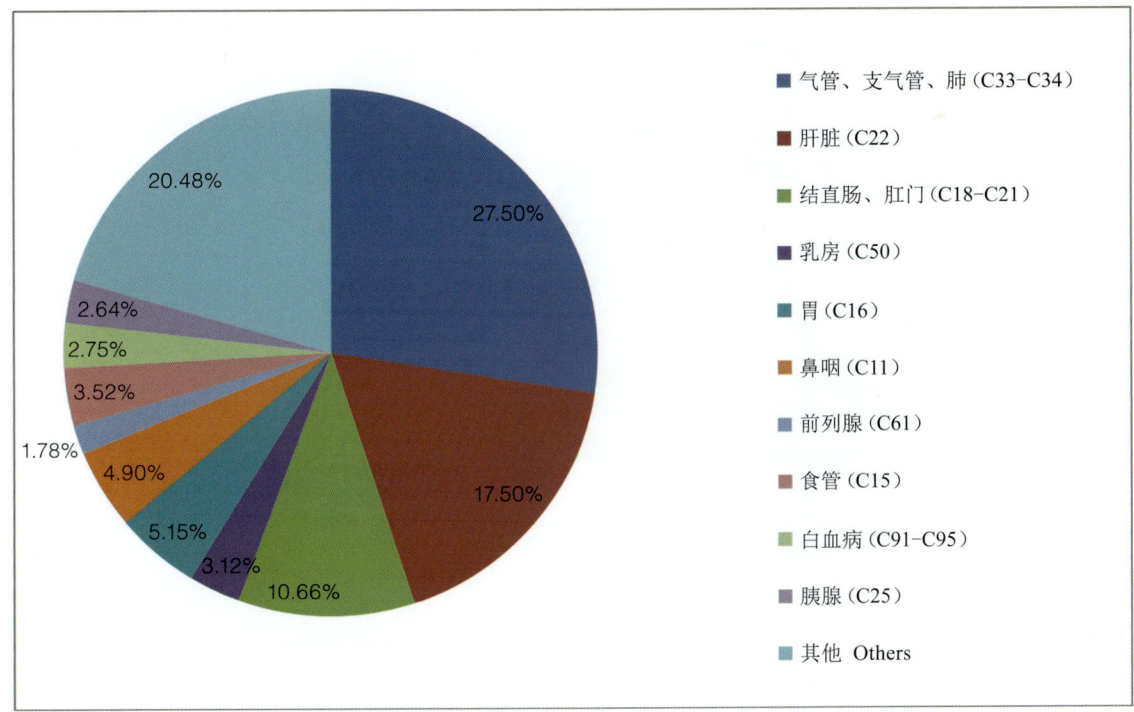

图4-15　2014年广东省肿瘤登记地区死亡率前10位（男女合计）恶性肿瘤构成

Figure 4-15　The proportions of 10 most common causes of death from cancer in cancer registration areas of Guangdong Province, male and female combined, 2014

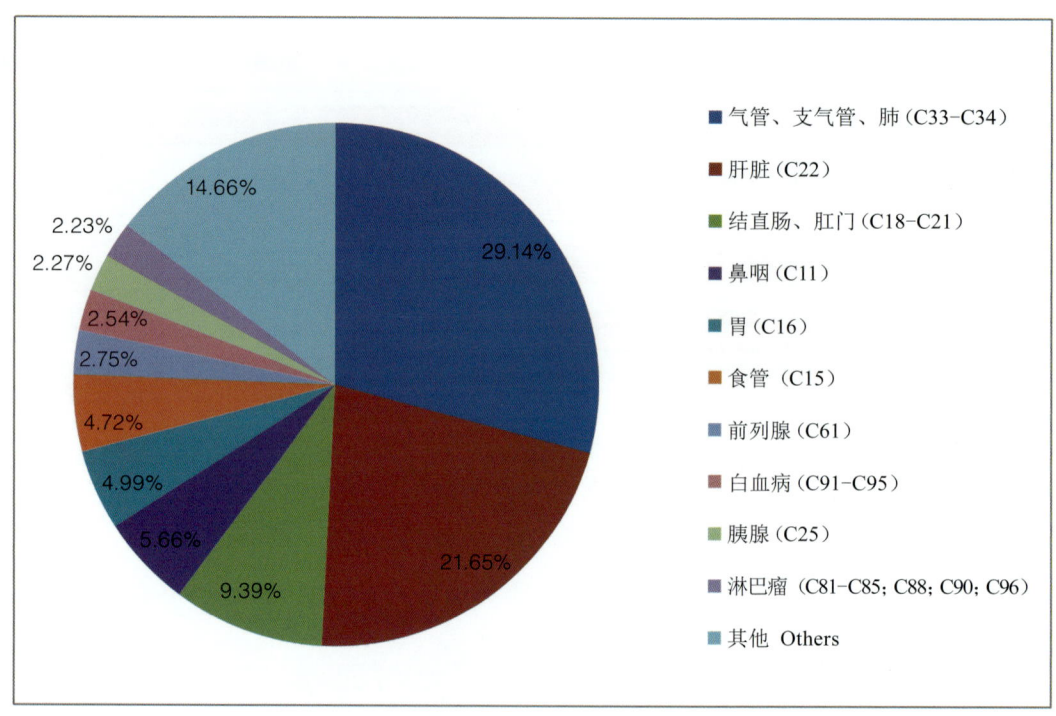

图4-16 2014年广东省肿瘤登记地区男性死亡率前10位恶性肿瘤构成

Figure 4-16 The proportions of 10 most common causes of death from cancer in cancer registration areas of Guangdong Province for male, 2014

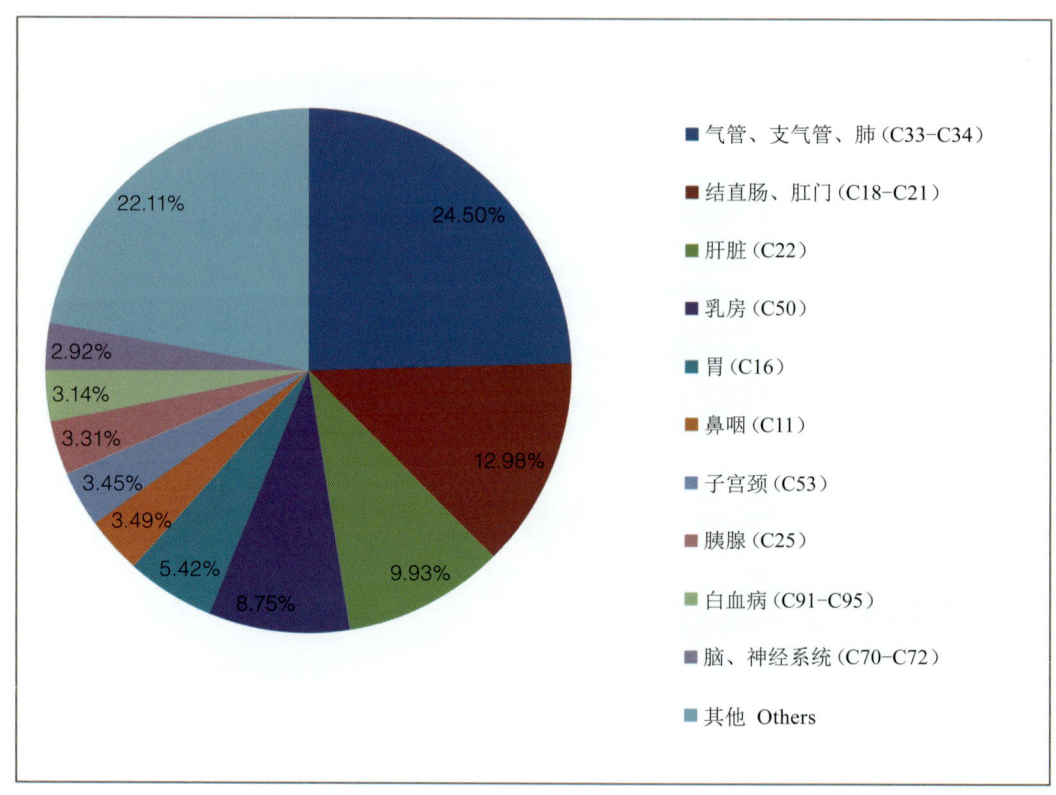

图4-17 2014年广东省肿瘤登记地区女性死亡率前10位恶性肿瘤构成

Figure 4-17 The proportions of 10 most common causes of death from cancer in cancer registration areas of Guangdong Province for female, 2014

4.6 常见恶性肿瘤的发病和死亡

4.6.1 肺癌（C33–C34）

广东省肿瘤登记地区肺癌的发病率为 $48.84/10^5$，中标率为 $36.92/10^5$，世标率为 $36.79/10^5$；男性发病率为 $62.60/10^5$，女性发病率为 $34.54/10^5$，男性是女性的 1.81 倍（表 4–5）。

肺癌的死亡率为 $44.48/10^5$，中标率为 $28.84/10^5$，世标率为 $28.73/10^5$；男性死亡率为 $60.53/10^5$，女性死亡率为 $28.22/10^5$，男性是女性的 2.14 倍（表 4–5）。

图 4–18、图 4–19 显示，肺癌的发病和死亡在 40 岁以前均处于较低水平，40 岁以后快速上升，80~84 岁达到峰值。

4.6.2 结直肠癌（C18–C21）

从表 4–6 可以看出：广东省肿瘤登记地区结直肠癌的发病率为 $34.31/10^5$，中标率为 $26.12/10^5$，世标率为 $25.66/10^5$；男性发病率为 $37.84/10^5$，女性发病率为 $30.64/10^5$，男性是女性的 1.23 倍。

结直肠癌的死亡率为 $17.24/10^5$，中标率为 $10.91/10^5$，世标率为 $10.69/10^5$；男性死亡率为 $19.50/10^5$，女性死亡率为 $14.95/10^5$，男性是女性的 1.30 倍（表 4–6）。

从图 4–20、图 4–21 可以看出，结直肠癌的发病和死亡在 35 岁以下年龄段人群处于较低水平，35 岁以上年龄段人群发病和死亡迅速上升，在 80~84 岁年龄段人群达到峰值。

4.6.3 肝癌（C22）

广东省肿瘤登记地区肝癌的发病率为

4.6 Incidence and Mortality of Common Cancers

4.6.1 Lung Cancer (C33–C34)

The crude incidence rate of lung cancer in the registration areas of Guangdong Province was $48.84/10^5$, with China age-standardized incidence rate being $36.92/10^5$ and World age-standardized incidence rate being $36.79/10^5$, respectively. Males had an incidence rate of $62.60/10^5$, 1.81 times that of females which was $34.54/10^5$ (Table 4-5).

The crude mortality rate of lung cancer was $44.48/10^5$ with China age-standardized mortality rate of $28.84/10^5$ and World age-standardized mortality rate of $28.73/10^5$. The mortality rate of lung cancer was $60.53/10^5$ in males, 2.14 times as large as that in females which was $28.22/10^5$ (Table 4-5).

Lung cancer incidence and mortality rates kept at low levels before people go into their 40s, then went up rapidly ever since and peaked in people aged 80-84 (Figure 4-18, Figure 4-19).

4.6.2 Colorectal Cancer (C18–C21)

As shown in Table 4-6, the crude incidence rate of colorectal cancer in the registration areas of Guangdong Province was $34.31/10^5$, with China age-standardized incidence rate being $26.12/10^5$ and World age-standardized rate being $25.66/10^5$. The incidence rate was $37.84/10^5$ in males, 1.23 times that of females which was $30.64/10^5$.

The crude mortality rate of colorectal cancer was $17.24/10^5$, with China age-standardized mortality rate being $10.91/10^5$ and World age-standardized mortality rate being $10.69/10^5$. The mortality rate was $19.50/10^5$ in males, 1.30 times as large as the mortality rate in females of $14.95/10^5$ (Table 4-6).

As evident in Figure 4-20 and Figure 4-21, colorectal cancer incidence and mortality rates kept at low levels before people go into their 35, then went up rapidly ever since and peaked in people aged 80-84.

4.6.3 Liver Cancer (C22)

The crude incidence rate of liver cancer in the registration areas of Guangdong Province was

28.38/10^5，中标率为22.40/10^5，世标率为21.96/10^5；男性发病率为45.37/10^5，女性发病率为10.72/10^5，男性是女性的4.23倍（表4–7）。

肝癌的死亡率为28.31/10^5，中标率为19.83/10^5，世标率为19.35/10^5；男性死亡率为44.96/10^5，女性死亡率为11.44/10^5，男性是女性的3.93倍（表4–7）。

如图4–22、图4–23所示，肝癌的发病率和死亡率在30岁以前均处于较低水平，之后迅速上升。发病率在75～79岁年龄组达到峰值，死亡率在80～84岁年龄组达到峰值。30岁以后男、女性的发病率、死亡率差异随年龄增长而扩大，男性显著高于女性。

4.6.4 女性乳腺癌（C50）

从表4-8可以看出，广东省肿瘤登记地区女性乳腺癌的发病率为48.64/10^5，中标率为39.04/10^5，世标率为36.39/10^5。

女性乳腺癌的死亡率为10.08/10^5，中标率为6.83/10^5，世标率为6.69/10^5（表4–8）。

图4–24显示：女性乳腺癌的发病率在25岁以前处于较低水平，25岁以后发病快速上升，在45～74岁年龄段形成一个发病高峰，然后快速下降；女性乳腺癌的死亡率在30岁以前处于较低水平，30岁以后开始随年龄增加而缓慢增长，直至85岁及以上。

4.6.5 鼻咽癌（C11）

广东省肿瘤登记地区鼻咽癌的发病率为12.12/10^5，中标率为10.07/10^5，世标率为9.38/10^5；男性发病率为17.31/10^5，女性发病率为6.72/10^5，男性是女性的2.58倍（表4–9）。

28.38/10^5, with China age-standardized incidence rate being 22.40/10^5 and World age-standardized incidence rate being 21.96/10^5. The incidence rate was 45.37/10^5 in males, about quadrupling the incidence rate in females of 10.72/10^5 (Table 4-7).

The crude mortality rate of liver cancer was 28.31/10^5, with China age-standardized mortality rate being 19.83/10^5 and World age-standardized mortality rate being 19.35/10^5. The mortality rate was 44.96/10^5 in males, about 3.93 times as large as that in females which was 11.44/10^5 (Table 4-7).

As shown in Figure 4-22, Figure 4-23, liver cancer incidence and mortality rates were at low levels in the population aged less than 30 years, then went up rapidly in the population aged 30 years and above. The incidence peaked in the 75-79 age group and the mortality peaked in the 80-84 age group. After the age of 30, the difference in incidence and mortality between males and females increased with age, with incidence and mortality in males were significantly higher than in females.

4.6.4 Breast Cancer in Females (C50)

As seen in Table 4-8, the crude incidence rate of breast cancer in females in the registration areas of Guangdong Province was 48.64/10^5, with China age-standardized incidence rate being 39.04/10^5 and World age-standardized incidence rate being 36.39/10^5.

The crude mortality rate of breast cancer in females was 10.08/10^5, with China age-standardized mortality rate being 6.83/10^5 and World age-standardized mortality rate being 6.69/10^5 (Table 4-8).

As shown in Figure 4-24, the age-specific incidence rates kept at low levels in the population aged less than 25 years, then skyrocketed rapidly to reach a plateau among those aged 45 to 74 when it finally began to decline gradually. The age-specific mortality rates were at constant low levels among the population less than age 30 and from then on began to increase modestly with age until up into age 85 years and above.

4.6.5 Nasopharyngeal Cancer (C11)

The crude incidence rate of nasopharyngeal cancer in the registration areas of Guangdong Province was

鼻咽癌的死亡率为7.92/10^5，中标率为5.75/10^5，世标率为5.57/10^5；男性死亡率为11.77/10^5，女性死亡率为4.02/10^5，男性是女性的2.93倍（表4-9）。

图4-25、图4-26描绘了广东省鼻咽癌的年龄别发病率、死亡率的动态变化。20岁以前鼻咽癌发病率较低，20岁以后发病率快速上升，男性上升速度快于女性，男性60～64岁出现发病高峰。鼻咽癌死亡率在25岁以前处于较低水平，25岁以后快速上升，75～79岁达到峰值，然后下降。

4.6.6　胃癌（C16）

广东省肿瘤登记地区胃癌的发病率为11.05/10^5，中标率为8.55/10^5，世标率为8.34/10^5；男性发病率为13.07/10^5，女性发病率为8.96/10^5，男性是女性的1.46倍（表4-10）。

胃癌的死亡率为8.32/10^5，中标率为5.55/10^5，世标率为5.45/10^5；男性死亡率为10.37/10^5，女性死亡率为6.24/10^5，男性是女性的1.66倍（表4-10）。

图4-27、图4-28显示：胃癌的发病在30岁以前处于较低水平，30岁以后快速上升，且50岁以后男、女性胃癌发病水平差异随年龄增长而逐渐拉大；胃癌的死亡在35岁以前维持在较低水平，然后快速上升，直至80～85岁年龄组达到峰值。

4.6.7　甲状腺癌（C73）

从表4-11可以看出：广东省肿瘤登记地区甲状腺癌的发病率为16.73/10^5，中标率为14.65/10^5，世标率为12.65/10^5；男性发病率为8.66/10^5，女性发病率为25.13/10^5，

12.12/10^5, with China age-standardized incidence rate being 10.07/10^5 and World age-standardized incidence rate being 9.38/10^5. The incidence rate was 17.31/10^5 in males, 2.58 times that in females which was 6.72/10^5 (Table 4-9).

The crude mortality rate of nasopharyngeal cancer was 7.92/10^5, with China age-standardized mortality rate being 5.75/10^5 and World age-standardized mortality rate being 5.57/10^5. The mortality rate was 11.77/10^5 in males, 2.93 times that in females of 4.02/10^5 (Table 4-9).

Figure 4-25 and Figure 4-26 presented nasopharyngeal cancer incidence and mortality rates with age in cancer registration areas of Guangdong Province. The incidence rates remained low in the population younger than 20 years of age. Incidence in males increased dramatically from age 20 and arrived at incidence peak at age 60-64. With mortality, the rates remained at low levels at ages younger than 25, thereafter increased significantly and reached the peak at age 75-79 and then decreased.

4.6.6　Stomach Cancer (C16)

The crude incidence rate of stomach cancer in the registration areas of Guangdong Province was 11.05/10^5, with China age-standardized incidence rate being 8.55/10^5 and World age-standardized incidence rate being 8.34/10^5. The incidence rate was 13.07/10^5 in males, 1.46 times that in females which was 8.96/10^5 (Table 4-10).

The crude mortality rate of stomach cancer was 8.32/10^5, with China age-standardized mortality rate being 5.55/10^5 and World age-standardized incidence rate being 5.45/10^5. The mortality rate was 10.37/10^5 in males, 1.66 times as high as that in females of 6.24/10^5 (Table 4-10).

Figure 4-27 and Figure 4-28 showed that the incidence rate of stomach cancer was at low levels in the population aged less than 30 years, thereafter began to rise rapidly with age. Moreover the difference between male and female age-specific incidence rate went wider with age until into age group 80-85. As with incidence, the mortality rate of stomach cancer was at low levels in the population prior to age 35, then went up quickly and arrived at

女性发病率明显高于男性，女性发病率是男性的2.90倍。

甲状腺癌的死亡率为0.57/10^5，中标率为0.36/10^5，世标率为0.36/10^5；男性死亡率为0.43/10^5，女性死亡率为0.71/10^5，女性死亡率高于男性，女性死亡率是男性的1.65倍（表4-11）。

图4-29、图4-30显示：甲状腺癌的发病率在10岁以前维持在较低水平，10岁以后发病率快速上升，尤其女性人群，50~55岁年龄组达到峰值，然后开始快速下降；甲状腺癌的死亡率在50岁以前在低水平波动，50岁以后稳步攀升，80~85岁出现死亡峰值。

4.6.8 淋巴瘤（C81-C85；C88；C90；C96）

广东省肿瘤登记地区淋巴瘤的发病率为8.04/10^5，中标率为6.64/10^5，世标率为6.56/10^5；男性发病率为8.95/10^5，女性发病率为7.09/10^5，男性是女性的1.26倍（表4-12）。

淋巴瘤的死亡率为3.98/10^5，中标率为2.79/10^5，世标率为2.76/10^5；男性死亡率为4.63/10^5，女性死亡率为3.31/10^5，男性是女性的1.40倍（表4-12）。

图4-31、图4-32描绘了广东省肿瘤登记地区淋巴瘤的年龄别发病率和死亡率的动态变化。淋巴瘤的发病率随着年龄增长而稳步上升，75~79岁年龄组出现发病高峰；淋巴瘤的死亡率在35岁以下年龄组人群中处于低水平，35岁以后死亡率迅速上升，其中女性75~79岁年龄组出现死亡高

mortality peak at age 80-85.

4.6.7 Thyroid Cancer (C73)

As shown in Table 4-11, the crude incidence rate of thyroid cancer in the registration areas of Guangdong Province was 16.73/10^5, with China age-standardized incidence rate being 14.65/10^5 and World age-standardized incidence rate being 12.65/10^5. The incidence rate was 8.66/10^5 in males, just about 2.90 times as many as that in females, which was 25.13/10^5.

The crude mortality rate of thyroid cancer was 0.57/10^5, with China age-standardized mortality rate being 0.36/10^5 and World age-standardized mortality rate being 0.36/10^5. The mortality rate in females was 1.65 times as high as in males which were 0.71/10^5 and 0.43/10^5, respectively (Table 4-11).

Figure 4-29 and Figure 4-30 demonstrated that incidence rates of thyroid cancer were relatively low in the population aged 10 years and younger, thereafter went up rapidly, especially among female population, and arrived at incidence peak in the age group 50-55 and then went down swiftly. As for mortality, mortality rates kept at low levels in the population younger than age 50, began to increase fast from age 50 years and arrived at mortality peak in the age group 80-85.

4.6.8 Lymphoma (C81-C85; C88; C90; C96)

The crude incidence rate of lymphoma in the registration areas of Guangdong Province was 8.04/10^5, with China age-standardized incidence rate being 6.64/10^5 and World age-standardized incidence rate being 6.56/10^5. The incidence rate was 8.95/10^5 in males, 1.26 times that in females of 7.09/10^5 (Table 4-12).

The crude mortality rate of lymphoma was 3.98/10^5, with China age-standardized mortality rate being 2.79/10^5 and World age-standardized mortality rate being 2.76/10^5. The mortality rate was 4.63/10^5 in males, 1.40 times as large as in females which was 3.31/10^5 (Table 4-12).

Figure 4-31 and Figure 4-32 showed that incidence rates of lymphoma increased with age with incidence peak occurring in age group 75-79. Before the population go into their 35, mortality rates of

峰，男性80~84岁年龄组出现死亡高峰。

4.6.9　白血病（C91-C95）

广东省肿瘤登记地区白血病的发病率为$6.76/10^5$，中标率为$6.12/10^5$，世标率为$6.50/10^5$；男性发病率为$7.61/10^5$，女性发病率为$5.88/10^5$，男性是女性的1.29倍（表4-13）。

白血病的死亡率为$4.45/10^5$，中标率为$3.47/10^5$，世标率为$3.45/10^5$；男性死亡率为$5.27/10^5$，女性死亡率为$3.62/10^5$，男性是女性的1.46倍（表4-13）。

图4-33显示，白血病的年龄别发病率呈双峰分布，第1个高峰出现在1~4岁的婴幼儿期，峰值为$9.94/10^5$，然后开始下降，直到20~24岁年龄组（$1.75/10^5$），接着开始快速上升并在80~84岁年龄组人群出现第2个高峰；图4-34显示，与发病类似，白血病的死亡率也呈双峰特征，第1个高峰出现在婴儿期，峰值为$4.02/10^5$，然后一直在$(0.52~2.61)/10^5$波动，直至45岁，接着开始快速上升并在80~84岁年龄组人群出现第2个高峰。

4.6.10　食管癌（C15）

广东省肿瘤登记地区食管癌的发病率为$6.00/10^5$，中标率为$4.64/10^5$，世标率为$4.69/10^5$；男性发病率为$10.08/10^5$，女性发病率为$1.76/10^5$，男性是女性的5.73倍（表4-14）。

食管癌的死亡率为$5.69/10^5$，中标率为$3.83/10^5$，世标率为$3.88/10^5$；男性死亡率为$9.81/10^5$，女性死亡率为$1.52/10^5$，男性是女性的6.45倍（表4-14）。

lymphoma kept at low levels then began to go up rapidly thereafter, with mortality peak occuring at age group 75-79 in the female population and age group 80-84 in the male population.

4.6.9　Leukemia (C91–C95)

The crude incidence rate of leukemia in the registration areas of Guangdong Province was $6.76/10^5$, with China age-standardized incidence rate being $6.12/10^5$ and World age-standardized incidence rate being $6.50/10^5$. The incidence rate was $7.61/10^5$ in males, 1.29 times that in females which was $5.88/10^5$ (Table 4-13).

The crude mortality rate of leukemia was $4.45/10^5$, with China age-standardized mortality rate being $3.47/10^5$ and World age-standardized mortality rate being $3.45/10^5$. The mortality rate was $5.27/10^5$ in males, 1.46 times that in females of $3.62/10^5$ (Table 4-13).

As shown in Figure 4-33, age-specific incidence curve was bimodally distributed in the sense that first incidence peak occured, which was $9.94/10^5$, during the infant and toddler period, thereafter incidence rate went down to $1.75/10^5$ in the population aged 20-24 and started to rise sharply and reach the second incidence peak in the population aged 80-84. As shown in Figure 4-34, as with incidence, age-specific mortality curve took on a bimodal shape, with first mortality peak occuring during the infant period being about $4.02/10^5$, subsequent fluctuations between $(0.52-2.61)/10^5$ until age of 45 years and rise again until second mortality peak in age group 80-84.

4.6.10　Esophageal Cancer (C15)

The crude incidence rate of esophageal cancer in the registration areas of Guangdong Province was $6.00/10^5$, with China age-standardized incidence rate being $4.64/10^5$ and World age-standardized incidence rate being $4.69/10^5$. The incidence rate was $10.08/10^5$ in males, 5.73 times as large as that in females which was $1.76/10^5$ (Table 4-14).

The crude mortality rate of esophageal cancer was $5.69/10^5$, with China age-standardized mortality rate being $3.83/10^5$ and World age-standardized mortality rate being $3.88/10^5$. The mortality rate

如图4-35和图4-36所示：食管癌的发病率在40岁以前处于较低水平，40岁以后迅速上升；食管癌的死亡率随年龄增长呈上升趋势，在40岁前保持较低水平，随后快速上升。

was $9.81/10^5$ in males, 6.45 times as large as that in females which was $1.52/10^5$ (Table 4-14).

As shown in Figure 4-35 and Figure 4-36, age-specific incidence rates were relatively low in the population before age 40 but went up rapidly thereafter. The morality rates stayed at low levels in the population prior to 40 years of age and then started to rise moderately.

表4-5　2014年广东省肿瘤登记地区肺癌的发病与死亡
Table 4-5　Incidences and mortalities of lung cancer in cancer registration areas of Guangdong Province, 2014

项目 Item	性别 Sex	例数 Cases	粗率 Crude rate/10^{-5}	构成比 Proportion/%	中标率 ASR China/10^{-5}	世标率 ASR World/10^{-5}	35~64岁截缩率 Truncated rate/10^{-5}	累积率 Cum.rate/%	
								0~64岁	0~74岁
发病 Incidence	合计 Both sexes	9 445	48.84	17.88	36.92	36.79	54.85	1.94	4.43
	男性 Male	6 171	62.60	21.88	51.06	51.15	72.93	2.61	6.15
	女性 Female	3 274	34.54	13.30	24.27	23.97	37.28	1.29	2.82
死亡 Mortality	合计 Both sexes	7 173	44.48	27.50	28.84	28.73	37.77	1.34	3.39
	男性 Male	4 913	60.53	29.14	42.56	42.52	54.62	1.95	5.03
	女性 Female	2 260	28.22	24.50	16.65	16.50	21.47	0.75	1.86

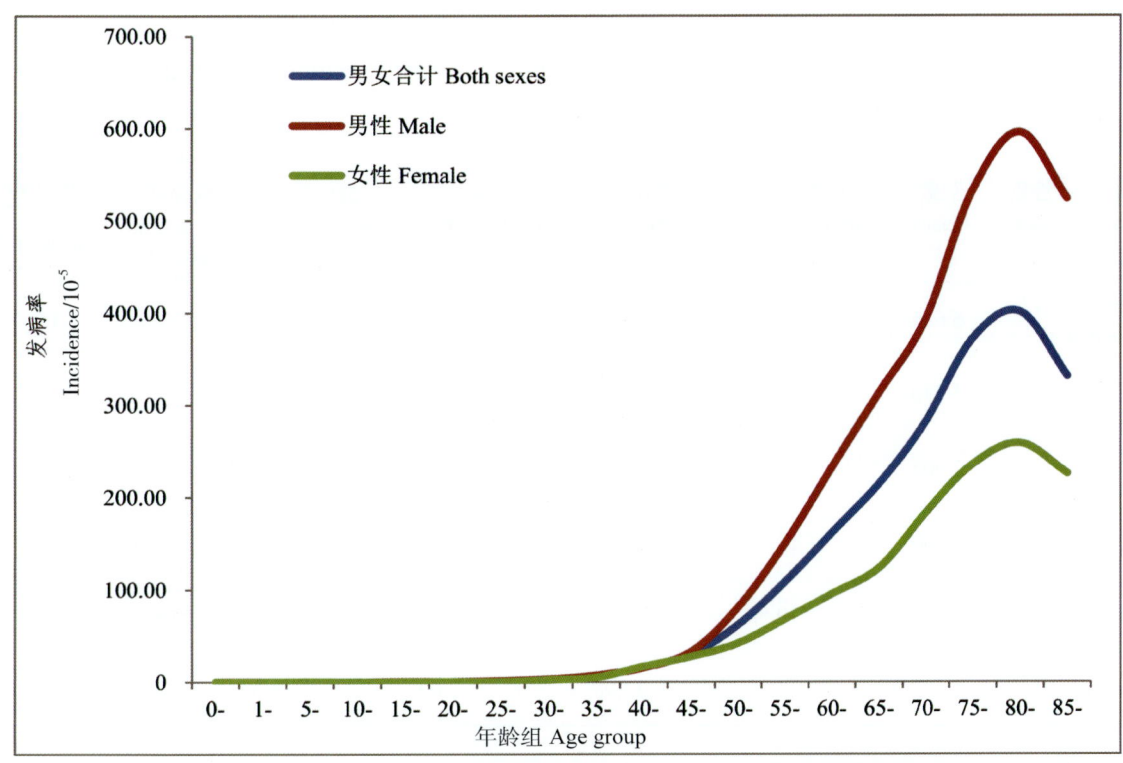

图4-18 2014年广东省肿瘤登记地区肺癌的年龄别发病率

Figure 4-18　Age-specific incidence rates of lung cancer by sex, cancer registration areas of Guangdong Province, 2014

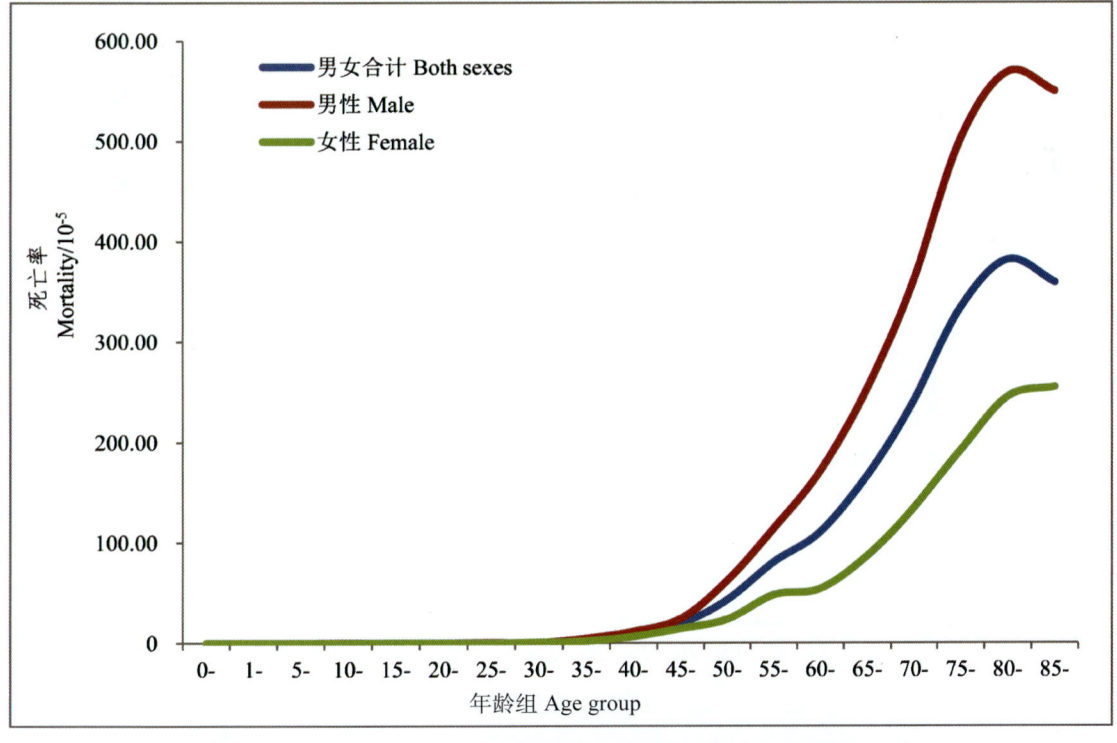

图4-19 2014年广东省肿瘤登记地区肺癌的年龄别死亡率

Figure 4-19　Age-specific mortality rates of lung cancer by sex, cancer registration areas of Guangdong Province, 2014

表4-6 2014年广东省肿瘤登记地区结直肠癌的发病与死亡

Table 4-6 Incidences and mortalities of colorectal cancer in cancer registration areas of Guangdong Province, 2014

项目 Item	性别 Sex	例数 Cases	粗率 Crude rate/10^{-5}	构成比 Proportion/%	中标率 ASR China/10^{-5}	世标率 ASR World/10^{-5}	35~64岁 截缩率 Truncated rate/10^{-5}	累积率 Cum.rate/%	
								0~64岁	0~74岁
发病 Incidence	合计 Both sexes	6 635	34.31	12.56	26.12	25.66	37.92	1.33	3.03
	男性 Male	3 730	37.84	13.22	31.13	30.69	43.82	1.55	3.68
	女性 Female	2 905	30.64	11.80	21.64	21.16	32.18	1.12	2.43
死亡 Mortality	合计 Both sexes	2 780	17.24	10.66	10.91	10.69	12.36	0.44	1.15
	男性 Male	1 583	19.50	9.39	13.57	13.37	14.78	0.53	1.47
	女性 Female	1 197	14.95	12.98	8.60	8.37	10.03	0.35	0.85

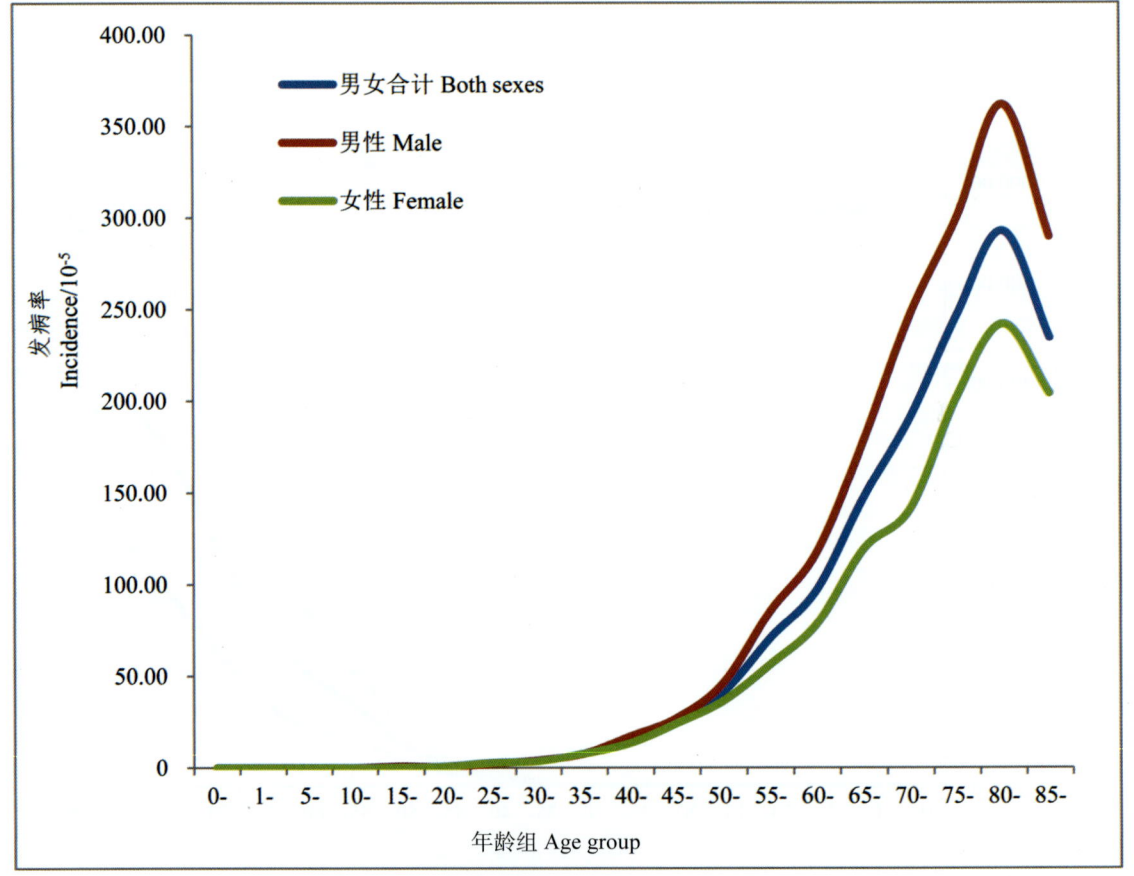

图4-20 2014年广东省肿瘤登记地区结直肠癌的年龄别发病率

Figure 4-20 Age-specific incidence rates of colorectal cancer by sex, cancer registration areas of Guangdong Province, 2014

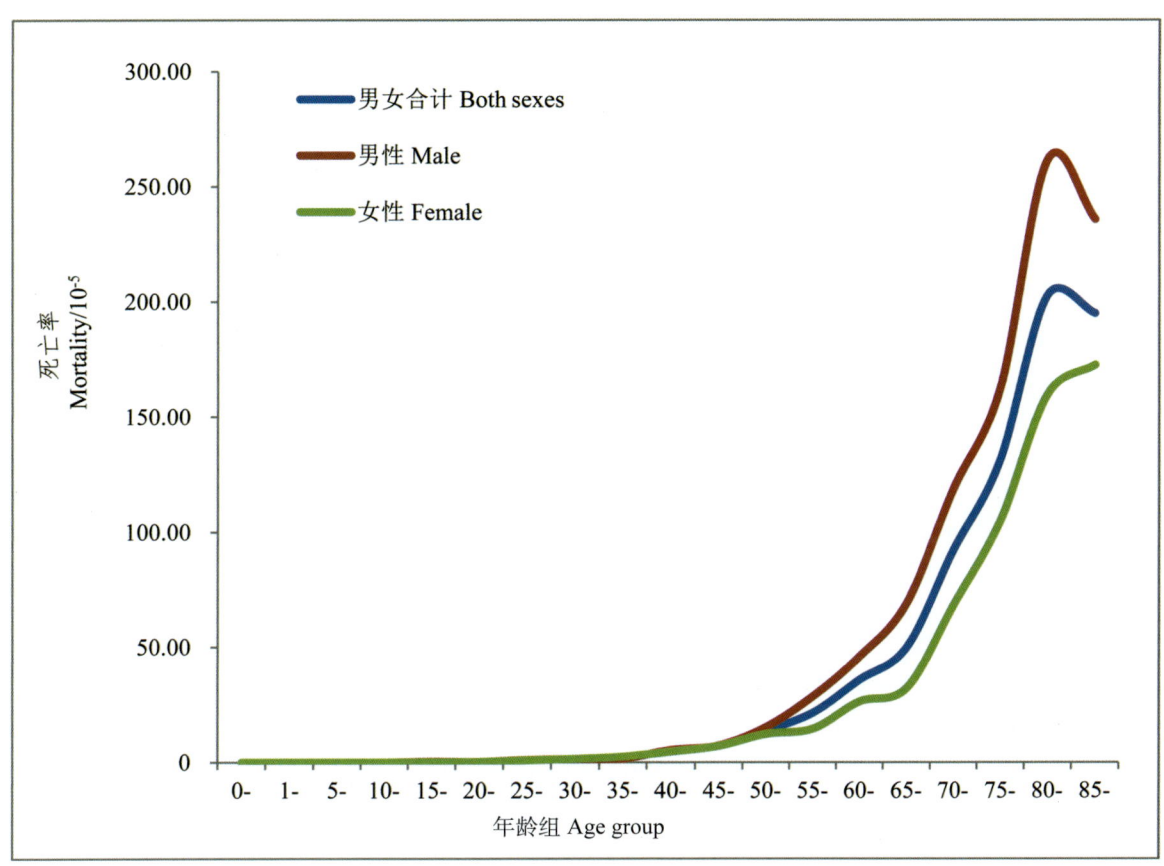

图4-21　2014年广东省肿瘤登记地区结直肠癌的年龄别死亡率

Figure 4-21　Age-specific mortality rates of colorectal cancer by sex, cancer registration areas of Guangdong Province, 2014

表4-7　2014年广东省肿瘤登记地区肝癌的发病与死亡

Table 4-7　Incidences and mortalities of liver cancer in cancer registration areas of Guangdong Province, 2014

项目 Item	性别 Sex	例数 Cases	粗率 Crude rate/10^{-5}	构成比 Proportion/%	中标率 ASR China/10^{-5}	世标率 ASR World/10^{-5}	35~64岁截缩率 Truncated rate/%	累积率 Cum.rate/%	
								0~64岁	0~74岁
发病 Incidence	合计 Both sexes	5 488	28.38	10.39	22.40	21.96	43.69	1.50	2.55
	男性 Male	4 472	45.37	15.85	37.62	37.00	77.14	2.65	4.30
	女性 Female	1 016	10.72	4.13	7.70	7.47	10.33	0.37	0.87
死亡 Mortality	合计 Both sexes	4 565	28.31	17.50	19.83	19.35	36.61	1.25	2.22
	男性 Male	3 649	44.96	21.65	33.32	32.59	65.28	2.22	3.76
	女性 Female	916	11.44	9.93	7.08	6.86	8.51	0.31	0.76

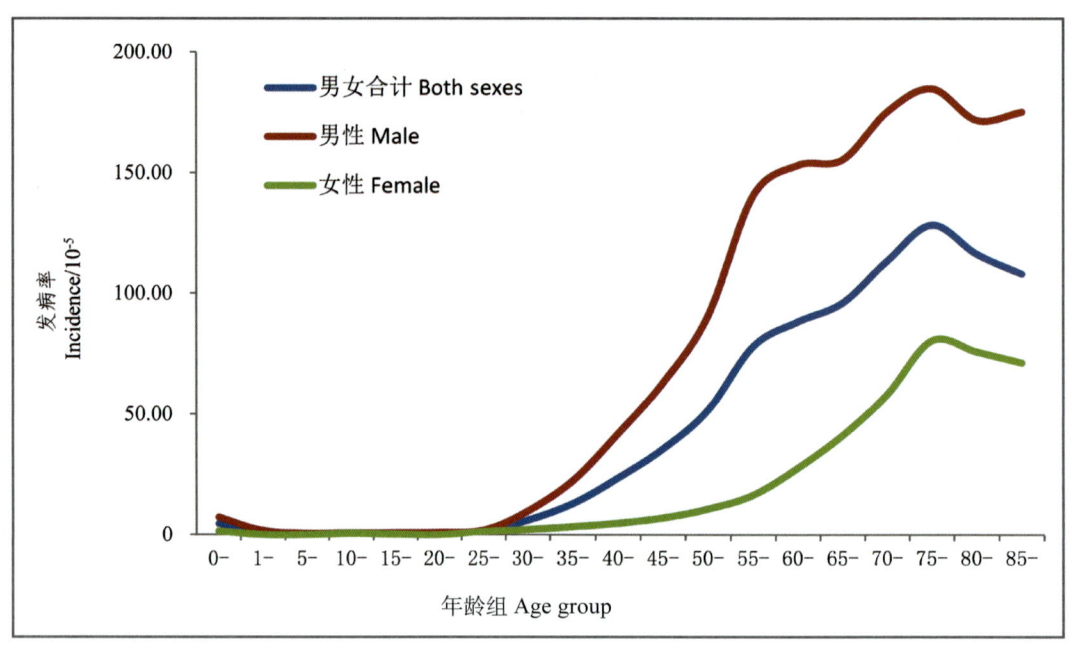

图4-22　2014年广东省肿瘤登记地区肝癌的年龄别发病率

Figure 4-22　Age-specific incidence rates of liver cancer by sex, cancer registration areas of Guangdong Province, 2014

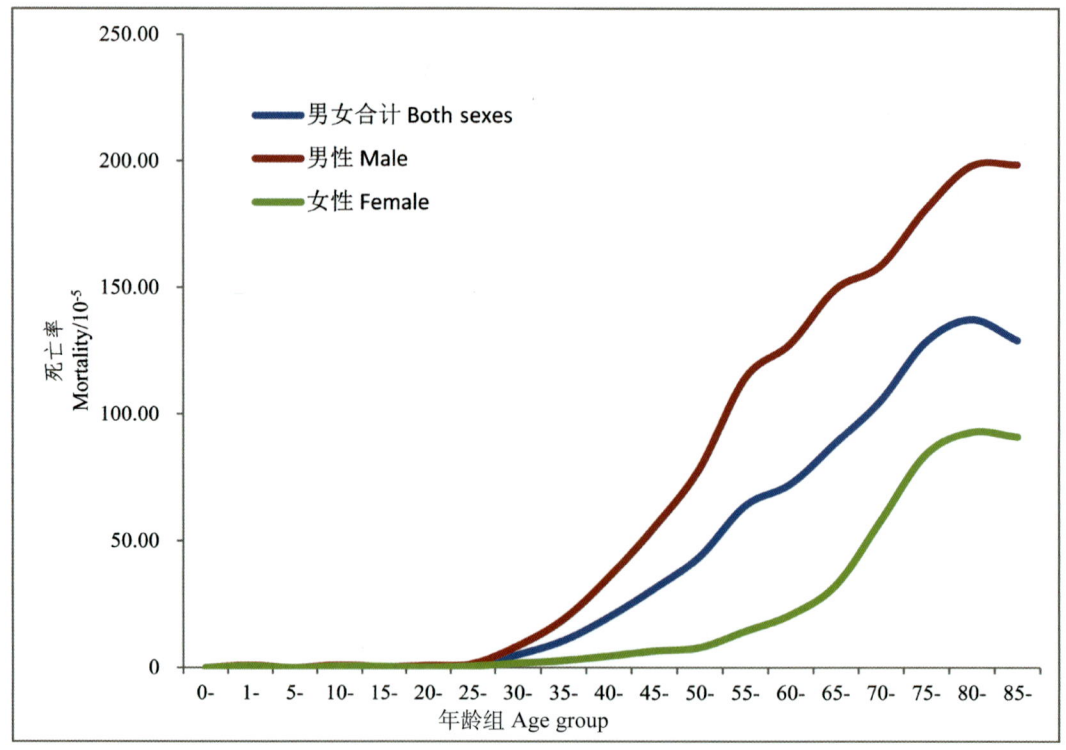

图4-23　2014年广东省肿瘤登记地区肝癌的年龄别死亡率

Figure 4-23　Age-specific mortality rates of liver cancer by sex, cancer registration areas of Guangdong Province, 2014

表4–8　2014年广东省肿瘤登记地区乳腺癌的发病与死亡

Table 4–8　Incidences and mortalities of breast cancer in cancer registration areas of Guangdong Province, 2014

项目 Item	性别 Sex	例数 Cases	粗率 Crude rate/10^{-5}	构成比 Proportion/%	中标率 ASR China/10^{-5}	世标率 ASR World/10^{-5}	35~64岁 截缩率 Truncated rate/10^{-5}	累积率 Cum.rate/%	
								0~64岁	0~74岁
发病 Incidence	女性 Female	4 611	48.64	8.80	39.04	36.39	93.35	3.00	3.97
死亡 Mortality	女性 Female	807	10.08	3.12	6.83	6.69	15.47	0.53	0.75

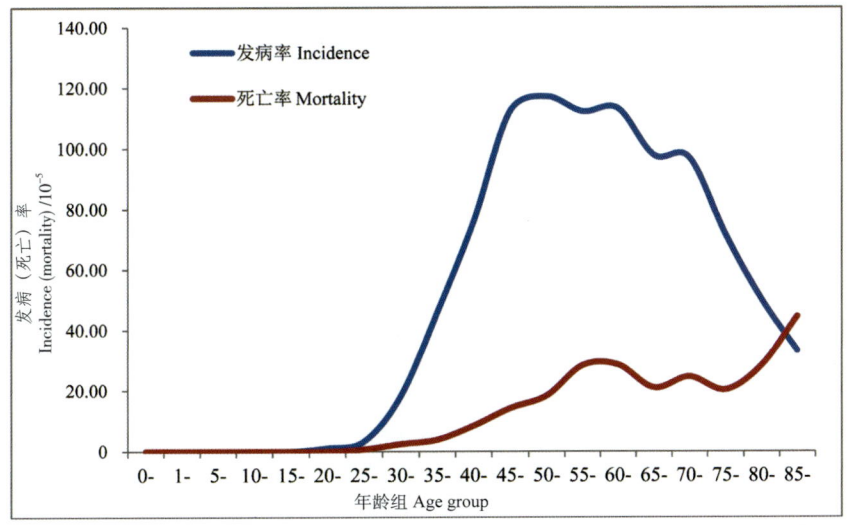

图4–24　2014年广东省肿瘤登记地区女性乳腺癌的年龄别发病率和死亡率

Figure 4–24　Age-specific incidence and mortality rates of breast cancer in cancer registration areas of Guangdong Province for female, 2014

表4–9　2014年广东省肿瘤登记地区鼻咽癌的发病与死亡

Table 4–9　Incidences and mortalities of nasopharyngeal cancer in cancer registration areas of Guangdong Province, 2014

项目 Item	性别 Sex	例数 Cases	粗率 Crude rate/10^{-5}	构成比 Proportion/%	中标率 ASR China/10^{-5}	世标率 ASR World/10^{-5}	35~64岁 截缩率 Truncated rate/10^{-5}	累积率 Cum.rate/%	
								0~64岁	0~74岁
发病 Incidence	合计 Both sexes	2 343	12.12	4.44	10.07	9.38	21.95	0.76	1.02
	男性 Male	1 706	17.31	6.05	14.73	13.77	32.09	1.10	1.52
	女性 Female	637	6.72	2.59	5.49	5.08	11.77	0.42	0.54
死亡 Mortality	合计 Both sexes	1 277	7.92	4.90	5.75	5.57	12.01	0.41	0.66
	男性 Male	955	11.77	5.66	8.85	8.61	18.60	0.63	1.01
	女性 Female	322	4.02	3.49	2.81	2.70	5.55	0.19	0.31

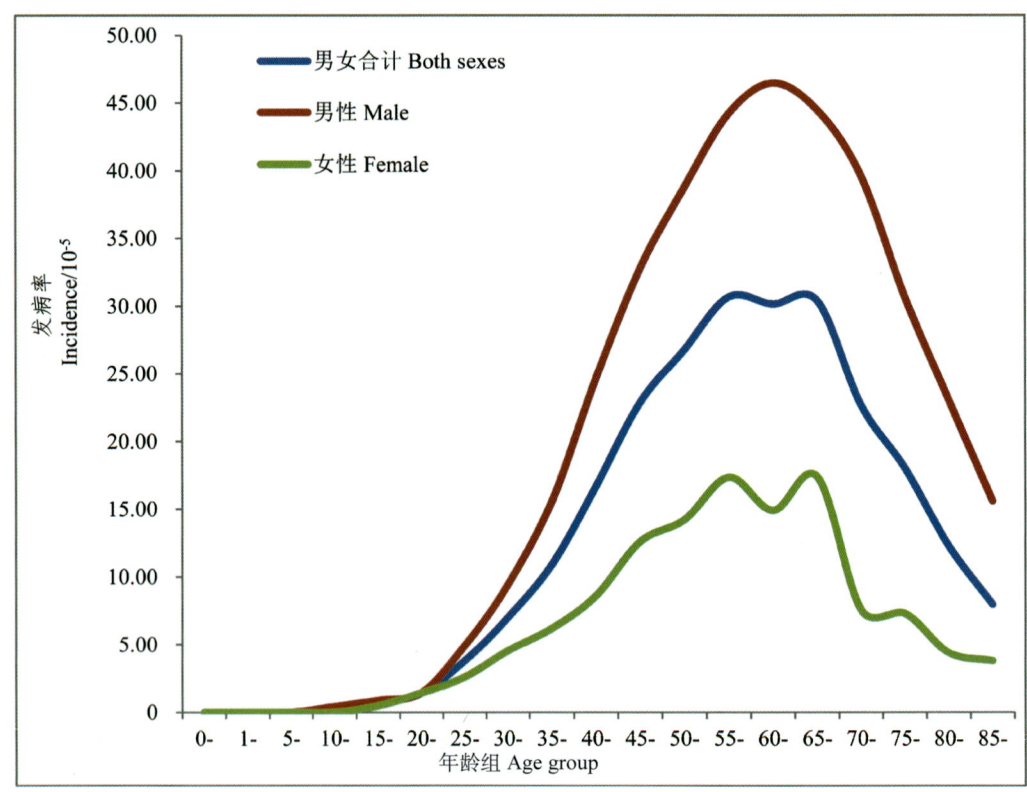

图4-25　2014年广东省肿瘤登记地区鼻咽癌的年龄别发病率

Figure 4-25　Age-specific incidence rates of nasopharyngeal cancer by sex, cancer registration areas of Guangdong Province, 2014

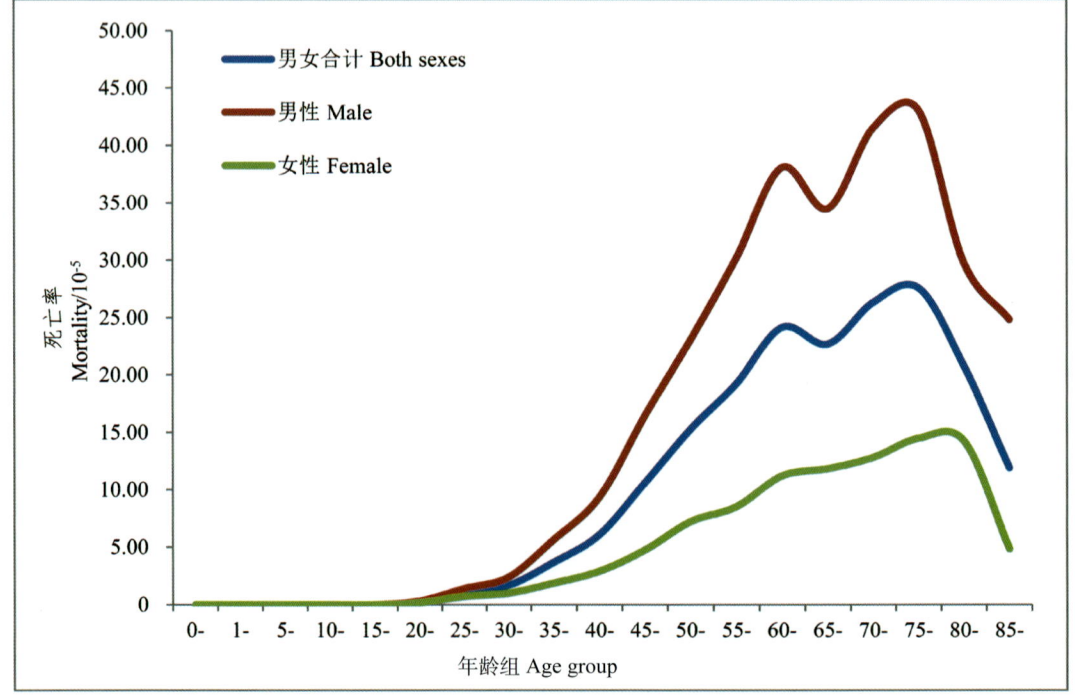

图4-26　2014年广东省肿瘤登记地区鼻咽癌的年龄别死亡率

Figure 4-26　Age-specific mortality rates of nasopharyngeal cancer by sex, cancer registration areas of Guangdong Province, 2014

表4-10 2014年广东省肿瘤登记地区胃癌的发病与死亡

Table 4-10 Incidences and mortalities of stomach cancer in cancer registration areas of Guangdong Province, 2014

项目 Item	性别 Sex	例数 Cases	粗率 Crude rate/10^{-5}	构成比 Proportion/%	中标率 ASR China/10^{-5}	世标率 ASR World/10^{-5}	35~64岁截缩率 Truncated rate/10^{-5}	累积率 Cum.rate/% 0~64岁	0~74岁
发病 Incidence	合计 Both sexes	2 137	11.05	4.05	8.55	8.34	13.27	0.47	1.00
	男性 Male	1 288	13.07	4.57	10.76	10.63	16.79	0.60	1.29
	女性 Female	849	8.96	3.45	6.56	6.25	9.86	0.34	0.72
死亡 Mortality	合计 Both sexes	1 342	8.32	5.15	5.55	5.45	7.62	0.27	0.64
	男性 Male	842	10.37	4.99	7.36	7.38	9.82	0.35	0.88
	女性 Female	500	6.24	5.42	3.97	3.78	5.50	0.19	0.41

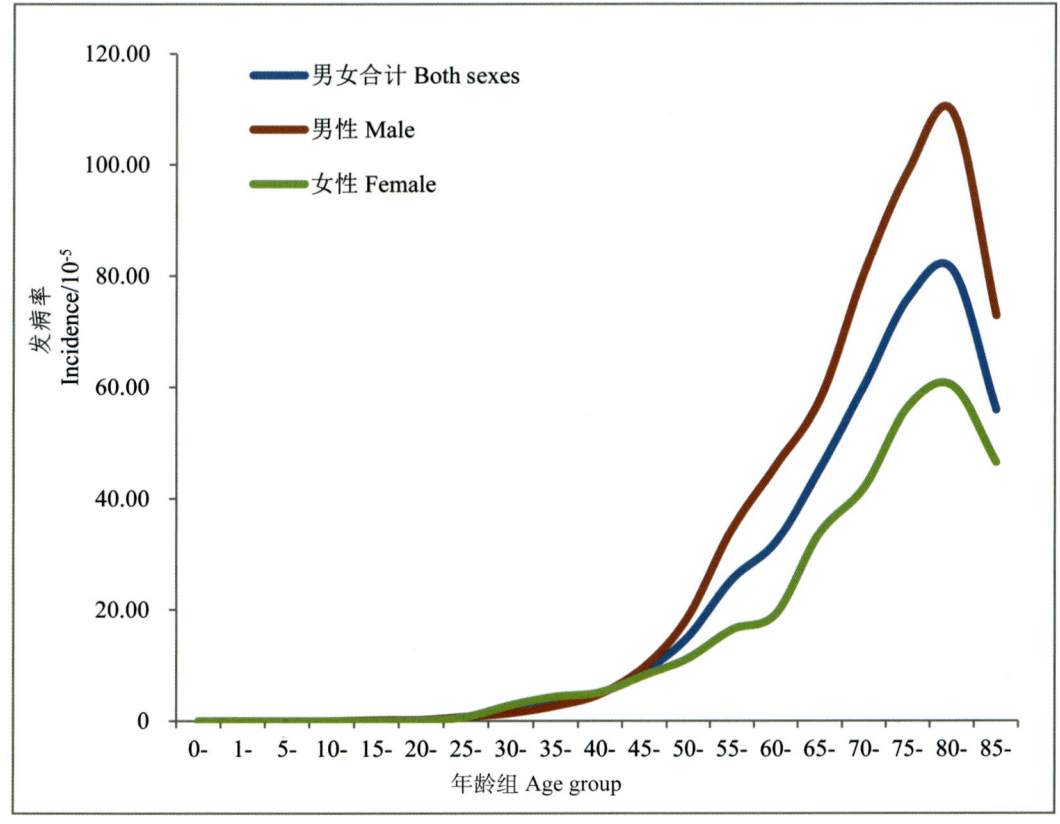

图4-27 2014年广东省肿瘤登记地区胃癌的年龄别发病率

Figure 4-27 Age-specific incidence rates of stomach cancer by sex, cancer registration areas of Guangdong Province, 2014

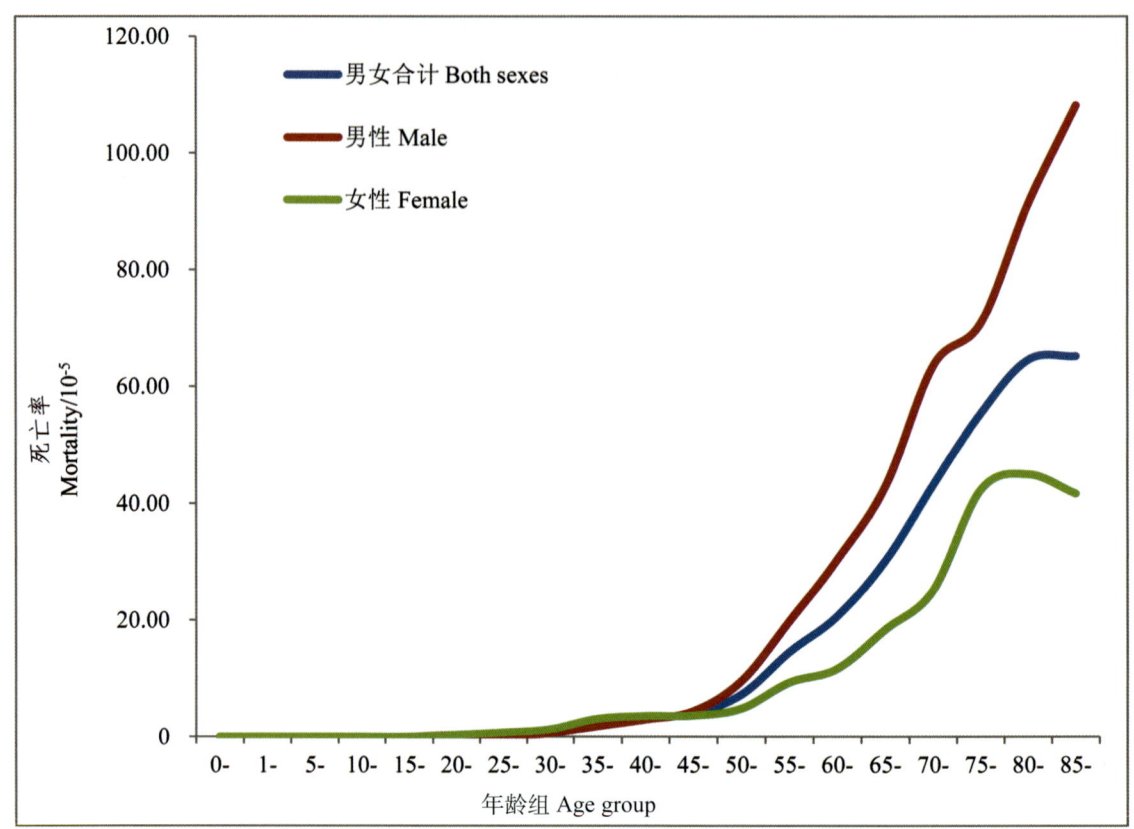

图4-28 2014年广东省肿瘤登记地区胃癌的年龄别死亡率

Figure 4-28 Age-specific mortality rates of stomach cancer by sex, cancer registration areas of Guangdong Province, 2014

表4-11 2014年广东省肿瘤登记地区甲状腺癌的发病与死亡

Table 4-11 Incidences and mortalities of thyroid cancer in cancer registration areas of Guangdong Province, 2014

项目 Item	性别 Sex	例数 Cases	粗率 Crude rate/10^{-5}	构成比 Proportion/%	中标率 ASR China/10^{-5}	世标率 ASR World/10^{-5}	35~64岁 截缩率 Truncated rate/10^{-5}	累积率 Cum.rate/%	
								0~64岁	0~74岁
发病 Incidence	合计 Both sexes	3 236	16.73	6.13	14.65	12.65	27.62	1.05	1.20
	男性 Male	854	8.66	3.03	7.79	6.60	14.56	0.54	0.63
	女性 Female	2 382	25.13	9.68	21.64	18.80	40.81	1.56	1.76
死亡 Mortality	合计 Both sexes	92	0.57	0.35	0.36	0.36	0.44	0.02	0.04
	男性 Male	35	0.43	0.21	0.31	0.30	0.41	0.02	0.03
	女性 Female	57	0.71	0.62	0.40	0.40	0.48	0.02	0.04

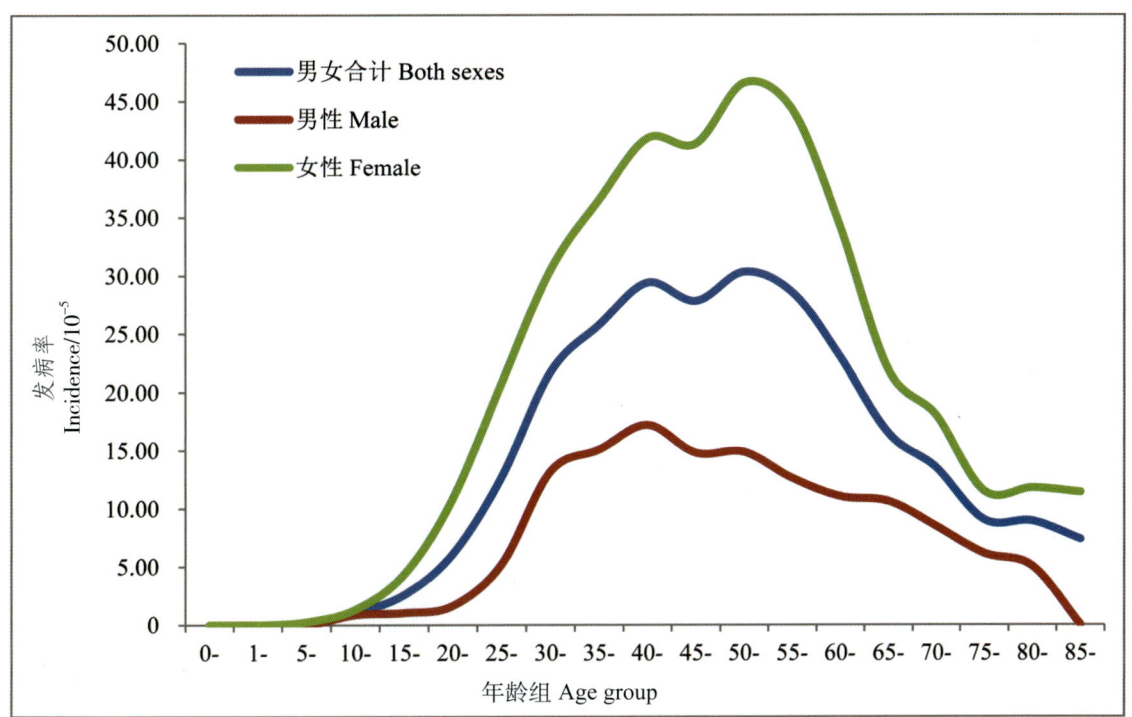

图4-29 2014年广东省肿瘤登记地区甲状腺癌的年龄别发病率

Figure 4-29 Age-specific incidence rates of thyroid cancer by sex, cancer registration areas of Guangdong Province, 2014

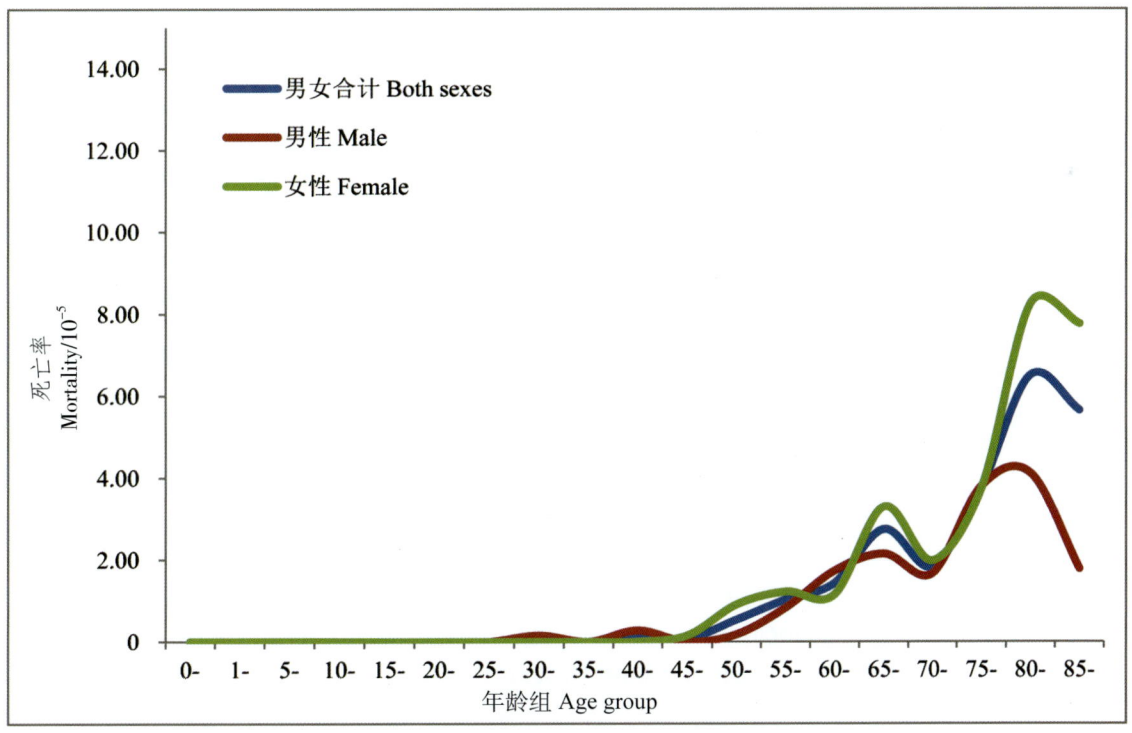

图4-30 2014年广东省肿瘤登记地区甲状腺癌的年龄别死亡率

Figure 4-30 Age-specific mortality rates of thyroid cancer by sex, cancer registration areas of Guangdong Province, 2014

表4-12 2014年广东省肿瘤登记地区淋巴瘤的发病与死亡

Table 4-12 Incidences and mortalities of lymphoma in cancer registration areas of Guangdong Province, 2014

项目 Item	性别 Sex	例数 Cases	粗率 Crude rate/10^{-5}	构成比 Proportion/%	中标率 ASR China/10^{-5}	世标率 ASR World/10^{-5}	35~64岁截缩率 Truncated rate/10^{-5}	累积率 Cum.rate/% 0~64岁	0~74岁
发病 Incidence	合计 Both sexes	1 554	8.04	2.94	6.64	6.56	9.77	0.39	0.75
	男性 Male	882	8.95	3.13	7.74	7.65	10.94	0.43	0.88
	女性 Female	672	7.09	2.73	5.64	5.55	8.61	0.35	0.62
死亡 Mortality	合计 Both sexes	641	3.98	2.46	2.79	2.76	3.78	0.14	0.32
	男性 Male	376	4.63	2.23	3.43	3.37	4.64	0.17	0.39
	女性 Female	265	3.31	2.87	2.21	2.20	2.95	0.11	0.26

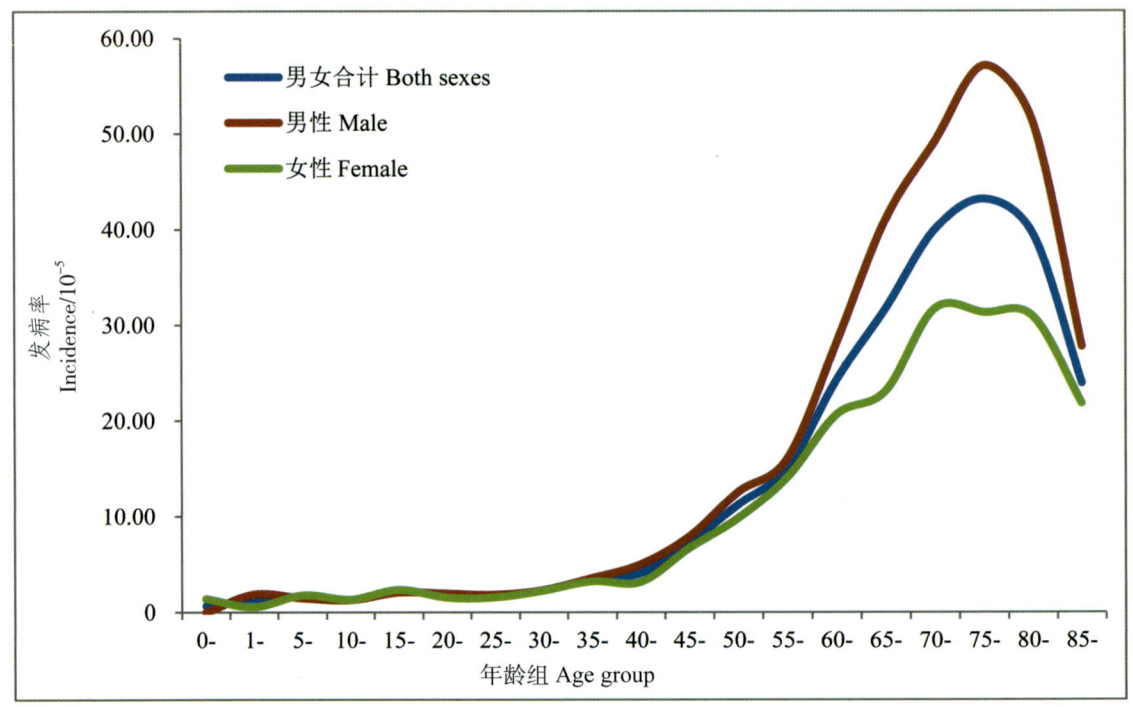

图4-31 2014年广东省肿瘤登记地区淋巴瘤的年龄别发病率

Figure 4-31 Age-specific incidence rates of lymphoma by sex, cancer registration areas of Guangdong Province, 2014

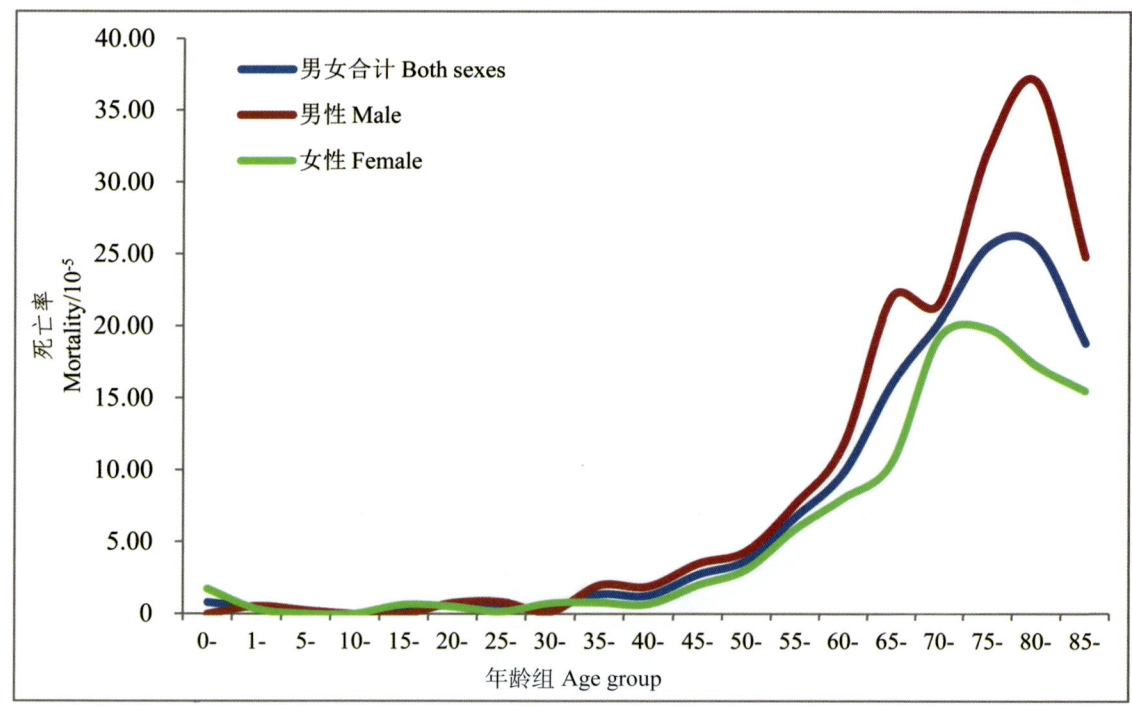

图4-32 2014年广东省肿瘤登记地区淋巴瘤的年龄别死亡率

Figure 4-32 Age-specific mortality rates of lymphoma by sex, cancer registration areas of Guangdong Province, 2014

表4-13 2014年广东省肿瘤登记地区白血病的发病与死亡

Table 4-13 Incidences and mortalities of leukemia in cancer registration areas of Guangdong Province, 2014

项目 Item	性别 Sex	例数 Cases	粗率 Crude rate/10^{-5}	构成比 Proportion/%	中标率 ASR China/10^{-5}	世标率 ASR World/10^{-5}	35~64岁 截缩率 Truncated rate/10^{-5}	累积率 Cum.rate/%	
								0~64岁	0~74岁
发病 Incidence	合计 Both sexes	1 307	6.76	2.47	6.12	6.50	6.78	0.37	0.58
	男性 Male	750	7.61	2.66	7.09	7.42	7.83	0.40	0.67
	女性 Female	557	5.88	2.26	5.23	5.66	5.74	0.33	0.48
死亡 Mortality	合计 Both sexes	718	4.45	2.75	3.47	3.45	3.46	0.17	0.33
	男性 Male	428	5.27	2.54	4.24	4.25	4.07	0.20	0.42
	女性 Female	290	3.62	3.14	2.78	2.74	2.86	0.15	0.25

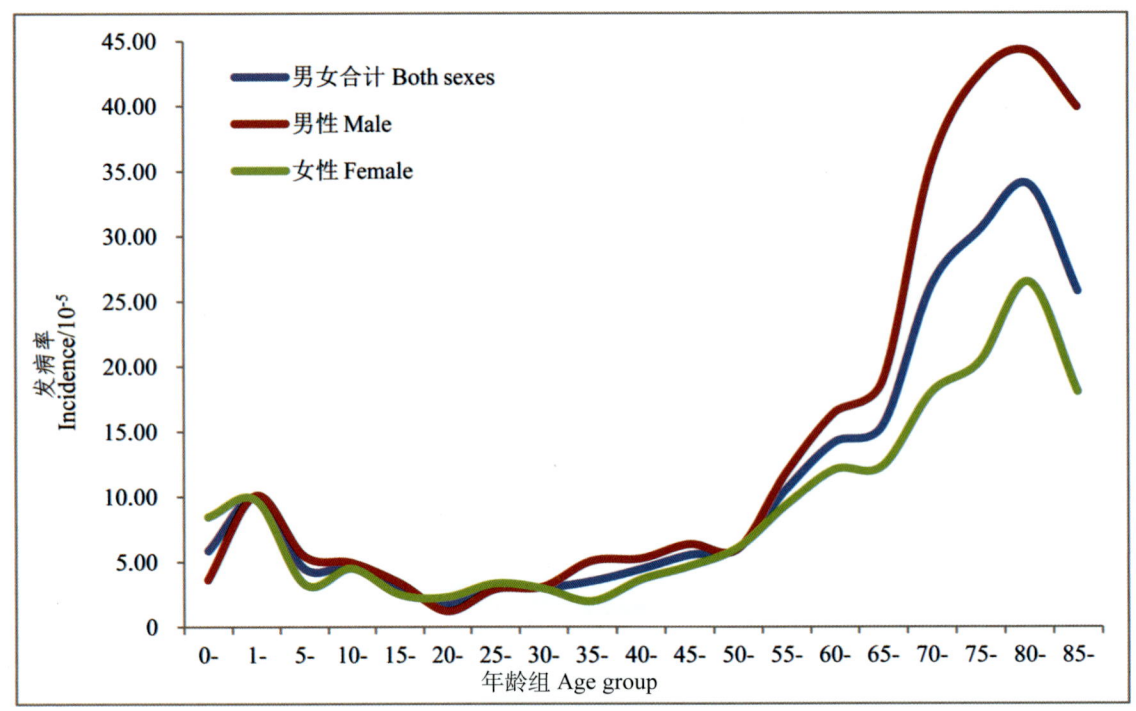

图4-33　2014年广东省肿瘤登记地区白血病的年龄别发病率

Figure 4-33　Age-specific incidence rates of leukemia by sex, cancer registration areas of Guangdong Province, 2014

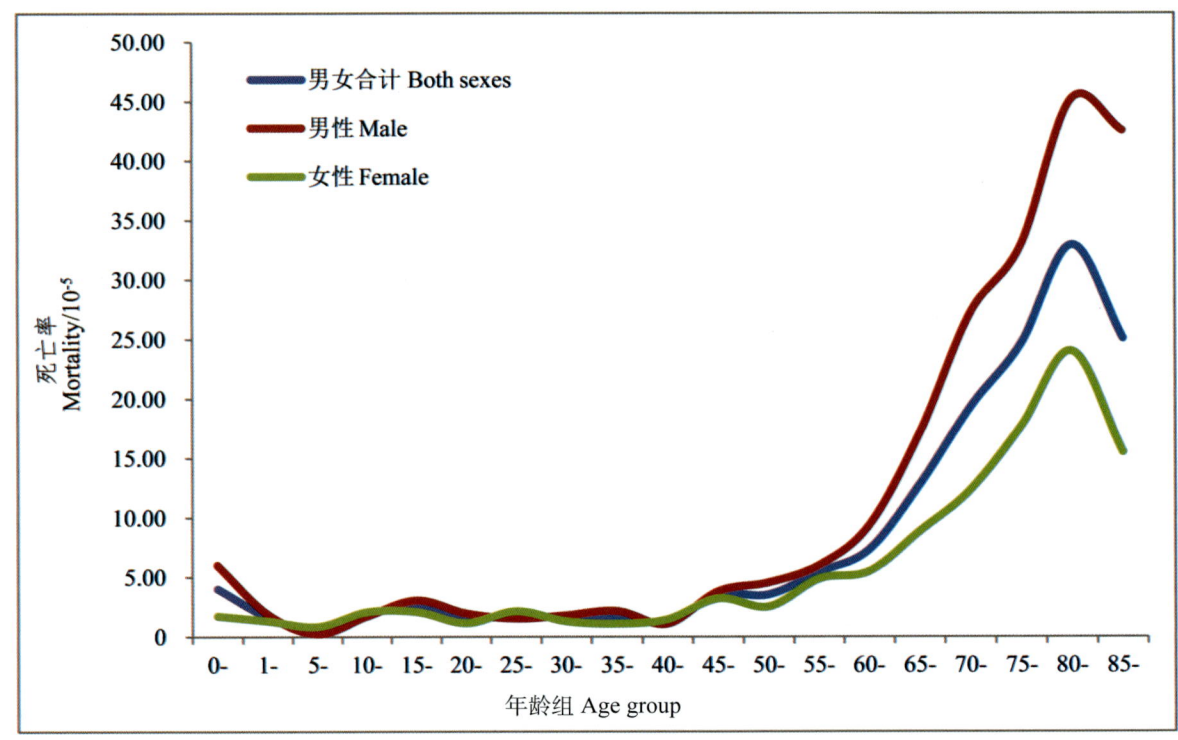

图4-34　2014年广东省肿瘤登记地区白血病的年龄别死亡率

Figure 4-34　Age-specific mortality rates of leukemia by sex, cancer registration areas of Guangdong Province, 2014

表4-14 2014年广东省肿瘤登记地区食管癌的发病与死亡

Table 4-14 Incidences and mortalities of esophageal cancer in cancer registration areas of Guangdong Province, 2014

项目 Item	性别 Sex	例数 Cases	粗率 Crude rate/10⁻⁵	构成比 Proportion/%	中标率 ASR China/10⁻⁵	世标率 ASR World/10⁻⁵	35~64岁截缩率 Truncated rate/10⁻⁵	累积率 Cum.rate/%	
								0~64岁	0~74岁
发病 Incidence	合计 Both sexes	1 161	6.00	2.20	4.64	4.69	8.59	0.30	0.59
	男性 Male	994	10.08	3.52	8.29	8.42	15.89	0.55	1.07
	女性 Female	167	1.76	0.68	1.16	1.16	1.33	0.05	0.14
死亡 Mortality	合计 Both sexes	918	5.69	3.52	3.83	3.88	6.97	0.24	0.48
	男性 Male	796	9.81	4.72	7.02	7.13	13.26	0.46	0.89
	女性 Female	122	1.52	1.32	0.83	0.83	0.79	0.03	0.09

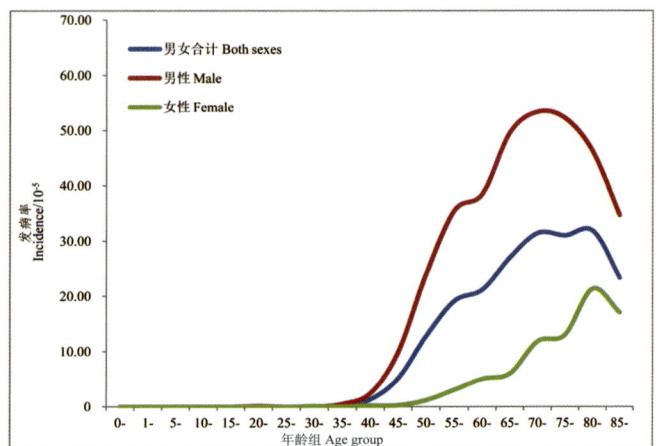

图4-35 2014年广东省肿瘤登记地区食管癌的年龄别发病率

Figure 4-35 Age-specific incidence rates of esophageal cancer by sex, cancer registration areas of Guangdong Province, 2014

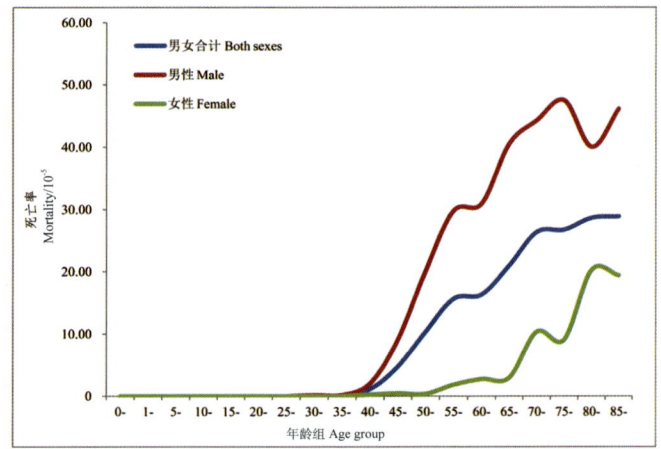

图4-36 2014年广东省肿瘤登记地区食管癌的年龄别死亡率

Figure 4-36 Age-specific mortality rates of esophageal cancer by sex, cancer registration areas of Guangdong Province, 2014

5 附录

表5-1 广东省肿瘤登记地区恶性肿瘤发病例数——2014年合计

部位	Site	0–	1–	5–	10–	15–	20–	25–	年龄组 30–
唇	Lip	0	0	0	0	0	0	0	0
舌	Tongue	0	0	0	0	0	1	3	6
口	Mouth	0	0	0	0	2	3	2	2
唾液腺	Salivary gland	0	1	1	0	3	5	4	10
扁桃体	Tonsil	0	1	0	0	0	0	0	1
其他的口咽	Other oropharynx	0	0	0	0	0	0	0	0
鼻咽	Nasopharynx	0	0	0	2	9	27	76	125
喉咽	Hypopharynx	0	0	0	0	0	0	1	0
咽，部位不明	Pharynx unspecified	0	0	0	0	0	0	0	0
食管	Esophagus	0	0	0	0	0	1	0	1
胃	Stomach	0	0	0	0	1	3	15	38
小肠	Small intestine	0	0	0	0	1	1	3	4
结肠	Colon	0	0	0	0	4	8	31	42
直肠	Rectum	0	0	0	0	2	4	20	29
肛门	Anus	0	0	0	0	0	0	0	0
肝脏	Liver	7	7	2	5	7	10	33	107
胆囊及其他	Gallbladder etc.	0	0	0	1	1	1	0	3
胰腺	Pancreas	0	0	0	1	1	1	3	4
鼻、鼻窦及其他	Nose, sinuses etc.	0	0	0	0	1	2	4	8
喉	Larynx	0	0	0	0	0	0	1	4
气管、支气管、肺	Trachea, bronchus and lung	0	0	1	0	4	7	17	48
其他的胸腔器官	Other thoracic organs	2	1	0	1	8	9	11	7
骨	Bone	0	3	7	15	14	8	8	11
皮肤的黑色素瘤	Melanoma of skin	1	0	0	0	1	2	1	6
其他的皮肤	Other skin	0	0	1	5	4	6	4	16
间皮瘤	Mesothelioma	0	0	0	0	0	0	0	1
卡波西肉瘤	Kaposi sarcoma	0	0	0	0	0	0	1	0
周围神经、结缔组织、软组织	Peripheral nerve, connective and soft tissue	1	6	1	2	7	12	15	18
乳房	Breast	0	0	0	0	0	11	32	161
肾	Kidney	2	14	0	1	2	4	9	9
肾盂	Renal pelvis	0	0	0	0	0	0	1	0
输尿管	Ureter	0	0	0	0	0	0	0	0
膀胱	Bladder	0	1	0	0	1	5	4	16
其他的泌尿器官	Other urinary organs	0	0	0	0	0	0	0	1
眼	Eye	10	20	3	0	0	0	1	0
脑、神经系统	Brain, nervous system	2	22	28	21	31	41	58	67
甲状腺	Thyroid gland	0	0	1	9	33	115	253	387
肾上腺	Adrenal gland	0	5	3	0	0	1	3	2
其他的内分泌腺	Other endocrine gland	1	1	4	3	7	0	3	0
霍奇金病	Hodgkin disease	0	1	2	3	4	8	6	7
非霍奇金淋巴瘤	Non-Hodgkin lymphoma	1	9	12	8	24	25	27	31
免疫增生性疾病	Immunoproliferative disease	0	0	0	0	0	0	0	0
多发性骨髓瘤	Multiple myeloma	0	0	0	0	0	0	1	3
淋巴样白血病	Lymphoid leukemia	3	57	22	22	12	8	13	16
髓样白血病	Myeloid leukemia	2	13	12	14	21	21	45	35
白血病，未特指	Leukemia unspecified	4	7	5	4	5	4	4	3
其他的或未指明部位	Other and unspecified	8	15	3	4	7	7	8	17
所有部位	All sites	47	187	110	125	235	408	789	1 380
除C44外所有部位	All sites but C44	47	187	109	120	231	402	785	1 364

5 Appendices

Table 5-1 Number of new cancer cases in cancer registration areas of Guangdong Province, male and female combined in 2014

Age group											合计	ICD 10
35-	40-	45-	50-	55-	60-	65-	70-	75-	80-	85+	Total	
0	0	1	2	1	1	0	4	3	1	2	15	C00
5	25	27	40	30	47	34	21	12	12	8	271	C01-C02
7	11	18	40	34	33	33	29	11	13	13	251	C03-C06
9	19	12	8	24	18	19	6	14	6	7	166	C07-C08
0	1	3	11	6	6	4	3	1	1	1	39	C09
1	3	2	4	2	8	5	4	4	0	2	35	C10
176	297	340	324	319	266	185	91	64	29	13	2 343	C11
1	3	25	33	36	30	13	7	6	1	1	157	C12-C13
0	1	4	8	8	7	6	1	4	2	1	42	C14
4	24	77	155	199	187	164	126	110	75	38	1 161	C15
57	88	134	184	264	284	276	242	269	191	91	2 137	C16
8	12	27	19	30	25	26	23	33	12	10	234	C17
72	166	230	287	423	513	560	471	549	450	255	4 061	C18
54	107	146	206	306	340	337	286	314	233	120	2 504	C19-C20
0	2	8	10	6	7	2	10	12	6	7	70	C21
208	417	527	625	811	778	584	455	455	274	176	5 488	C22
8	19	21	36	62	74	79	85	108	83	46	627	C23-C24
9	24	49	77	77	137	97	109	108	102	81	880	C25
7	4	5	7	20	14	10	6	10	1	3	102	C30-C31
4	3	31	37	67	66	68	45	42	23	8	399	C32
99	284	448	745	1 127	1 422	1 306	1 133	1 319	945	540	9 445	C33-C34
12	12	16	19	22	18	16	13	14	6	3	190	C37-C38
10	15	17	17	27	21	15	9	22	19	9	247	C40-C41
2	3	9	10	14	9	16	9	8	6	4	101	C43
19	22	34	47	45	79	89	77	106	83	66	703	C44
1	4	3	5	2	12	7	3	7	2	0	47	C45
0	1	0	0	1	1	0	0	0	0	0	4	C46
12	23	23	24	23	25	22	16	22	10	6	268	C47; C49
373	670	825	694	592	518	312	210	141	73	36	4 648	C50
27	48	72	60	66	90	60	38	48	26	21	597	C64
0	1	2	5	11	12	10	11	13	9	10	85	C65
0	0	1	3	6	11	10	13	15	9	1	69	C66
19	21	31	47	87	107	120	122	149	133	76	939	C67
1	0	1	1	2	5	5	5	8	6	1	36	C68
1	2	0	3	3	4	2	2	2	1	1	55	C69
96	147	164	183	239	206	201	159	163	105	86	2 019	C70-C72
416	522	414	367	297	203	100	54	32	21	12	3 236	C73
0	3	4	5	1	2	6	2	2	3	0	42	C74
1	1	4	1	1	6	1	4	0	0	0	38	C75
5	2	2	1	2	6	3	1	1	0	0	54	C81
47	60	94	114	114	147	125	100	106	67	29	1 140	C82-C85; C96
0	0	0	1	1	0	2	0	2	0	0	6	C88
3	11	13	20	40	61	63	59	44	26	10	354	C90
11	18	16	13	17	26	19	26	20	22	4	345	C91
43	50	55	48	80	85	68	68	71	47	27	805	C92-C94
3	11	11	12	13	14	7	11	17	11	11	157	C95
31	47	88	119	150	157	136	155	128	120	104	1 304	O&U
2 057	3 591	4 613	5 331	6 277	6 581	5 661	4 733	5 026	3 569	2 107	52 827	ALL
2 038	3 569	4 579	5 284	6 232	6 502	5 572	4 656	4 920	3 486	2 041	52 124	ALLbC44

表5-2 广东省肿瘤登记地区恶性肿瘤发病例数——2014年男性

部位 Site		0-	1-	5-	10-	15-	20-	25-	30-	年龄组 35-
唇	Lip	0	0	0	0	0	0	0	0	0
舌	Tongue	0	0	0	0	0	1	2	4	2
口	Mouth	0	0	0	0	0	1	2	1	4
唾液腺	Salivary gland	0	0	1	0	1	0	1	6	3
扁桃体	Tonsil	0	0	0	0	0	0	0	1	0
其他的口咽	Other oropharynx	0	0	0	0	0	0	0	0	1
鼻咽	Nasopharynx	0	0	0	2	6	14	51	85	126
喉咽	Hypopharynx	0	0	0	0	0	0	1	0	0
咽，部位不明	Pharynx unspecified	0	0	0	0	0	0	0	0	0
食管	Esophagus	0	0	0	0	0	1	0	0	4
胃	Stomach	0	0	0	0	1	2	8	13	22
小肠	Small intestine	0	0	0	0	0	1	3	1	3
结肠	Colon	0	0	0	0	4	4	15	21	37
直肠	Rectum	0	0	0	0	1	1	9	17	26
肛门	Anus	0	0	0	0	0	0	0	0	0
肝脏	Liver	6	7	2	3	6	10	20	88	181
胆囊及其他	Gallbladder etc.	0	0	0	0	0	1	0	1	4
胰腺	Pancreas	0	0	0	1	1	0	1	2	6
鼻、鼻窦及其他	Nose, sinuses etc.	0	0	0	0	0	2	3	6	5
喉	Larynx	0	0	0	0	0	0	1	4	3
气管、支气管、肺	Trachea, bronchus and lung	0	0	0	0	3	4	13	27	58
其他的胸腔器官	Other thoracic organs	2	0	0	0	7	6	10	5	7
骨	Bone	0	2	4	9	8	1	5	4	5
皮肤的黑色素瘤	Melanoma of skin	1	0	0	0	1	2	0	3	0
其他的皮肤	Other skin	0	0	0	2	2	3	3	11	10
间皮瘤	Mesothelioma	0	0	0	0	0	0	0	1	1
卡波西肉瘤	Kaposi sarcoma	0	0	0	0	0	0	1	0	0
周围神经、结缔组织、软组织	Peripheral nerve, connective and soft tissue	0	3	0	0	4	6	7	11	5
乳房	Breast	0	0	0	0	0	1	0	1	2
阴茎	Penis	0	0	0	0	0	0	0	1	1
前列腺	Prostate	0	0	0	0	0	0	0	0	0
睾丸	Testis	3	3	0	0	3	13	15	9	9
其他的男性生殖器	Other male genital organs	0	0	0	0	0	0	0	1	0
肾	Kidney	1	9	0	0	2	2	6	7	21
肾盂	Renal pelvis	0	0	0	0	0	0	0	0	0
输尿管	Ureter	0	0	0	0	0	0	0	0	0
膀胱	Bladder	0	0	0	0	0	1	2	11	15
其他的泌尿器官	Other urinary organs	0	0	0	0	0	0	0	0	0
眼	Eye	4	8	1	0	0	0	1	0	0
脑、神经系统	Brain, nervous system	1	11	16	10	20	19	23	37	41
甲状腺	Thyroid gland	0	0	0	4	7	16	54	119	122
肾上腺	Adrenal gland	0	1	3	0	0	0	1	1	0
其他的内分泌腺	Other endocrine gland	1	1	3	1	7	0	2	0	0
霍奇金病	Hodgkin disease	0	0	1	2	2	3	2	4	4
非霍奇金淋巴瘤	Non-Hodgkin lymphoma	0	8	6	4	12	16	17	14	22
免疫增生性疾病	Immunoproliferative disease	0	0	0	0	0	0	0	0	0
多发性骨髓瘤	Multiple myeloma	0	0	0	0	0	0	0	3	3
淋巴样白血病	Lymphoid leukemia	1	32	15	16	9	3	6	7	7
髓样白血病	Myeloid leukemia	0	7	8	6	12	8	21	18	32
白血病，未特指	Leukemia unspecified	2	4	3	1	2	1	3	3	2
其他的或未指明部位	Other and unspecified	6	9	3	1	5	3	6	6	15
所有部位	All sites	28	105	66	62	126	146	315	554	809
除C44外所有部位	All sites but C44	28	105	66	60	124	143	312	543	799

Table 5-2 Number of new cancer cases in cancer registration areas of Guangdong Province, male in 2014

Age group 40-	45-	50-	55-	60-	65-	70-	75-	80-	85+	合计 Total	ICD 10
0	1	2	1	0	0	2	2	0	2	10	C00
12	17	29	22	34	23	12	7	8	4	177	C01–C02
10	13	29	27	26	18	18	5	8	6	168	C03–C06
10	5	3	6	12	13	5	8	4	2	80	C07–C08
1	1	8	5	5	4	2	1	0	0	28	C09
2	2	4	2	8	5	4	3	0	2	33	C10
221	248	240	228	198	130	75	50	23	9	1 706	C11
3	23	28	35	29	12	7	4	1	1	144	C12–C13
1	4	8	8	7	6	1	2	2	1	40	C14
22	75	148	183	164	145	101	85	46	20	994	C15
43	74	117	178	196	169	153	161	109	42	1 288	C16
5	21	14	18	10	14	15	19	8	1	133	C17
91	124	155	242	279	317	278	294	238	109	2 208	C18
64	80	125	193	218	203	183	187	119	54	1 480	C19–C20
0	2	7	5	5	2	7	7	3	4	42	C21
375	476	562	725	652	454	332	301	171	101	4 472	C22
8	11	26	35	46	37	48	56	39	27	339	C23–C24
16	31	45	46	73	56	59	59	49	38	483	C25
3	2	6	13	11	5	4	7	0	1	68	C30–C31
3	30	34	64	63	65	43	39	20	7	376	C32
138	248	498	772	988	915	745	867	593	302	6 171	C33–C34
7	7	14	17	12	11	8	6	2	1	122	C37–C38
8	8	8	17	11	9	4	15	11	4	133	C40–C41
1	5	7	6	4	8	6	6	1	3	54	C43
9	19	26	28	38	50	46	63	39	28	377	C44
2	2	2	1	10	4	1	2	1	0	27	C45
1	0	0	1	0	0	0	0	0	0	3	C46
11	10	10	17	12	13	9	15	4	3	140	C47；C49
2	5	2	4	2	3	5	4	5	1	37	C50
2	8	5	4	6	7	5	4	8	5	56	C60
1	8	17	51	109	205	257	332	227	125	1 332	C61
4	4	1	2	3	3	0	1	2	0	75	C62
1	1	3	8	6	2	1	3	3	1	30	C63
32	41	49	47	56	39	30	28	16	14	400	C64
0	1	2	8	9	7	9	8	4	5	53	C65
0	1	3	5	9	5	5	13	4	0	45	C66
17	25	39	69	88	101	98	119	110	49	744	C67
0	1	1	2	3	1	3	7	5	0	23	C68
2	0	2	2	2	1	0	0	1	0	24	C69
63	69	90	97	86	87	55	56	40	29	850	C70–C72
154	112	92	65	47	31	16	10	5	0	854	C73
1	1	4	1	0	3	0	1	1	0	18	C74
0	3	0	0	4	0	1	0	0	0	23	C75
2	2	1	1	4	1	0	1	0	0	30	C81
36	48	68	60	86	87	58	61	36	13	652	C82–C85；C96
0	0	0	0	1	0	1	0	2	0	4	C88
7	10	9	21	30	31	35	29	15	3	196	C90
10	10	7	11	13	14	19	13	9	4	206	C91
32	29	25	46	47	38	42	47	30	15	463	C92–C94
5	9	5	4	10	3	6	9	5	4	81	C95
24	53	68	86	86	82	91	65	61	48	718	O&U
1 462	1 980	2 648	3 490	3 817	3 440	2 904	3 084	2 086	1 088	28 210	ALL
1 453	1 961	2 622	3 462	3 779	3 390	2 858	3 021	2 047	1 060	27 833	ALLbC44

表5-3 广东省肿瘤登记地区恶性肿瘤发病例数——2014年女性

部位	Site	0-	1-	5-	10-	15-	20-	25-	30-	35-
唇	Lip	0	0	0	0	0	0	0	0	0
舌	Tongue	0	0	0	0	0	0	1	2	3
口	Mouth	0	0	0	0	2	2	0	1	3
唾液腺	Salivary gland	0	1	0	0	2	5	3	4	6
扁桃体	Tonsil	0	1	0	0	0	0	0	0	0
其他的口咽	Other oropharynx	0	0	0	0	0	0	0	0	0
鼻咽	Nasopharynx	0	0	0	0	3	13	25	40	50
喉咽	Hypopharynx	0	0	0	0	0	0	0	0	1
咽，部位不明	Pharynx unspecified	0	0	0	0	0	0	0	0	0
食管	Esophagus	0	0	0	0	0	0	0	1	0
胃	Stomach	0	0	0	0	0	1	7	25	35
小肠	Small Intestine	0	0	0	0	1	0	0	3	5
结肠	Colon	0	0	0	0	0	4	16	21	35
直肠	Rectum	0	0	0	0	1	3	11	12	28
肛门	Anus	0	0	0	0	0	0	0	0	0
肝脏	Liver	1	0	0	2	1	0	13	19	27
胆囊及其他	Gallbladder etc.	0	0	0	1	1	0	0	2	4
胰腺	Pancreas	0	0	0	0	0	1	2	2	3
鼻、鼻窦及其他	Nose, sinuses etc.	0	0	0	0	1	0	1	2	2
喉	Larynx	0	0	0	0	0	0	0	0	1
气管、支气管、肺	Trachea, bronchus and lung	0	0	1	0	1	3	4	21	41
其他的胸腔器官	Other thoracic organs	0	1	0	1	1	3	1	2	5
骨	Bone	0	1	3	6	6	7	3	7	5
皮肤的黑色素瘤	Melanoma of skin	0	0	0	0	0	0	1	3	2
其他的皮肤	Other skin	0	0	1	3	2	3	1	5	9
间皮瘤	Mesothelioma	0	0	0	0	0	0	0	0	0
卡波西肉瘤	Kaposi sarcoma	0	0	0	0	0	0	0	0	0
周围神经、结缔组织、软组织	Peripheral nerve, connective and soft tissue	1	3	1	2	3	6	8	7	7
乳房	Breast	0	0	0	0	0	10	32	160	371
外阴	Vulva	0	0	0	0	0	0	1	2	0
阴道	Vagina	0	0	0	0	0	0	0	1	0
子宫颈	Cervix uteri	0	0	0	0	0	2	11	54	86
子宫体	Corpus uteri	0	0	0	0	0	2	8	18	53
子宫，部位不明	Uterus unspecified	0	0	0	0	1	0	2	2	3
卵巢	Ovary	0	0	2	4	14	29	29	40	39
其他的女性生殖器	Other female genital organs	0	0	0	0	0	1	1	3	2
胎盘	Placenta	0	0	0	0	0	0	1	3	2
肾	Kidney	1	5	0	1	0	2	3	2	6
肾盂	Renal pelvis	0	0	0	0	0	0	1	0	0
输尿管	Ureter	0	0	0	0	0	0	0	0	0
膀胱	Bladder	0	1	0	0	1	4	2	5	4
其他的泌尿器官	Other urinary organs	0	0	0	0	0	0	0	1	1
眼	Eye	6	12	2	0	0	0	0	0	1
脑、神经系统	Brain, nervous system	1	11	12	11	11	22	35	30	55
甲状腺	Thyroid gland	0	0	1	5	26	99	199	268	294
肾上腺	Adrenal gland	0	4	0	0	0	1	2	1	0
其他的内分泌腺	Other endocrine gland	0	0	1	2	0	0	1	0	1
霍奇金病	Hodgkin disease	0	1	1	1	2	5	4	3	1
非霍奇金淋巴瘤	Non-Hodgkin lymphoma	1	1	6	4	12	9	10	17	25
免疫增生性疾病	Immunoproliferative disease	0	0	0	0	0	0	0	0	0
多发性骨髓瘤	Multiple myeloma	0	0	0	0	0	0	1	0	0
淋巴样白血病	Lymphoid leukemia	2	25	7	6	3	5	7	9	4
髓样白血病	Myeloid leukemia	2	6	4	8	9	13	24	17	11
白血病，未特指	Leukemia unspecified	2	3	2	3	3	3	1	0	1
其他的或未指明部位	Other and unspecified	2	6	0	3	2	4	2	11	16
所有部位	All sites	19	82	44	63	109	262	474	826	1 248
除C44外所有部位	All sites but C44	19	82	43	60	107	259	473	821	1 239

Table 5-3 Number of new cancer cases in cancer registration areas of Guangdong Province, female in 2014

Age group										合计	ICD 10
40-	45-	50-	55-	60-	65-	70-	75-	80-	85+	Total	
0	0	0	0	1	0	2	1	1	0	5	C00
13	10	11	8	13	11	9	5	4	4	94	C01-C02
1	5	11	7	7	15	11	6	5	7	83	C03-C06
9	7	5	18	6	6	1	6	2	5	86	C07-C08
0	2	3	1	1	0	1	0	1	1	11	C09
1	0	0	0	0	0	0	1	0	0	2	C10
76	92	84	91	68	55	16	14	6	4	637	C11
0	2	5	1	1	1	0	2	0	0	13	C12-C13
0	0	0	0	0	0	0	2	0	0	2	C14
2	2	7	16	23	19	25	25	29	18	167	C15
45	60	67	86	88	107	89	108	82	49	849	C16
7	6	5	12	15	12	8	14	4	9	101	C17
75	106	132	181	234	243	193	255	212	146	1 853	C18
43	66	81	113	122	134	103	127	114	66	1 024	C19-C20
2	6	3	1	2	0	3	5	3	3	28	C21
42	51	63	86	126	130	123	154	103	75	1 016	C22
11	10	10	27	28	42	37	52	44	19	288	C23-C24
8	18	32	31	64	41	50	49	53	43	397	C25
1	3	1	7	3	5	2	3	1	2	34	C30-C31
0	1	3	3	3	3	2	3	3	1	23	C32
146	200	247	355	434	391	388	452	352	238	3 274	C33-C34
5	9	5	5	6	5	5	8	4	2	68	C37-C38
7	9	9	10	10	6	5	7	8	5	114	C40-C41
2	4	3	8	5	8	3	2	5	1	47	C43
13	15	21	17	41	39	31	43	44	38	326	C44
2	1	3	1	2	3	2	5	1	0	20	C45
0	0	0	0	1	0	0	0	0	0	1	C46
12	13	14	6	13	9	7	7	6	3	128	C47；C49
668	820	692	588	516	309	205	137	68	35	4 611	C50
2	1	4	6	7	7	7	8	4	5	54	C51
2	5	3	2	3	2	4	4	1	2	29	C52
195	230	205	172	137	77	52	24	20	15	1 280	C53
104	214	283	224	114	63	34	21	13	4	1 155	C54
6	12	21	17	13	16	3	9	6	0	111	C55
66	89	108	78	85	51	42	29	19	9	733	C56
4	5	4	5	10	5	4	2	1	1	48	C57
0	2	0	0	0	0	0	0	0	0	8	C58
16	31	11	19	34	21	8	20	10	7	197	C64
1	1	3	3	3	3	2	5	5	5	32	C65
0	0	0	1	2	5	8	2	5	1	24	C66
4	6	8	18	19	19	24	30	23	27	195	C67
0	0	0	0	2	4	2	1	1	1	13	C68
0	0	1	1	2	1	2	2	0	1	31	C69
84	95	93	142	120	114	104	107	65	57	1 169	C70-C72
368	302	275	232	156	69	38	22	16	12	2 382	C73
2	3	1	0	2	3	2	1	2	0	24	C74
1	1	1	1	2	1	3	0	0	0	15	C75
0	0	0	1	2	2	1	0	0	0	24	C81
24	46	46	54	61	38	42	45	31	16	488	C82-C85；C96
0	0	1	0	0	1	0	0	0	0	2	C88
4	3	11	19	31	32	24	15	11	7	158	C90
8	6	6	6	13	5	7	7	13	0	139	C91
18	26	23	34	38	30	26	24	17	12	342	C92-C94
6	2	7	9	4	4	5	8	6	7	76	C95
23	35	51	64	71	54	64	63	59	56	586	O&U
2 129	2 633	2 683	2 787	2 764	2 221	1 829	1 942	1 483	1 019	24 617	ALL
2 116	2 618	2 662	2 770	2 723	2 182	1 798	1 899	1 439	981	24 291	ALLbC44

表5-4 广东省肿瘤登记地区恶性肿瘤发病主要指标——2014年合计

部位	Site	合计 Total	0-	1-	5-	10-	15-	20-	25-	30-	35-	40-	45-	50-
唇	Lip	15	0	0	0	0	0	0	0	0	0	0	0.07	0.17
舌	Tongue	271	0	0	0	0	0	0.05	0.15	0.34	0.31	1.41	1.82	3.31
口	Mouth	251	0	0	0	0	0.16	0.16	0.10	0.11	0.43	0.62	1.21	3.31
唾液腺	Salivary gland	166	0	0.13	0.11	0	0.24	0.27	0.20	0.56	0.56	1.07	0.81	0.66
扁桃体	Tonsil	39	0	0.13	0	0	0	0	0	0.06	0	0.06	0.20	0.91
其他的口咽	Other oropharynx	35	0	0	0	0	0	0	0	0	0.06	0.17	0.13	0.33
鼻咽	Nasopharynx	2 343	0	0	0	0.24	0.71	1.43	3.82	7.02	10.90	16.73	22.86	26.79
喉咽	Hypopharynx	157	0	0	0	0	0	0	0.05	0	0.06	0.17	1.68	2.73
咽，部位不明	Pharynx unspecified	42	0	0	0	0	0	0	0	0	0	0.06	0.27	0.66
食管	Esophagus	1 161	0	0	0	0	0	0.05	0	0.06	0.25	1.35	5.18	12.82
胃	Stomach	2 137	0	0	0	0	0.08	0.16	0.75	2.13	3.53	4.96	9.01	15.21
小肠	Small intestine	234	0	0	0	0	0.08	0.05	0.15	0.22	0.50	0.68	1.82	1.57
结肠	Colon	4 061	0	0	0	0	0.31	0.42	1.56	2.36	4.46	9.35	15.46	23.73
直肠	Rectum	2 504	0	0	0	0	0.16	0.21	1.01	1.63	3.34	6.03	9.82	17.03
肛门	Anus	70	0	0	0	0	0	0	0	0	0	0.11	0.54	0.83
肝脏	Liver	5 488	4.57	0.90	0.23	0.59	0.55	0.53	1.66	6.01	12.88	23.49	35.43	51.68
胆囊及其他	Gallbladder etc.	627	0	0	0	0.12	0.08	0.05	0	0.17	0.50	1.07	1.41	2.98
胰腺	Pancreas	880	0	0	0	0.12	0.08	0.05	0	0.15	0.22	0.56	1.35	3.29	6.37
鼻、鼻窦及其他	Nose, sinuses etc.	102	0	0	0	0	0.08	0.11	0.20	0.45	0.43	0.23	0.34	0.58
喉	Larynx	399	0	0	0	0	0	0	0.05	0.22	0.25	0.17	2.08	3.06
气管、支气管、肺	Trachea, bronchus and lung	9 445	0	0	0.11	0	0.31	0.37	0.85	2.70	6.13	16.00	30.12	61.60
其他的胸腔器官	Other thoracic organs	190	1.31	0.13	0	0.12	0.63	0.48	0.55	0.39	0.74	0.68	1.08	1.57
骨	Bone	247	0	0.39	0.80	1.78	1.10	0.42	0.40	0.62	0.62	0.84	1.14	1.41
皮肤的黑色素瘤	Melanoma of skin	101	0.65	0	0	0	0.08	0.11	0.05	0.34	0.12	0.17	0.61	0.83
其他的皮肤	Other skin	703	0	0	0.11	0.59	0.31	0.32	0.20	0.90	1.18	1.24	2.29	3.89
间皮瘤	Mesothelioma	47	0	0	0	0	0	0	0	0.06	0.06	0.23	0.20	0.41
卡波西肉瘤	Kaposi sarcoma	4	0	0	0	0	0	0	0.05	0	0	0.06	0	0
周围神经、结缔组织、软组织	Peripheral nerve, connective and soft tissue	268	0.65	0.77	0.11	0.24	0.55	0.64	0.75	1.01	0.74	1.30	1.55	1.98
乳房	Breast	4 648	0	0	0	0	0	0.58	1.61	9.04	23.10	37.74	55.46	57.38
肾	Kidney	597	1.31	1.81	0	0.12	0.16	0.21	0.45	0.51	1.67	2.70	4.84	4.96
肾盂	Renal pelvis	85	0	0	0	0	0	0	0.05	0	0	0.06	0.13	0.41
输尿管	Ureter	69	0	0	0	0	0	0	0	0	0	0	0.07	0.25
膀胱	Bladder	939	0	0.13	0	0	0.08	0.27	0.20	0.90	1.18	1.18	2.08	3.89
其他的泌尿器官	Other urinary organs	36	0	0	0	0	0	0	0	0.06	0	0	0.07	0.08
眼	Eye	55	6.53	2.58	0.34	0	0	0.05	0	0.06	0.11	0	0	0.25
脑、神经系统	Brain, nervous system	2 019	1.31	2.84	3.22	2.49	2.43	2.18	2.92	3.76	5.95	8.28	11.03	15.13
甲状腺	Thyroid gland	3 236	0	0	0.11	1.07	2.59	6.11	12.72	21.73	25.76	29.40	27.83	30.35
肾上腺	Adrenal gland	42	0	0.65	0.34	0	0	0.05	0.15	0	0.11	0	0.17	0.27	0.41
其他的内分泌腺	Other endocrine gland	38	0.65	0.13	0.46	0.36	0.55	0	0.15	0	0.06	0.06	0.27	0.08
霍奇金病	Hodgkin disease	54	0	0.13	0.23	0.36	0.31	0.42	0.30	0.39	0.31	0.11	0.13	0.08
非霍奇金淋巴瘤	Non-Hodgkin lymphoma	1 140	0.65	1.16	1.38	0.95	1.88	1.33	1.36	1.74	2.91	3.38	6.32	9.43
免疫增生性疾病	Immunoproliferative disease	6	0	0	0	0	0	0	0	0	0	0	0	0.08
多发性骨髓瘤	Multiple myeloma	354	0	0	0	0	0	0.05	0	0.17	0.19	0.62	0.87	1.65
淋巴样白血病	Lymphoid leukemia	345	1.96	7.36	2.53	2.61	0.94	0.42	0.65	0.90	0.68	1.01	1.08	1.07
髓样白血病	Myeloid leukemia	805	1.31	1.68	1.38	1.66	1.65	1.12	2.26	1.97	2.66	2.82	3.70	3.97
白血病，未特指	Leukemia unspecified	157	2.61	0.90	0.57	0.47	0.39	0.21	0	0.17	0.19	0.62	0.74	0.99
其他的或未指明部位	Other and unspecified	1 304	5.22	1.94	0.34	0.47	0.55	0.37	0.40	0.95	1.92	2.65	5.92	9.84
所有部位	All sites	52 827	30.67	24.14	12.64	14.84	18.44	21.67	39.67	77.49	127.39	202.29	310.13	440.79
除C44外所有部位	All sites but C44	52 124	30.67	24.14	12.53	14.25	18.13	21.35	39.46	76.59	126.21	201.05	307.84	436.90

Table 5-4 Cancer incidences in cancer registration areas of Guangdong Province, male and female combined in 2014

Age group							粗率 Crude rate/10⁻⁵	构成比 Proportion/%	35~64岁 截缩率 Truncated rate/10⁻⁵	累积率 Cum.rate/%		中标率 ASR China/10⁻⁵	世标率 ASR World/10⁻⁵	ICD 10
55–	60–	65–	70–	75–	80–	85–				0~64岁	0~74岁			
0.10	0.11	0	1.00	0.85	0.42	1.23	0.08	0.03	0.07	0	0.01	0.06	0.06	C00
2.89	5.33	5.59	5.24	3.39	5.10	4.91	1.40	0.51	2.28	0.08	0.13	1.11	1.10	C01–C02
3.27	3.74	5.43	7.24	3.10	5.52	7.98	1.30	0.48	1.88	0.07	0.13	1.03	1.03	C03–C06
2.31	2.04	3.12	1.50	3.95	2.55	4.30	0.86	0.31	1.14	0.04	0.07	0.69	0.67	C07–C08
0.58	0.68	0.66	0.75	0.28	0.42	0.61	0.20	0.07	0.36	0.01	0.02	0.16	0.17	C09
0.19	0.91	0.82	1.00	1.13	0	1.23	0.18	0.07	0.27	0.01	0.02	0.14	0.14	C10
30.69	30.17	30.43	22.71	18.05	12.31	7.98	12.12	4.44	21.95	0.76	1.02	10.07	9.38	C11
3.46	3.40	2.14	1.75	1.69	0.42	0.61	0.81	0.30	1.70	0.06	0.08	0.64	0.65	C12–C13
0.77	0.79	0.99	0.25	1.13	0.85	0.61	0.22	0.08	0.37	0.01	0.02	0.17	0.17	C14
19.14	21.21	26.97	31.45	31.03	31.85	23.32	6.00	2.20	8.59	0.30	0.59	4.64	4.69	C15
25.39	32.21	45.39	60.40	75.89	81.10	55.84	11.05	4.05	13.27	0.47	1.00	8.55	8.34	C16
2.89	2.84	4.28	5.74	9.31	5.10	6.14	1.21	0.44	1.57	0.05	0.10	0.95	0.92	C17
40.69	58.19	92.10	117.55	154.87	191.07	156.46	21.00	7.69	22.25	0.78	1.83	15.91	15.63	C18
29.43	38.57	55.42	71.38	88.58	98.93	73.63	12.95	4.74	15.24	0.54	1.17	9.94	9.77	C19–C20
0.58	0.79	0.33	2.50	3.39	2.55	4.30	0.36	0.13	0.44	0.01	0.03	0.27	0.26	C21
78.01	88.25	96.05	113.56	128.36	116.34	107.99	28.38	10.39	43.69	1.50	2.55	22.40	21.96	C22
5.96	8.39	12.99	21.21	30.47	35.24	28.23	3.24	1.19	2.91	0.10	0.27	2.41	2.37	C23–C24
7.41	15.54	15.95	27.20	30.47	43.31	49.70	4.55	1.67	4.99	0.18	0.39	3.38	3.39	C25
1.92	1.59	1.64	1.50	2.82	0.42	1.84	0.53	0.19	0.74	0.03	0.05	0.43	0.41	C30–C31
6.44	7.49	11.18	11.23	11.85	9.77	4.91	2.06	0.76	2.78	0.10	0.21	1.63	1.63	C32
108.41	161.30	214.79	282.78	372.09	401.25	331.34	48.84	17.88	54.85	1.94	4.43	36.92	36.79	C33–C34
2.12	2.04	2.63	3.24	3.95	2.55	1.84	0.98	0.36	1.27	0.05	0.08	0.84	0.82	C37–C38
2.60	2.38	2.47	2.25	6.21	8.07	5.52	1.28	0.47	1.37	0.07	0.10	1.18	1.15	C40–C41
1.35	1.02	2.63	2.25	2.26	2.55	2.45	0.52	0.19	0.61	0.02	0.05	0.42	0.42	C43
4.33	8.96	14.64	19.22	29.90	35.24	40.50	3.64	1.33	3.25	0.12	0.29	2.78	2.70	C44
0.19	1.36	1.15	0.75	1.97	0.85	0	0.24	0.09	0.36	0.01	0.02	0.19	0.19	C45
0.10	0.11	0	0	0	0	0	0.02	0.01	0.04	0	0	0.02	0.02	C46
2.21	2.84	3.62	3.99	6.21	4.25	3.68	1.39	0.51	1.67	0.07	0.11	1.18	1.15	C47; C49
56.95	58.76	51.31	52.41	39.78	31.00	22.09	24.04	8.80	46.70	1.50	2.02	19.75	18.44	C50
6.35	10.21	9.87	9.48	13.54	11.04	12.89	3.09	1.13	4.72	0.17	0.27	2.48	2.52	C64
1.06	1.36	1.64	2.75	3.67	3.82	6.14	0.44	0.16	0.42	0.02	0.04	0.32	0.32	C65
0.58	1.25	1.64	3.24	4.23	3.82	0.61	0.36	0.13	0.29	0.01	0.04	0.27	0.27	C66
8.37	12.14	19.74	30.45	42.03	56.47	46.63	4.86	1.78	4.13	0.15	0.40	3.62	3.53	C67
0.19	0.57	0.82	1.25	2.26	2.55	0.61	0.19	0.07	0.14	0.01	0.02	0.14	0.13	C68
0.29	0.45	0.33	0.50	0.56	0.42	0.61	0.28	0.10	0.17	0.02	0.03	0.30	0.53	C69
22.99	23.37	33.06	39.68	45.98	44.58	52.77	10.44	3.82	13.31	0.53	0.90	8.68	8.56	C70–C72
28.57	23.03	16.45	13.48	9.03	8.92	7.36	16.73	6.13	27.62	1.05	1.20	14.65	12.65	C73
0.10	0.23	0.99	0.50	0.56	1.27	0	0.22	0.08	0.19	0.01	0.02	0.20	0.23	C74
0.10	0.68	0.16	1.00	0	0	0	0.20	0.07	0.19	0.01	0.02	0.23	0.25	C75
0.19	0.68	0.49	0.25	0.28	0	0	0.28	0.10	0.23	0.02	0.02	0.29	0.27	C81
10.97	16.67	20.56	24.96	29.90	28.45	17.79	5.90	2.16	7.53	0.30	0.52	4.89	4.82	C82–C85; C96
0.10	0	0.33	0	0.56	0	0	0.03	0.01	0.03	0	0	0.02	0.02	C88
3.85	6.92	10.36	14.73	12.41	11.04	6.14	1.83	0.67	1.98	0.07	0.20	1.44	1.44	C90
1.64	2.95	3.12	6.49	5.64	9.34	2.45	1.78	0.65	1.30	0.11	0.16	1.84	2.21	C91
7.70	9.64	11.18	16.97	20.03	19.96	16.57	4.16	1.52	4.65	0.21	0.35	3.58	3.52	C92–C94
1.25	1.59	1.15	2.75	4.80	4.67	6.75	0.81	0.30	0.83	0.04	0.06	0.70	0.78	C95
14.43	17.81	22.37	38.69	36.11	50.95	63.81	6.74	2.47	7.78	0.29	0.60	5.23	5.35	O&U
603.80	746.49	931.04	1 181.28	1 417.84	1 515.41	1 292.83	273.19	100.00	369.16	13.21	23.77	216.95	211.08	ALL
599.47	737.53	916.40	1 162.06	1 387.94	1 480.17	1 252.33	269.55	98.67	365.91	13.08	23.48	214.17	208.39	ALLbC44

表5-5 广东省肿瘤登记地区恶性肿瘤发病主要指标——2014年男性

部位	Site	合计 Total	0-	1-	5-	10-	15-	20-	25-	30-	35-	40-	45-	50-
唇	Lip	10	0	0	0	0	0	0	0	0	0	0	0.13	0.32
舌	Tongue	177	0	0	0	0	0	0.10	0.19	0.44	0.25	1.34	2.24	4.69
口	Mouth	168	0	0	0	0	0	0.10	0.19	0.11	0.49	1.12	1.72	4.69
唾液腺	Salivary gland	80	0	0	0.21	0	0.15	0	0.10	0.66	0.37	1.12	0.66	0.48
扁桃体	Tonsil	28	0	0	0	0	0	0	0	0.11	0	0.11	0.13	1.29
其他的口咽	Other oropharynx	33	0	0	0	0	0	0	0	0	0.12	0.22	0.26	0.65
鼻咽	Nasopharynx	1 706	0	0	0	0.43	0.89	1.44	4.94	9.42	15.57	24.68	32.75	38.77
喉咽	Hypopharynx	144	0	0	0	0	0	0	0.10	0	0	0.34	3.04	4.52
咽，部位不明	Pharynx unspecified	40	0	0	0	0	0	0	0	0	0	0.11	0.53	1.29
食管	Esophagus	994	0	0	0	0	0	0.10	0	0	0.49	2.46	9.90	23.91
胃	Stomach	1 288	0	0	0	0	0.15	0.21	0.77	1.44	2.72	4.80	9.77	18.90
小肠	Small intestine	133	0	0	0	0	0	0.10	0.29	0.11	0.37	0.56	2.77	2.26
结肠	Colon	2 208	0	0	0	0	0.59	0.41	1.45	2.33	4.57	10.16	16.37	25.04
直肠	Rectum	1 480	0	0	0	0	0.15	0.10	0.87	1.88	3.21	7.15	10.56	20.19
肛门	Anus	42	0	0	0	0	0	0	0	0	0	0	0.26	1.13
肝脏	Liver	4 472	7.29	1.64	0.42	0.64	0.89	1.03	1.94	9.75	22.36	41.88	62.86	90.79
胆囊及其他	Gallbladder etc.	339	0	0	0	0	0	0.10	0	0.11	0.49	0.89	1.45	4.20
胰腺	Pancreas	483	0	0	0	0.21	0.15	0	0.10	0.22	0.74	1.79	4.09	7.27
鼻、鼻窦及其他	Nose, sinuses etc.	68	0	0	0	0	0	0.21	0.29	0.66	0.62	0.34	0.26	0.97
喉	Larynx	376	0	0	0	0	0	0	0	0.10	0.44	0.37	0.34	3.96	5.49
气管、支气管、肺	Trachea, bronchus and lung	6 171	0	0	0	0	0.44	0.41	1.26	2.99	7.17	15.41	32.75	80.45
其他的胸腔器官	Other thoracic organs	122	2.43	0	0	0	1.03	0.62	0.97	0.55	0.86	0.78	0.92	2.26
骨	Bone	133	0	0.47	0.84	1.93	1.18	0.10	0.48	0.44	0.62	0.89	1.06	1.29
皮肤的黑色素瘤	Melanoma of skin	54	1.21	0	0	0	0.15	0.21	0	0.33	0	0.11	0.66	1.13
其他的皮肤	Other skin	377	0	0	0	0.43	0.30	0.31	0.29	1.22	1.24	1.01	2.51	4.20
间皮瘤	Mesothelioma	27	0	0	0	0	0	0	0	0.11	0.12	0.22	0.26	0.32
卡波西肉瘤	Kaposi sarcoma	3	0	0	0	0	0	0	0.10	0	0	0.11	0	0
周围神经、结缔组织、软组织	Peripheral nerve, connective and soft tissue	140	0	0.70	0	0	0.59	0.62	0.68	1.22	0.62	1.23	1.32	1.62
乳房	Breast	37	0	0	0	0	0	0	0.10	0	0.11	0.25	0.22	0.66	0.32
阴茎	Penis	56	0	0	0	0	0	0	0	0.11	0.12	0.22	1.06	0.81
前列腺	Prostate	1 332	0	0	0	0	0	0	0	0	0	0.11	1.06	2.75
睾丸	Testis	75	3.64	0.70	0	0	0.44	1.34	1.45	1.00	1.11	0.45	0.53	0.16
其他的男性生殖器	Other male genital organs	30	0	0	0	0	0	0	0	0.11	0	0.11	0.13	0.48
肾	Kidney	400	1.21	2.11	0	0	0.30	0.21	0.58	0.78	2.59	3.57	5.41	7.92
肾盂	Renal pelvis	53	0	0	0	0	0	0	0	0	0	0	0.13	0.32
输尿管	Ureter	45	0	0	0	0	0	0	0	0	0	0	0.13	0.48
膀胱	Bladder	744	0	0	0	0	0	0	0.10	0.19	1.22	1.85	1.90	3.30	6.30
其他的泌尿器官	Other urinary organs	23	0	0	0	0	0	0	0	0	0	0	0.13	0.16
眼	Eye	24	4.86	1.88	0.21	0	0	0	0.10	0	0	0.22	0	0.32
脑、神经系统	Brain, nervous system	850	1.21	2.58	3.36	2.15	2.95	1.95	2.23	4.10	5.06	7.04	9.11	14.54
甲状腺	Thyroid gland	854	0	0	0	0.86	1.03	1.65	5.23	13.19	15.07	17.20	14.79	14.86
肾上腺	Adrenal gland	18	0	0.23	0.63	0	0	0	0.10	0.11	0	0.11	0.13	0.65
其他的内分泌腺	Other endocrine gland	23	1.21	0.23	0.63	0.21	1.03	0	0.19	0	0	0	0.40	0
霍奇金病	Hodgkin disease	30	0	0	0.21	0.43	0.30	0.31	0.19	0.44	0.49	0.22	0.26	0.16
非霍奇金淋巴瘤	Non-Hodgkin lymphoma	652	0	1.88	1.26	0.86	1.77	1.65	1.65	1.55	2.72	4.02	6.34	10.99
免疫增生性疾病	Immunoproliferative disease	4	0	0	0	0	0	0	0	0	0	0	0	0
多发性骨髓瘤	Multiple myeloma	196	0	0	0	0	0	0	0	0.33	0.37	0.78	1.32	1.45
淋巴样白血病	Lymphoid leukemia	206	1.21	7.52	3.15	3.44	1.33	0.31	0.58	0.78	0.86	1.12	1.32	1.13
髓样白血病	Myeloid leukemia	463	0	1.64	1.68	1.29	1.77	0.82	2.03	1.99	3.95	3.57	3.83	4.04
白血病，未特指	Leukemia unspecified	81	2.43	0.94	0.63	0.21	0.30	0.10	0.29	0.33	0.25	0.56	1.19	0.81
其他的或未指明部位	Other and unspecified	718	7.29	2.11	0.63	0.21	0.74	0.31	0.58	0.66	1.85	2.68	7.00	10.99
所有部位	All sites	28 210	34.00	24.67	13.86	13.32	18.61	15.02	30.51	61.40	99.94	163.28	261.46	427.79
除C44外所有部位	All sites but C44	27 833	34.00	24.67	13.86	12.89	18.32	14.71	30.22	60.18	98.71	162.27	258.95	423.59

Table 5-5 Cancer incidences in cancer registration areas of Guangdong Province, male in 2014

Age group							粗率 Crude rate/10⁻⁵	构成比 Proportion/%	35~64岁 截缩率 Truncated rate/10⁻⁵	累积率 Cum.rate/%		中标率 ASR China/10⁻⁵	世标率 ASR World/10⁻⁵	ICD 10
55-	60-	65-	70-	75-	80-	85-				0~64岁	0~74岁			
0.19	0	0	1.06	1.23	0	3.47	0.10	0.04	0.10	0	0.01	0.08	0.08	C00
4.27	7.98	7.87	6.34	4.30	8.04	6.94	1.80	0.63	3.08	0.11	0.18	1.48	1.49	C01-C02
5.24	6.11	6.16	9.51	3.07	8.04	10.41	1.70	0.60	2.86	0.10	0.18	1.40	1.42	C03-C06
1.16	2.82	4.45	2.64	4.91	4.02	3.47	0.81	0.28	1.01	0.04	0.07	0.70	0.67	C07-C08
0.97	1.17	1.37	1.06	0.61	0	0	0.28	0.10	0.53	0.02	0.03	0.24	0.24	C09
0.39	1.88	1.71	2.11	1.84	0	3.47	0.33	0.12	0.51	0.02	0.04	0.28	0.29	C10
44.21	46.49	44.50	39.63	30.70	23.11	15.61	17.31	6.05	32.09	1.10	1.52	14.73	13.77	C11
6.79	6.81	4.11	3.70	2.46	1.00	1.73	1.46	0.51	3.14	0.11	0.15	1.19	1.22	C12-C13
1.55	1.64	2.05	0.53	1.23	2.01	1.73	0.41	0.14	0.74	0.03	0.04	0.33	0.33	C14
35.48	38.51	49.63	53.37	52.19	46.21	34.69	10.08	3.52	15.89	0.55	1.07	8.29	8.42	C15
34.51	46.02	57.84	80.84	98.86	109.50	72.85	13.07	4.57	16.79	0.60	1.29	10.76	10.63	C16
3.49	2.35	4.79	7.93	11.67	8.04	1.73	1.35	0.47	1.83	0.06	0.13	1.13	1.07	C17
46.92	65.51	108.50	146.89	180.53	239.10	189.06	22.40	7.83	24.57	0.87	2.14	18.39	18.10	C18
37.42	51.19	69.48	96.70	114.83	119.55	93.66	15.01	5.25	18.74	0.66	1.49	12.39	12.25	C19-C20
0.97	1.17	0.68	3.70	4.30	3.01	6.94	0.43	0.15	0.51	0.02	0.04	0.34	0.35	C21
140.57	153.10	155.39	175.43	184.83	171.79	175.19	45.37	15.85	77.14	2.65	4.30	37.62	37.00	C22
6.79	10.80	12.66	25.36	34.39	39.18	46.83	3.44	1.20	3.50	0.12	0.31	2.77	2.76	C23-C24
8.92	17.14	19.17	31.18	36.23	49.23	65.91	4.90	1.71	5.82	0.20	0.45	3.98	3.99	C25
2.52	2.58	1.71	2.11	4.30	0	1.73	0.69	0.24	1.05	0.04	0.06	0.59	0.55	C30-C31
12.41	14.79	22.25	22.72	23.95	20.09	12.14	3.81	1.33	5.30	0.19	0.41	3.19	3.20	C32
149.69	232.00	313.18	393.65	532.37	595.75	523.82	62.60	21.88	72.93	2.61	6.15	51.06	51.15	C33-C34
3.30	2.82	3.76	4.23	3.68	2.01	1.73	1.24	0.43	1.65	0.07	0.11	1.09	1.08	C37-C38
3.30	2.58	3.08	2.11	9.21	11.05	6.94	1.35	0.47	1.46	0.08	0.10	1.28	1.25	C40-C41
1.16	0.94	2.74	3.17	3.68	1.00	5.20	0.55	0.19	0.60	0.02	0.05	0.47	0.48	C43
5.43	8.92	17.11	24.31	38.68	39.18	48.57	3.82	1.34	3.45	0.13	0.34	3.19	3.08	C44
0.19	2.35	1.37	0.53	1.23	1.00	0	0.27	0.10	0.50	0.02	0.03	0.23	0.23	C45
0.19	0	0	0	0	0	0	0.03	0.01	0.05	0	0	0.02	0.02	C46
3.30	2.82	4.45	4.76	9.21	4.02	5.20	1.42	0.50	1.66	0.07	0.12	1.22	1.18	C47；C49
0.78	0.47	1.03	2.64	2.46	5.02	1.73	0.38	0.13	0.43	0.01	0.03	0.31	0.29	C50
0.78	1.41	2.40	2.64	2.46	8.04	8.67	0.57	0.20	0.68	0.02	0.05	0.46	0.45	C60
9.89	25.60	70.17	135.80	203.86	228.05	216.81	13.51	4.72	5.25	0.20	1.23	10.98	10.71	C61
0.39	0.70	1.03	0	0.61	2.01	0	0.76	0.27	0.57	0.04	0.05	0.71	0.70	C62
1.55	1.41	0.68	0.53	1.84	3.01	1.73	0.30	0.11	0.51	0.02	0.03	0.24	0.24	C63
9.11	13.15	13.35	15.85	17.19	16.07	24.28	4.06	1.42	6.39	0.23	0.37	3.40	3.44	C64
1.55	2.11	2.40	4.76	4.91	4.02	8.67	0.54	0.19	0.55	0.02	0.06	0.44	0.45	C65
0.97	2.11	1.71	2.64	7.98	4.02	0	0.46	0.16	0.50	0.02	0.04	0.37	0.36	C66
13.38	20.66	34.57	51.78	73.07	110.51	84.99	7.55	2.64	6.77	0.24	0.68	6.13	5.98	C67
0.39	0.70	0.34	1.59	4.30	5.02	0	0.23	0.08	0.19	0.01	0.02	0.19	0.17	C68
0.39	0.47	0.34	0	0	1.00	0	0.24	0.09	0.21	0.02	0.02	0.24	0.40	C69
18.81	20.19	29.78	29.06	34.39	40.19	50.30	8.62	3.01	11.48	0.47	0.76	7.56	7.48	C70-C72
12.60	11.04	10.61	8.45	6.14	5.02	0	8.66	3.03	14.56	0.54	0.63	7.79	6.60	C73
0.19	0	1.03	0	0.61	1.00	0	0.18	0.06	0.18	0.01	0.02	0.18	0.20	C74
0	0.94	0	0.53	0	0	0	0.23	0.08	0.20	0.02	0.02	0.27	0.31	C75
0.19	0.94	0.34	0	0.61	0	0	0.30	0.11	0.36	0.02	0.02	0.31	0.28	C81
11.63	20.19	29.78	30.65	37.46	36.17	22.55	6.61	2.31	8.41	0.33	0.63	5.71	5.68	C82-C85；C96
0.19	0	0.34	0	1.23	0	0	0.04	0.01	0.03	0	0	0.03	0.03	C88
4.07	7.04	10.61	18.49	17.81	15.07	5.20	1.99	0.69	2.15	0.08	0.22	1.69	1.65	C90
2.13	3.05	4.79	10.04	7.98	9.04	6.94	2.09	0.73	1.49	0.13	0.20	2.19	2.58	C91
8.92	11.04	13.01	22.19	28.86	30.14	26.02	4.70	1.64	5.42	0.23	0.41	4.15	4.03	C92-C94
0.78	2.35	1.03	3.17	5.53	5.02	6.94	0.82	0.29	0.92	0.05	0.07	0.74	0.80	C95
16.67	20.19	28.07	48.08	39.91	61.28	83.26	7.28	2.55	8.76	0.33	0.71	6.08	6.28	O&U
676.69	896.30	1 177.42	1 534.45	1 893.70	2 095.66	1 887.15	286.18	100.00	373.52	13.52	27.08	238.62	235.42	ALL
671.26	887.37	1 160.30	1 510.14	1 855.01	2 056.48	1 838.59	282.35	98.66	370.07	13.39	26.75	235.43	232.34	ALLbC44

表5-6 广东省肿瘤登记地区恶性肿瘤发病主要指标——2014年女性

部位	Site	合计 Total	0-	1-	5-	10-	15-	20-	25-	30-	35-	40-	45-	50-
唇	Lip	5	0	0	0	0	0	0	0	0	0	0	0	0
舌	Tongue	94	0	0	0	0	0	0	0.10	0.23	0.37	1.48	1.37	1.86
口	Mouth	83	0	0	0	0	0.33	0.22	0	0.11	0.37	0.11	0.68	1.86
唾液腺	Salivary gland	86	0	0.29	0	0	0.33	0.55	0.31	0.46	0.75	1.02	0.96	0.85
扁桃体	Tonsil	11	0	0.29	0	0	0	0	0	0	0	0	0.27	0.51
其他的口咽	Other oropharynx	2	0	0	0	0	0	0	0	0	0	0.11	0	0
鼻咽	Nasopharynx	637	0	0	0	0	0.50	1.43	2.61	4.55	6.21	8.64	12.60	14.23
喉咽	Hypopharynx	13	0	0	0	0	0	0	0	0	0.12	0	0.27	0.85
咽，部位不明	Pharynx unspecified	2	0	0	0	0	0	0	0	0	0	0	0	0
食管	Esophagus	167	0	0	0	0	0	0	0	0.11	0	0.23	0.27	1.19
胃	Stomach	849	0	0	0	0	0	0.11	0.73	2.85	4.35	5.11	8.22	11.35
小肠	Small intestine	101	0	0	0	0	0.17	0	0	0.34	0.62	0.80	0.82	0.85
结肠	Colon	1 853	0	0	0	0	0	0.44	1.67	2.39	4.35	8.52	14.52	22.36
直肠	Rectum	1 024	0	0	0	0	0.17	0.33	1.15	1.37	3.48	4.89	9.04	13.72
肛门	Anus	28	0	0	0	0	0	0	0	0	0	0.23	0.82	0.51
肝脏	Liver	1 016	1.41	0	0	0.53	0.17	0	1.36	2.16	3.35	4.77	6.98	10.67
胆囊及其他	Gallbladder etc.	288	0	0	0	0.27	0.17	0	0.23	0.50	1.25	1.37	1.69	
胰腺	Pancreas	397	0	0	0	0	0	0.11	0.21	0.23	0.37	0.91	2.47	5.42
鼻、鼻窦及其他	Nose, sinuses etc.	34	0	0	0	0	0.17	0	0.10	0.23	0.25	0.11	0.41	0.17
喉	Larynx	23	0	0	0	0	0	0	0	0	0.12	0	0.14	0.51
气管、支气管、肺	Trachea, bronchus and lung	3 274	0	0	0.25	0	0.17	0.33	0.42	2.39	5.09	16.59	27.39	41.83
其他的胸腔器官	Other thoracic organs	68	0	0.29	0	0.27	0.17	0.33	0.10	0.23	0.62	0.57	1.23	0.85
骨	Bone	114	0	0.29	0.76	1.59	1.00	0.77	0.31	0.80	0.62	0.80	1.23	1.52
皮肤的黑色素瘤	Melanoma of skin	47	0	0	0	0	0	0	0.10	0.34	0.25	0.23	0.55	0.51
其他的皮肤	Other skin	326	0	0	0.25	0.80	0.33	0.33	0.10	0.57	1.12	1.48	2.05	3.56
间皮瘤	Mesotheliama	20	0	0	0	0	0	0	0	0	0	0.23	0.14	0.51
卡波西肉瘤	Kaposi sarcoma	1	0	0	0	0	0	0	0	0	0	0	0	0
周围神经、结缔组织、软组织	Peripheral nerve, connective and soft tissue	128	1.41	0.86	0.25	0.53	0.50	0.66	0.84	0.80	0.87	1.36	1.78	2.37
乳房	Breast	4 611	0	0	0	0	0	1.10	3.34	18.21	46.07	75.93	112.30	117.20
外阴	Vulva	54	0	0	0	0	0	0	0.10	0.23	0	0.23	0.14	0.68
阴道	Vagina	29	0	0	0	0	0	0	0	0.11	0	0.23	0.68	0.51
子宫颈	Cervix uteri	1 280	0	0	0	0	0	0.22	1.15	6.15	10.68	22.16	31.50	34.72
子宫体	Corpus uteri	1 155	0	0	0	0	0	0.22	0.84	2.05	6.58	11.82	29.31	47.93
子宫，部位不明	Uterus unspecified	111	0	0	0	0	0.17	0	0.21	0.23	0.37	0.68	1.64	3.56
卵巢	Ovary	733	0	0	0.51	1.06	2.34	3.18	3.03	4.55	4.84	7.50	12.19	18.29
其他的女性生殖器	Other female genital organs	48	0	0	0	0	0	0.11	0.10	0.34	0.25	0.45	0.68	0.68
胎盘	Placenta	8	0	0	0	0	0	0	0.10	0.34	0.25	0	0.27	0
肾	Kidney	197	1.41	1.43	0	0.27	0	0.22	0.31	0.23	0.75	1.82	4.25	1.86
肾盂	Renal pelvis	32	0	0	0	0	0	0	0.10	0	0	0.11	0.14	0.51
输尿管	Ureter	24	0	0	0	0	0	0	0	0	0	0	0	0
膀胱	Bladder	195	0	0.29	0	0	0.17	0.44	0.21	0.57	0.50	0.45	0.82	1.35
其他的泌尿器官	Other urinary organs	13	0	0	0	0	0	0	0	0.11	0.12	0	0	0
眼	Eye	31	8.46	3.44	0.51	0	0	0	0	0	0.12	0	0	0.17
脑、神经系统	Brain, nervous system	1 169	1.41	3.15	3.05	2.92	1.84	2.42	3.66	3.41	6.83	9.55	13.01	15.75
甲状腺	Thyroid gland	2 382	0	0	0.25	1.33	4.35	10.87	20.80	30.50	36.51	41.83	41.36	46.58
肾上腺	Adrenal gland	24	0	1.15	0	0	0	0.11	0.21	0.11	0	0.23	0.41	0.17
其他的内分泌腺	Other endocrine gland	15	0	0	0.25	0.53	0	0	0.10	0	0.12	0.11	0.14	0.17
霍奇金病	Hodgkin disease	24	0	0.29	0.25	0.27	0.33	0.55	0.42	0.34	0.12	0	0	0
非霍奇金淋巴瘤	Non-Hodgkin lymphoma	488	1.41	0.29	1.52	1.06	2.01	0.99	1.05	1.93	3.10	2.73	6.30	7.79
免疫增生性疾病	Immunoproliferative disease	2	0	0	0	0	0	0	0	0	0	0	0	0.17
多发性骨髓瘤	Multiple myeloma	158	0	0	0	0	0	0	0.10	0	0	0.45	0.41	1.86
淋巴样白血病	Lymphoid leukemia	139	2.82	7.16	1.78	1.59	0.50	0.55	0.73	1.02	0.50	0.91	0.82	1.02
髓样白血病	Myeloid leukemia	342	2.82	1.72	1.02	2.12	1.51	1.43	2.51	1.93	1.37	2.05	3.56	3.90
白血病，未特指	Leukemia unspecified	76	2.82	0.86	0.51	0.80	0.50	0.33	0.10	0	0.12	0.68	0.27	1.19
其他的或未指明部位	Other and unspecified	586	2.82	1.72	0	0.80	0.33	0.44	0.21	1.25	1.99	2.61	4.79	8.64
所有部位	All sites	24 617	26.80	23.50	11.17	16.73	18.24	28.76	49.54	94.00	154.97	241.98	360.60	454.42
除C44外所有部位	All sites but C44	24 291	26.80	23.50	10.92	15.94	17.91	28.43	49.43	93.44	153.86	240.51	358.54	450.86

Table 5-6 Cancer incidences in cancer registration areas of Guangdong Province, female in 2014

Age group							粗率 Crude rate/10^{-5}	构成比 Proportion/%	35~64岁 截缩率 Truncated rate/10^{-5}	累积率 Cum.rate/%		中标率 ASR China/10^{-5}	世标率 ASR World/10^{-5}	ICD 10
55-	60-	65-	70-	75-	80-	85-				0~64岁	0~74岁			
0	0.22	0	0.95	0.52	0.74	0	0.05	0.02	0.03	0	0.01	0.04	0.04	C00
1.53	2.85	3.48	4.26	2.61	2.94	3.80	0.99	0.38	1.49	0.05	0.09	0.75	0.73	C01-C02
1.34	1.54	4.75	5.20	3.13	3.68	6.65	0.88	0.34	0.90	0.03	0.08	0.66	0.66	C03-C06
3.44	1.32	1.90	0.47	3.13	1.47	4.75	0.91	0.35	1.28	0.05	0.06	0.70	0.68	C07-C08
0.19	0.22	0	0.47	0	0.74	0.95	0.12	0.04	0.19	0.01	0.01	0.09	0.10	C09
0	0	0	0	0.52	0	0	0.02	0.01	0.02	0	0	0.01	0.01	C10
17.37	14.92	17.41	7.57	7.31	4.41	3.80	6.72	2.59	11.77	0.42	0.54	5.49	5.08	C11
0.19	0.22	0.32	0	1.04	0	0	0.14	0.05	0.27	0.01	0.01	0.11	0.10	C12-C13
0	0	0	0	1.04	0	0	0.02	0.01	0	0	0	0.01	0.01	C14
3.05	5.05	6.02	11.83	13.05	21.33	17.09	1.76	0.68	1.33	0.05	0.14	1.16	1.16	C15
16.42	19.31	33.88	42.10	56.36	60.31	46.52	8.96	3.45	9.86	0.34	0.72	6.56	6.25	C16
2.29	3.29	3.80	3.78	7.31	2.94	8.55	1.07	0.41	1.29	0.05	0.08	0.78	0.76	C17
34.55	51.35	76.93	91.29	133.07	155.91	138.62	19.55	7.53	19.99	0.70	1.54	13.71	13.45	C18
21.57	26.77	42.42	48.72	66.27	83.84	62.66	10.80	4.16	11.82	0.41	0.87	7.72	7.52	C19-C20
0.19	0.44	0	1.42	2.61	2.21	2.85	0.30	0.11	0.37	0.01	0.02	0.21	0.19	C21
16.42	27.65	41.16	58.18	80.36	75.75	71.21	10.72	4.13	10.33	0.37	0.87	7.70	7.47	C22
5.15	6.14	13.30	17.50	27.14	32.36	18.04	3.04	1.17	2.33	0.08	0.24	2.11	2.05	C23-C24
5.92	14.04	12.98	23.65	25.57	38.98	40.83	4.19	1.61	4.18	0.15	0.33	2.84	2.85	C25
1.34	0.66	1.58	0.95	1.57	0.74	1.90	0.36	0.14	0.43	0.02	0.03	0.28	0.27	C30-C31
0.57	0.66	0.95	0.95	1.57	2.21	0.95	0.24	0.09	0.29	0.01	0.02	0.17	0.17	C32
67.77	95.23	123.79	183.53	235.88	258.87	225.97	34.54	13.30	37.28	1.29	2.82	24.27	23.97	C33-C34
0.95	1.32	1.58	2.37	4.17	2.94	1.90	0.72	0.28	0.90	0.03	0.05	0.58	0.55	C37-C38
1.91	2.19	1.90	2.37	3.65	5.88	4.75	1.20	0.46	1.29	0.07	0.09	1.10	1.07	C40-C41
1.53	1.10	2.53	1.42	1.04	3.68	0.95	0.50	0.19	0.62	0.02	0.04	0.38	0.36	C43
3.25	9.00	12.35	14.66	22.44	32.36	36.08	3.44	1.32	3.05	0.11	0.25	2.42	2.37	C44
0.19	0.44	0.95	0.95	2.61	0.74	0	0.21	0.08	0.23	0.01	0.02	0.16	0.15	C45
0	0.22	0	0	0	0	0	0.01	0	0.03	0	0	0.01	0.01	C46
1.15	2.85	2.85	3.31	3.65	4.41	2.85	1.35	0.52	1.68	0.07	0.11	1.16	1.15	C47；C49
112.25	113.23	97.83	96.97	71.49	50.01	33.23	48.64	18.73	93.35	3.00	3.97	39.04	36.39	C50
1.15	1.54	2.22	3.31	4.17	2.94	4.75	0.57	0.22	0.53	0.02	0.05	0.40	0.40	C51
0.38	0.66	0.63	1.89	2.09	0.74	1.90	0.31	0.12	0.39	0.01	0.03	0.23	0.22	C52
32.83	30.06	24.38	24.60	12.52	14.71	14.24	13.50	5.20	26.17	0.85	1.09	10.80	10.08	C53
42.76	25.01	19.95	16.08	10.96	9.56	3.80	12.18	4.69	25.71	0.83	1.01	9.65	9.27	C54
3.25	2.85	5.07	1.42	4.70	4.41	0	1.17	0.45	1.88	0.06	0.10	0.90	0.88	C55
14.89	18.65	16.15	19.87	15.13	13.97	8.55	7.73	2.98	12.03	0.40	0.64	6.37	6.00	C56
0.95	2.19	1.58	1.89	1.04	0.74	0.95	0.51	0.19	0.78	0.03	0.05	0.40	0.38	C57
0	0	0	0	0	0	0	0.08	0.03	0.10	0	0	0.09	0.06	C58
3.63	7.46	6.65	3.78	10.44	7.35	6.65	2.08	0.80	3.05	0.11	0.16	1.60	1.65	C64
0.57	0.66	0.95	0.95	2.61	3.68	4.75	0.34	0.13	0.29	0.01	0.02	0.21	0.21	C65
0.19	0.44	1.58	3.78	1.04	3.68	0.95	0.25	0.10	0	0	0.03	0.18	0.18	C66
3.44	4.17	6.02	11.35	15.66	16.91	25.64	2.06	0.79	1.54	0.06	0.15	1.40	1.38	C67
0	0.44	1.27	0.95	0.52	0.74	0.95	0.14	0.05	0.08	0	0.01	0.11	0.10	C68
0.19	0.44	0.32	0.95	1.04	0	0.95	0.33	0.13	0.13	0.03	0.04	0.37	0.67	C69
27.11	26.33	36.09	49.19	55.84	47.80	54.12	12.33	4.75	15.12	0.59	1.02	9.74	9.58	C70-C72
44.29	34.23	21.84	17.97	11.48	11.77	11.39	25.13	9.68	40.81	1.56	1.76	21.64	18.80	C73
0	0.44	0.95	0.95	0.52	1.47	0	0.25	0.10	0.21	0.01	0.02	0.22	0.27	C74
0.19	0.44	0.32	1.42	0	0	0	0.16	0.06	0.18	0.01	0.02	0.18	0.18	C75
0.19	0.44	0.63	0.47	0	0	0	0.25	0.10	0.11	0.02	0.02	0.26	0.27	C81
10.31	13.39	12.03	19.87	23.48	22.80	15.19	5.15	1.98	6.66	0.26	0.42	4.14	4.02	C82-C85；C96
0	0	0.32	0	0	0	0	0.02	0.01	0.03	0	0	0.02	0.02	C88
3.63	6.80	10.13	11.35	7.83	8.09	6.65	1.67	0.64	1.81	0.07	0.17	1.22	1.25	C90
1.15	2.85	1.58	3.31	3.65	9.56	0	1.47	0.56	1.11	0.10	0.12	1.47	1.83	C91
6.49	8.34	9.50	12.30	12.52	12.50	11.39	3.61	1.39	3.89	0.19	0.30	3.08	3.07	C92-C94
1.72	0.88	1.27	2.37	4.17	4.41	6.65	0.80	0.31	0.74	0.02	0.06	0.68	0.76	C95
12.22	15.58	17.10	30.27	32.88	43.39	53.17	6.18	2.38	6.80	0.25	0.49	4.46	4.50	O&U
532.03	606.50	703.15	865.13	1 013.43	1 090.64	967.50	259.68	100.00	366.82	12.97	20.81	200.08	191.61	ALL
528.79	597.51	690.80	850.46	990.99	1 058.28	931.42	256.24	98.68	363.77	12.85	20.56	197.66	189.23	ALLbC44

表5-7 广东省肿瘤登记地区恶性肿瘤死亡例数——2014年合计

部位	Site	0-	1-	5-	10-	15-	20-	25-	30-
唇	Lip	0	0	0	0	0	0	0	0
舌	Tongue	0	0	0	0	0	0	0	3
口	Mouth	0	0	0	0	0	0	0	1
唾液腺	Salivary gland	0	0	0	0	0	1	0	1
扁桃体	Tonsil	0	0	0	0	0	0	0	0
其他的口咽	Other oropharynx	0	0	0	0	0	0	0	0
鼻咽	Nasopharynx	0	0	0	0	0	3	15	23
喉咽	Hypopharynx	0	0	0	0	0	0	0	0
咽，部位不明	Pharynx unspecified	0	0	0	0	0	0	0	1
食管	Esophagus	0	0	0	0	0	0	0	1
胃	Stomach	0	0	0	0	0	4	6	13
小肠	Small intestine	0	0	0	0	0	0	0	1
结肠	Colon	0	0	0	0	2	3	8	11
直肠	Rectum	0	0	0	0	0	0	7	9
肛门	Anus	0	0	0	0	1	1	0	1
肝脏	Liver	0	5	0	6	4	6	15	69
胆囊及其他	Gallbladder etc.	0	0	0	0	0	0	0	0
胰腺	Pancreas	0	0	0	0	1	0	2	2
鼻、鼻窦及其他	Nose, sinuses etc.	0	0	0	0	0	1	0	1
喉	Larynx	0	0	0	0	0	1	0	1
气管、支气管、肺	Trachea, bronchus and lung	0	0	0	1	1	2	6	9
其他的胸腔器官	Other thoracic organs	0	0	1	2	3	4	2	4
骨	Bone	0	0	1	7	6	4	5	2
皮肤的黑色素瘤	Melanoma of skin	0	0	0	0	0	0	1	1
其他的皮肤	Other skin	0	0	0	0	0	0	0	1
间皮瘤	Mesothelioma	0	0	0	0	0	0	0	0
卡波西肉瘤	Kaposi sarcoma	0	0	0	0	0	0	1	0
周围神经、结缔组织、软组织	Peripheral nerve, connective and soft tissue	0	0	0	1	0	3	4	2
乳房	Breast	0	0	0	0	0	0	5	17
肾	Kidney	1	1	0	0	0	0	1	0
肾盂	Renal pelvis	0	0	0	0	0	0	0	0
输尿管	Ureter	0	0	0	0	0	0	0	0
膀胱	Bladder	0	0	0	0	0	0	0	1
其他的泌尿器官	Other urinary organs	0	0	0	0	0	0	0	0
眼	Eye	0	3	0	1	0	0	0	0
脑、神经系统	Brain, nervous system	0	10	9	9	7	6	11	12
甲状腺	Thyroid gland	0	0	0	0	0	0	0	1
肾上腺	Adrenal gland	0	2	0	0	0	0	1	0
其他的内分泌腺	Other endocrine gland	0	1	3	0	1	1	0	0
霍奇金病	Hodgkin disease	0	0	0	0	0	1	0	0
非霍奇金淋巴瘤	Non-Hodgkin lymphoma	1	3	1	0	3	7	7	5
免疫增生性疾病	Immunoproliferative disease	0	0	0	0	0	0	0	0
多发性骨髓瘤	Multiple myeloma	0	0	0	0	0	0	0	1
淋巴样白血病	Lymphoid leukemia	3	5	0	11	7	8	7	7
髓样白血病	Myeloid leukemia	1	1	4	0	15	6	11	10
白血病，未特指	Leukemia unspecified	1	5	0	3	5	6	8	4
其他的或未指明部位	Other and unspecified	0	3	1	4	1	4	3	7
所有部位	All sites	7	39	20	46	58	77	128	230
除C44外所有部位	All sites but C44	7	39	20	46	58	77	128	229

Table 5-7 Number of cancer deaths in cancer registration areas of Guangdong Province, male and female combined in 2014

| Age group | | | | | | | | | | | 合计 | ICD 10 |
35–	40–	45–	50–	55–	60–	65–	70–	75–	80–	85+	Total	
0	0	0	0	0	0	0	1	0	0	1	2	C00
0	4	10	17	16	13	11	13	14	7	3	111	C01–C02
2	1	1	7	13	11	12	8	15	3	4	78	C03–C06
1	1	6	2	4	6	5	5	4	5	4	45	C07–C08
0	0	0	4	1	0	1	0	1	2	1	10	C09
0	0	1	6	2	9	5	2	3	1	0	29	C10
46	91	139	172	188	204	133	101	95	48	19	1 277	C11
0	0	11	16	15	11	8	5	8	1	0	75	C12–C13
0	1	0	2	2	7	2	5	5	3	5	33	C14
1	17	63	117	153	138	123	101	92	66	46	918	C15
31	49	53	82	142	175	177	166	191	149	104	1 342	C16
1	6	10	13	20	19	26	18	30	17	14	175	C17
17	39	61	89	118	176	174	209	267	285	199	1 658	C18
9	32	32	64	90	123	114	133	175	179	108	1 075	C19–C20
0	3	2	2	2	2	4	10	11	4	4	47	C21
133	296	408	495	625	612	520	405	443	317	206	4 565	C22
1	2	8	15	37	38	43	52	81	68	46	391	C23–C24
6	11	25	36	79	100	82	98	113	70	63	688	C25
0	2	4	9	6	7	6	5	3	6	1	51	C30–C31
1	3	7	22	22	27	28	26	26	21	16	201	C32
42	133	254	486	788	935	979	930	1 153	881	573	7 173	C33–C34
3	3	4	7	8	9	7	7	4	5	2	75	C37–C38
6	4	10	5	12	13	7	10	24	15	11	142	C40–C41
0	0	1	2	4	8	8	8	8	3	4	48	C43
2	0	6	6	7	7	8	10	8	22	29	106	C44
1	1	1	0	4	2	2	5	4	0	1	21	C45
0	1	0	0	0	1	0	0	0	1	1	5	C46
3	7	6	2	5	3	3	4	3	8	2	56	C47；C49
25	64	94	103	140	125	66	51	39	39	46	814	C50
0	3	11	12	23	23	22	15	27	19	20	179	C64
0	0	0	3	8	3	3	5	4	5	4	35	C65
0	0	0	1	2	3	2	7	2	4	2	23	C66
1	1	4	9	22	33	37	39	73	65	75	360	C67
0	0	0	0	0	0	0	1	1	3	3	8	C68
0	1	0	0	0	1	2	1	1	0	1	11	C69
17	29	47	45	60	60	60	45	56	42	42	567	C70–C72
0	2	1	6	10	12	16	7	13	15	9	92	C73
1	0	1	1	4	6	6	7	3	3	3	38	C74
0	1	3	3	1	2	3	2	3	0	1	25	C75
2	3	1	0	3	0	3	4	0	6	1	24	C81
13	14	25	27	41	48	63	50	61	37	22	428	C82–C85；C96
0	0	0	0	0	1	0	0	0	1	0	2	C88
2	2	10	15	21	35	28	24	27	15	7	187	C90
6	3	11	11	6	11	18	11	11	18	6	160	C91
11	9	22	20	25	34	41	41	51	35	23	360	C92–C94
3	7	13	9	22	17	16	22	23	23	11	198	C95
9	30	42	57	75	113	97	94	122	104	96	862	O&U
416	926	1 502	2 128	2 952	3 333	3 108	2 884	3 478	2 780	1 971	26 083	ALL
414	926	1 496	2 122	2 945	3 326	3 100	2 874	3 470	2 758	1 942	25 977	ALLbC44

表5-8 广东省肿瘤登记地区恶性肿瘤死亡例数——2014年男性

部位	Site	0–	1–	5–	10–	15–	20–	25–	30–
唇	Lip	0	0	0	0	0	0	0	0
舌	Tongue	0	0	0	0	0	0	0	3
口	Mouth	0	0	0	0	0	0	0	1
唾液腺	Salivary gland	0	0	0	0	0	0	0	0
扁桃体	Tonsil	0	0	0	0	0	0	0	0
其他的口咽	Other oropharynx	0	0	0	0	0	0	0	0
鼻咽	Nasopharynx	0	0	0	0	0	2	10	16
喉咽	Hypopharynx	0	0	0	0	0	0	0	0
咽，部位不明	Pharynx unspecified	0	0	0	0	0	0	0	1
食管	Esophagus	0	0	0	0	0	0	0	1
胃	Stomach	0	0	0	0	0	2	1	4
小肠	Small intestine	0	0	0	0	0	0	0	1
结肠	Colon	0	0	0	0	1	2	5	7
直肠	Rectum	0	0	0	0	0	0	3	2
肛门	Anus	0	0	0	0	1	0	0	1
肝脏	Liver	0	3	0	4	2	5	11	57
胆囊及其他	Gallbladder etc.	0	0	0	0	0	0	0	0
胰腺	Pancreas	0	0	0	0	1	0	1	2
鼻、鼻窦及其他	Nose, sinuses etc.	0	0	0	0	0	0	0	1
喉	Larynx	0	0	0	0	0	1	0	1
气管、支气管、肺	Trachea, bronchus and lung	0	0	0	1	0	1	4	3
其他的胸腔器官	Other thoracic organs	0	0	1	2	3	3	2	3
骨	Bone	0	0	1	4	5	4	3	1
皮肤的黑色素瘤	Melanoma of skin	0	0	0	0	0	0	1	1
其他的皮肤	Other skin	0	0	0	0	0	0	0	1
间皮瘤	Mesothelioma	0	0	0	0	0	0	0	0
卡波西肉瘤	Kaposi sarcoma	0	0	0	0	0	0	0	0
周围神经、结缔组织、软组织	Peripheral nerve, connective and soft tissue	0	0	0	1	0	3	3	2
乳房	Breast	0	0	0	0	0	0	0	0
阴茎	Penis	0	0	0	0	0	0	0	0
前列腺	Prostate	0	0	0	0	0	0	0	0
睾丸	Testis	0	0	0	1	0	2	0	1
其他的男性生殖器	Other male genital organs	0	0	0	0	0	0	0	0
肾	Kidney	0	0	0	0	0	1	0	0
肾盂	Renal pelvis	0	0	0	0	0	0	0	0
输尿管	Ureter	0	0	0	0	0	0	0	0
膀胱	Bladder	0	0	0	0	0	0	0	1
其他的泌尿器官	Other urinary organs	0	0	0	0	0	0	0	0
眼	Eye	0	0	0	1	0	0	0	0
脑、神经系统	Brain, nervous system	0	5	6	6	4	4	6	7
甲状腺	Thyroid gland	0	0	0	0	0	0	0	1
肾上腺	Adrenal gland	0	0	0	0	0	0	1	0
其他的内分泌腺	Other endocrine gland	0	1	0	0	1	1	0	0
霍奇金病	Hodgkin disease	0	0	0	0	0	1	0	0
非霍奇金淋巴瘤	Non-Hodgkin lymphoma	0	2	1	0	0	4	6	1
免疫增生性疾病	Immunoproliferative disease	0	0	0	0	0	0	0	0
多发性骨髓瘤	Multiple myeloma	0	0	0	0	0	0	0	0
淋巴样白血病	Lymphoid leukemia	2	4	0	6	4	4	1	5
髓样白血病	Myeloid leukemia	1	1	1	0	9	5	3	5
白血病，未特指	Leukemia unspecified	1	2	0	1	4	4	7	2
其他的或未指明部位	Other and unspecified	0	3	1	1	1	3	1	2
所有部位	All sites	4	21	11	28	36	52	69	134
除C44外所有部位	All sites but C44	4	21	11	28	36	52	69	133

Table 5-8 Number of cancer deaths in cancer registration areas of Guangdong Province, male in 2014

| Age group | | | | | | | | | | | 合计 | ICD 10 |
35–	40–	45–	50–	55–	60–	65–	70–	75–	80–	85+	Total	
0	0	0	0	0	0	0	0	0	0	0	0	C00
0	3	9	16	11	11	6	13	7	3	1	83	C01–C02
1	1	1	6	10	8	7	6	5	2	2	50	C03–C06
0	0	4	1	1	5	4	2	3	4	3	27	C07–C08
0	0	0	4	1	0	1	0	1	0	0	7	C09
0	0	1	6	2	9	5	2	3	0	0	28	C10
34	69	108	132	146	155	97	75	68	29	14	955	C11
0	0	11	15	15	11	8	4	8	1	0	73	C12–C13
0	0	0	2	2	5	1	4	3	2	4	24	C14
1	15	60	115	144	126	114	80	75	39	26	796	C15
11	22	29	55	96	124	121	115	112	89	61	842	C16
1	3	6	7	12	11	15	10	18	8	7	99	C17
6	20	31	46	80	96	108	128	146	151	84	911	C18
4	17	17	39	57	89	83	80	103	102	46	642	C19–C20
0	2	0	2	1	1	3	6	8	2	3	30	C21
115	262	365	451	554	521	421	287	286	193	112	3 649	C22
1	2	6	7	17	19	22	20	41	31	21	187	C23–C24
3	10	14	25	53	59	39	57	61	35	23	383	C25
0	1	2	6	5	7	5	2	3	3	0	35	C30–C31
1	3	6	20	22	25	27	24	25	21	14	190	C32
28	84	160	355	551	698	714	656	794	554	310	4 913	C33–C34
3	1	4	5	6	8	6	4	2	2	1	56	C37–C38
2	3	5	4	10	6	4	5	14	10	7	88	C40–C41
0	0	1	0	1	5	3	6	2	0	2	22	C43
2	0	6	3	5	5	7	7	6	15	10	67	C44
1	0	0	0	2	2	1	2	2	0	0	10	C45
0	1	0	0	0	0	0	0	0	1	1	3	C46
2	3	4	1	3	3	1	2	2	7	1	38	C47；C49
0	0	1	1	0	0	2	1	1	1	0	7	C50
0	0	1	1	1	4	0	1	2	1	4	15	C60
0	1	1	2	10	21	45	61	122	110	91	464	C61
0	0	1	1	0	0	1	0	0	0	1	8	C62
0	0	0	0	0	0	0	0	0	1	0	1	C63
0	3	8	8	18	17	17	9	17	12	11	121	C64
0	0	0	2	8	3	3	4	3	3	2	28	C65
0	0	0	1	2	2	2	5	2	4	1	19	C66
1	1	4	8	17	31	32	29	62	54	51	291	C67
0	0	0	0	0	0	0	1	1	2	2	6	C68
0	0	0	0	0	0	1	0	1	0	1	4	C69
9	15	29	23	31	36	30	20	23	24	20	298	C70–C72
0	2	0	1	4	7	6	3	6	4	1	35	C73
1	0	1	1	4	4	2	4	1	0	2	21	C74
0	1	1	3	0	2	3	1	1	0	0	15	C75
0	2	1	0	3	0	2	1	0	4	1	15	C81
10	10	16	17	24	30	44	24	38	23	10	260	C82–C85；C96
0	0	0	0	1	0	0	0	0	0	0	1	C88
2	2	6	8	9	18	16	14	13	9	3	100	C90
4	1	4	6	5	7	14	7	6	6	1	87	C91
6	5	14	15	17	22	25	29	32	23	17	230	C92–C94
3	2	7	5	7	9	9	13	14	15	6	111	C95
7	15	23	42	48	77	59	60	73	56	41	513	O&U
259	582	968	1 468	2 016	2 299	2 136	1 884	2 216	1 656	1 019	16 858	ALL
257	582	962	1 465	2 011	2 294	2 129	1 877	2 210	1 641	1 009	16 791	ALLbC44

表5-9 广东省肿瘤登记地区恶性肿瘤死亡例数——2014年女性

部位	Site	0–	1–	5–	10–	15–	20–	25–	30–
唇	Lip	0	0	0	0	0	0	0	0
舌	Tongue	0	0	0	0	0	0	0	0
口	Mouth	0	0	0	0	0	0	0	0
唾液腺	Salivary gland	0	0	0	0	0	1	0	1
扁桃体	Tonsil	0	0	0	0	0	0	0	0
其他的口咽	Other oropharynx	0	0	0	0	0	0	0	0
鼻咽	Nasopharynx	0	0	0	0	0	1	5	7
喉咽	Hypopharynx	0	0	0	0	0	0	0	0
咽，部位不明	Pharynx unspecified	0	0	0	0	0	0	0	0
食管	Esophagus	0	0	0	0	0	0	0	0
胃	Stomach	0	0	0	0	0	2	5	9
小肠	Small intestine	0	0	0	0	0	0	0	0
结肠	Colon	0	0	0	0	1	1	3	4
直肠	Rectum	0	0	0	0	0	0	4	7
肛门	Anus	0	0	0	0	0	1	0	0
肝脏	Liver	0	2	0	2	2	1	4	12
胆囊及其他	Gallbladder etc.	0	0	0	0	0	0	0	0
胰腺	Pancreas	0	0	0	0	0	0	1	0
鼻、鼻窦及其他	Nose, sinuses etc.	0	0	0	0	0	1	0	0
喉	Larynx	0	0	0	0	0	0	0	0
气管、支气管、肺	Trachea, bronchus and lung	0	0	0	0	1	1	2	6
其他的胸腔器官	Other thoracic organs	0	0	0	0	0	1	0	1
骨	Bone	0	0	0	3	1	0	2	1
皮肤的黑色素瘤	Melanoma of skin	0	0	0	0	0	0	0	0
其他的皮肤	Other skin	0	0	0	0	0	0	0	0
间皮瘤	Mesothelioma	0	0	0	0	0	0	0	0
卡波西肉瘤	Kaposi sarcoma	0	0	0	0	0	0	1	0
周围神经、结缔组织、软组织	Peripheral nerve, connective and soft tissue	0	0	0	0	0	0	1	0
乳房	Breast	0	0	0	0	0	0	5	17
外阴	Vulva	0	0	0	0	0	0	0	0
阴道	Vagina	0	0	0	0	0	0	0	0
子宫颈	Cervix uteri	0	0	0	0	0	0	2	3
子宫体	Corpus uteri	0	0	0	0	0	0	0	0
子宫，部位不明	Uterus unspecified	0	0	0	0	0	0	0	0
卵巢	Ovary	0	0	0	0	1	2	1	2
其他的女性生殖器	Other female genital organs	0	0	0	0	0	0	0	1
胎盘	Placenta	0	0	0	0	0	0	0	0
肾	Kidney	1	1	0	0	0	0	0	1
肾盂	Renal pelvis	0	0	0	0	0	0	0	0
输尿管	Ureter	0	0	0	0	0	0	0	0
膀胱	Bladder	0	0	0	0	0	0	0	0
其他的泌尿器官	Other urinary organs	0	0	0	0	0	0	0	0
眼	Eye	0	3	0	0	0	0	0	0
脑、神经系统	Brain, nervous system	0	5	3	3	3	2	5	5
甲状腺	Thyroid gland	0	0	0	0	0	0	0	0
肾上腺	Adrenal gland	0	2	0	0	0	0	0	0
其他的内分泌腺	Other endocrine gland	0	0	3	0	0	0	0	0
霍奇金病	Hodgkin disease	0	0	0	0	0	0	0	0
非霍奇金淋巴瘤	Non-Hodgkin lymphoma	1	1	0	0	3	3	1	4
免疫增生性疾病	Immunoproliferative disease	0	0	0	0	0	0	0	0
多发性骨髓瘤	Multiple myeloma	0	0	0	0	0	0	0	1
淋巴样白血病	Lymphoid leukemia	1	1	0	5	3	4	6	2
髓样白血病	Myeloid leukemia	0	0	3	0	6	1	8	5
白血病，未特指	Leukemia unspecified	0	3	0	2	1	2	1	2
其他的或未指明部位	Other and unspecified	0	0	0	3	0	1	2	5
所有部位	All sites	3	18	9	18	22	25	59	96
除C44外所有部位	All sites but C44	3	18	9	18	22	25	59	96

Table 5-9 Number of cancer deaths in cancer registration areas of Guangdong Province, female in 2014

| Age group | | | | | | | | | | | 合计 | ICD 10 |
35-	40-	45-	50-	55-	60-	65-	70-	75-	80-	85+	Total	
0	0	0	0	0	0	0	1	0	0	1	2	C00
0	1	1	1	5	2	5	0	7	4	2	28	C01–C02
1	0	0	1	3	3	5	2	10	1	2	28	C03–C06
1	1	2	1	3	1	1	3	1	1	1	18	C07–C08
0	0	0	0	0	0	0	0	0	2	1	3	C09
0	0	0	0	0	0	0	0	0	1	0	1	C10
12	22	31	40	42	49	36	26	27	19	5	322	C11
0	0	0	1	0	0	0	1	0	0	0	2	C12–C13
0	1	0	0	0	2	1	1	2	1	1	9	C14
0	2	3	2	9	12	9	21	17	27	20	122	C15
20	27	24	27	46	51	56	51	79	60	43	500	C16
0	3	4	6	8	8	11	8	12	9	7	76	C17
11	19	30	43	38	80	66	81	121	134	115	747	C18
5	15	15	25	33	34	31	53	72	77	62	433	C19–C20
0	1	2	0	1	1	1	4	3	2	1	17	C21
18	34	43	44	71	91	99	118	157	124	94	916	C22
0	0	2	8	20	19	21	32	40	37	25	204	C23–C24
3	1	11	11	26	41	43	41	52	35	40	305	C25
0	1	2	3	1	0	1	3	0	3	1	16	C30–C31
0	0	1	2	0	2	1	2	1	0	2	11	C32
14	49	94	131	237	237	265	274	359	327	263	2 260	C33–C34
0	2	0	2	2	1	1	3	2	3	1	19	C37–C38
4	1	5	1	2	7	3	5	10	5	4	54	C40–C41
0	0	0	2	3	3	5	2	6	3	2	26	C43
0	0	0	3	2	2	1	3	2	7	19	39	C44
0	1	1	0	2	0	1	3	2	0	1	11	C45
0	0	0	0	0	1	0	0	0	0	0	2	C46
1	4	2	1	2	0	2	2	1	1	1	18	C47；C49
25	64	93	102	140	125	64	50	38	38	46	807	C50
0	1	0	1	0	3	1	5	0	3	4	18	C51
1	0	1	2	2	1	1	0	1	1	3	13	C52
12	24	45	53	47	46	37	14	13	15	7	318	C53
1	7	11	22	27	23	9	8	13	5	5	131	C54
1	3	8	12	9	15	8	6	3	6	2	73	C55
5	14	25	33	27	37	33	25	25	15	14	259	C56
0	0	1	1	2	1	2	1	1	2	1	13	C57
0	0	0	0	0	0	0	0	0	0	0	0	C58
0	0	3	4	5	6	5	6	10	7	9	58	C64
0	0	0	1	0	0	0	1	1	2	2	7	C65
0	0	0	0	0	1	0	2	0	0	1	4	C66
0	0	0	1	5	2	5	10	11	11	24	69	C67
0	0	0	0	0	0	0	0	0	1	1	2	C68
0	1	0	0	0	1	1	1	0	0	0	7	C69
8	14	18	22	29	24	30	25	33	18	22	269	C70–C72
0	0	1	5	6	5	10	4	7	11	8	57	C73
0	0	0	0	0	2	4	3	2	3	1	17	C74
0	0	2	0	1	0	0	1	2	0	1	10	C75
2	1	0	0	0	0	1	3	0	2	0	9	C81
3	4	9	10	17	18	19	26	23	14	12	168	C82–C85；C96
0	0	0	0	0	0	0	0	0	0	1	1	C88
0	0	4	7	12	17	12	10	14	6	4	87	C90
2	2	7	5	1	4	4	4	5	12	5	73	C91
5	4	8	5	8	12	16	12	19	12	6	130	C92–C94
0	5	6	4	15	8	7	9	9	8	5	87	C95
2	15	19	15	27	36	38	34	49	48	55	349	O&U
157	344	534	660	936	1 034	972	1 000	1 262	1 124	952	9 225	ALL
157	344	534	657	934	1 032	971	997	1 260	1 117	933	9 186	ALLbC44

表5-10 广东省肿瘤登记地区恶性肿瘤死亡主要指标——2014年合计

部位	Site	合计 Total	年龄组										
			0–	1–	5–	10–	15–	20–	25–	30–	35–	40–	45–	50–
唇	Lip	2	0	0	0	0	0	0	0	0	0	0	0	0
舌	Tongue	111	0	0	0	0	0	0	0	0.22	0	0.27	0.76	1.51
口	Mouth	78	0	0	0	0	0	0	0	0.07	0.16	0.07	0.08	0.62
唾液腺	Salivary gland	45	0	0	0	0	0	0.08	0	0.07	0.08	0.07	0.46	0.18
扁桃体	Tonsil	10	0	0	0	0	0	0	0	0	0	0	0	0.35
其他的口咽	Other oropharynx	29	0	0	0	0	0	0	0	0	0	0	0.08	0.53
鼻咽	Nasopharynx	1 277	0	0	0	0	0	0.24	1.05	1.69	3.69	6.10	10.59	15.26
喉咽	Hypopharynx	75	0	0	0	0	0	0	0	0	0	0	0.84	1.42
咽，部位不明	Pharynx unspecified	33	0	0	0	0	0	0	0	0.07	0	0.07	0	0.18
食管	Esophagus	918	0	0	0	0	0	0	0	0.07	0.08	1.14	4.80	10.38
胃	Stomach	1 342	0	0	0	0	0	0.31	0.42	0.95	2.49	3.28	4.04	7.27
小肠	Small intestine	175	0	0	0	0	0	0	0	0.07	0.08	0.40	0.76	1.15
结肠	Colon	1 658	0	0	0	0	0.19	0.24	0.56	0.81	1.36	2.61	4.65	7.90
直肠	Rectum	1 075	0	0	0	0	0	0	0.49	0.66	0.72	2.15	2.44	5.68
肛门	Anus	47	0	0	0	0	0.10	0.08	0	0.07	0	0.20	0.15	0.18
肝脏	Liver	4 565	0	0.74	0	0.80	0.39	0.47	1.05	5.06	10.67	19.84	31.09	43.91
胆囊及其他	Gallbladder etc.	391	0	0	0	0	0	0	0	0	0	0.08	0.13	0.61	1.33
胰腺	Pancreas	688	0	0	0	0	0.10	0	0.14	0.15	0.48	0.74	1.91	3.19
鼻、鼻窦及其他	Nose, sinuses etc.	51	0	0	0	0	0	0.08	0	0.07	0	0.13	0.30	0.80
喉	Larynx	201	0	0	0	0	0	0.08	0	0.07	0.08	0.20	0.53	1.95
气管、支气管、肺	Trachea, bronchus and lung	7 173	0	0	0	0	0.13	0.10	0.16	0.42	0.66	3.37	8.92	19.36	43.12
其他的胸腔器官	Other thoracic organs	75	0	0	0.13	0.27	0.29	0.31	0.14	0.29	0.24	0.20	0.30	0.62
骨	Bone	142	0	0	0.13	0.93	0.58	0.31	0.35	0.15	0.48	0.27	0.76	0.44
皮肤的黑色素瘤	Melanoma of skin	48	0	0	0	0	0	0	0	0.07	0.07	0	0.08	0.18
其他的皮肤	Other skin	106	0	0	0	0	0	0	0	0	0.07	0.16	0	0.46	0.53
间皮瘤	Mesothelioma	21	0	0	0	0	0	0	0	0	0	0.08	0.07	0.08	0
卡波西肉瘤	Kaposi sarcoma	5	0	0	0	0	0	0	0	0.07	0	0	0.07	0	0
周围神经、结缔组织、软组织	Peripheral nerve, connective and soft tissue	56	0	0	0	0.13	0	0.24	0.28	0.15	0.24	0.47	0.46	0.18
乳房	Breast	814	0	0	0	0	0	0	0.35	1.25	2.01	4.29	7.16	9.14
肾	Kidney	179	0.80	0.15	0	0	0	0.08	0	0	0.07	0	0.20	0.84	1.06
肾盂	Renal pelvis	35	0	0	0	0	0	0	0	0	0	0	0	0	0.27
输尿管	Ureter	23	0	0	0	0	0	0	0	0	0	0	0	0	0.09
膀胱	Bladder	360	0	0	0	0	0	0	0	0	0.07	0.08	0.07	0.30	0.80
其他的泌尿器官	Other urinary organs	8	0	0	0	0	0	0	0	0	0	0	0	0
眼	Eye	11	0	0.45	0	0.13	0	0	0	0	0	0.07	0	0
脑、神经系统	Brain, nervous system	567	0	1.49	1.16	1.20	0.68	0.47	0.77	0.88	1.36	1.94	3.58	3.99
甲状腺	Thyroid gland	92	0	0	0	0	0	0	0	0	0.07	0	0.13	0.08	0.53
肾上腺	Adrenal gland	38	0	0.30	0	0	0	0	0	0.07	0	0.08	0	0.08	0.09
其他的内分泌腺	Other endocrine gland	25	0	0.15	0.39	0	0.10	0.08	0	0	0	0.07	0.23	0.27
霍奇金病	Hodgkin disease	24	0	0	0	0	0	0.08	0	0	0.16	0.20	0.08	0
非霍奇金淋巴瘤	Non-Hodgkin lymphoma	428	0.80	0.45	0.13	0	0.29	0.55	0.49	0.37	1.04	0.94	1.91	2.40
免疫增生性疾病	Immunoproliferative disease	2	0	0	0	0	0	0	0	0	0	0	0	0
多发性骨髓瘤	Multiple myeloma	187	0	0	0	0	0	0	0	0	0.07	0.16	0.13	0.76	1.33
淋巴样白血病	Lymphoid leukemia	160	2.41	0.74	0	1.46	0.68	0.63	0.49	0.51	0.48	0.20	0.84	0.98
髓样白血病	Myeloid leukemia	360	0.80	0.15	0.52	0	1.45	0.47	0.77	0.73	0.88	0.60	1.68	1.77
白血病，未特指	Leukemia unspecified	198	0.80	0.74	0	0.40	0.48	0.47	0.56	0.29	0.24	0.47	0.99	0.80
其他的或未指明部位	Other and unspecified	862	0	0.45	0.13	0.53	0.10	0.31	0.21	0.51	0.72	2.01	3.20	5.06
所有部位	All sites	26 083	5.63	5.80	2.59	6.11	5.60	6.05	8.97	16.85	33.36	62.08	114.46	188.78
除C44外所有部位	All sites but C44	25 977	5.63	5.80	2.59	6.11	5.60	6.05	8.97	16.78	33.20	62.08	114.00	188.25

Table 5-10 Cancer mortalities in cancer registration areas of Guangdong Province, male and female combined in 2014

Age group							粗率 Crude rate/10⁻⁵	构成比 Proportion/%	35~64岁 截缩率 Truncated rate/10⁻⁵	累积率 Cum.rate/%		中标率 ASR China/10⁻⁵	世标率 ASR World/10⁻⁵	ICD 10
55-	60-	65-	70-	75-	80-	85-				0~64岁	0~74岁			
0	0	0	0.26	0	0	0.63	0.01	0.01	0	0	0	0.01	0.01	C00
1.64	1.54	1.88	3.39	4.06	3.03	1.88	0.69	0.43	0.85	0.03	0.06	0.48	0.47	C01–C02
1.33	1.30	2.05	2.08	4.35	1.30	2.51	0.48	0.30	0.50	0.02	0.04	0.33	0.32	C03–C06
0.41	0.71	0.85	1.30	1.16	2.17	2.51	0.28	0.17	0.29	0.01	0.02	0.19	0.19	C07–C08
0.10	0	0.17	0	0.29	0.87	0.63	0.06	0.04	0.07	0	0	0.04	0.04	C09
0.20	1.07	0.85	0.52	0.87	0.43	0	0.18	0.11	0.26	0.01	0.02	0.12	0.13	C10
19.24	24.16	22.71	26.32	27.58	20.80	11.91	7.92	4.90	12.01	0.41	0.66	5.75	5.57	C11
1.54	1.30	1.37	1.30	2.32	0.43	0	0.47	0.29	0.76	0.03	0.04	0.33	0.33	C12–C13
0.20	0.83	0.34	1.30	1.45	1.30	3.13	0.20	0.13	0.17	0.01	0.01	0.13	0.13	C14
15.66	16.35	21.00	26.32	26.71	28.60	28.83	5.69	3.52	6.97	0.24	0.48	3.83	3.88	C15
14.53	20.73	30.22	43.26	55.44	64.57	65.19	8.32	5.15	7.62	0.27	0.64	5.55	5.45	C16
2.05	2.25	4.44	4.69	8.71	7.37	8.78	1.09	0.67	0.98	0.03	0.08	0.71	0.70	C17
12.08	20.85	29.71	54.46	77.50	123.50	124.74	10.28	6.36	7.19	0.26	0.68	6.47	6.36	C18
9.21	14.57	19.47	34.66	50.80	77.57	67.70	6.67	4.12	5.01	0.18	0.45	4.23	4.14	C19–C20
0.20	0.24	0.68	2.61	3.19	1.73	2.51	0.29	0.18	0.15	0.01	0.02	0.20	0.19	C21
63.96	72.49	88.79	105.54	128.59	137.37	129.13	28.31	17.50	36.61	1.25	2.22	19.83	19.35	C22
3.79	4.50	7.34	13.55	23.51	29.47	28.83	2.42	1.50	1.44	0.05	0.16	1.49	1.47	C23–C24
8.08	11.84	14.00	25.54	32.80	30.33	39.49	4.27	2.64	3.69	0.13	0.33	2.78	2.78	C25
0.61	0.83	1.02	1.30	0.87	2.60	0.63	0.32	0.20	0.40	0.01	0.03	0.22	0.22	C30–C31
2.25	3.20	4.78	6.78	7.55	9.10	10.03	1.25	0.77	1.18	0.04	0.10	0.82	0.83	C32
80.64	110.75	167.17	242.36	334.69	381.77	359.17	44.48	27.50	37.77	1.34	3.39	28.84	28.73	C33–C34
0.82	1.07	1.20	1.82	1.16	2.17	1.25	0.47	0.29	0.49	0.02	0.04	0.38	0.37	C37–C38
1.23	1.54	1.20	2.61	6.97	6.50	6.90	0.88	0.54	0.72	0.04	0.05	0.70	0.66	C40–C41
0.41	0.95	1.37	2.08	2.32	1.30	2.51	0.30	0.18	0.22	0.01	0.03	0.20	0.20	C43
0.72	0.83	1.37	2.61	2.32	9.53	18.18	0.66	0.41	0.40	0.01	0.03	0.38	0.38	C44
0.41	0.24	0.34	1.30	1.16	0	0.63	0.13	0.08	0.13	0	0.01	0.09	0.09	C45
0	0.12	0	0	0	0.43	0.63	0.03	0.02	0.03	0	0	0.02	0.02	C46
0.51	0.36	0.51	1.04	0.87	3.47	1.25	0.35	0.21	0.37	0.02	0.02	0.27	0.24	C47；C49
14.33	14.81	11.27	13.29	11.32	16.90	28.83	5.05	3.12	7.84	0.27	0.39	3.54	3.48	C50
2.35	2.72	3.76	3.91	7.84	8.23	12.54	1.11	0.69	1.03	0.04	0.08	0.71	0.74	C64
0.82	0.36	0.51	1.30	1.16	2.17	2.51	0.22	0.13	0.19	0.01	0.02	0.13	0.14	C65
0.20	0.36	0.34	1.82	0.58	1.73	1.25	0.14	0.09	0.09	0	0.01	0.09	0.09	C66
2.25	3.91	6.32	10.16	21.19	28.17	47.01	2.23	1.38	1.01	0.04	0.12	1.29	1.30	C67
0	0	0	0.26	0.29	1.30	1.88	0.05	0.03	0	0	0	0.02	0.02	C68
0	0.12	0.34	0.26	0.29	0	0.63	0.07	0.04	0.03	0	0.01	0.06	0.09	C69
6.14	7.11	10.25	11.73	16.26	18.20	26.33	3.52	2.17	3.69	0.15	0.26	2.63	2.65	C70–C72
1.02	1.42	2.73	1.82	3.77	6.50	5.64	0.57	0.35	0.44	0.02	0.04	0.36	0.36	C73
0.41	0.71	1.02	1.82	0.87	1.30	1.88	0.24	0.15	0.19	0.01	0.02	0.17	0.18	C74
0.10	0.24	0.51	0.52	0.87	0	0.63	0.16	0.10	0.14	0.01	0.01	0.13	0.15	C75
0.31	0	0.51	1.04	0	2.60	0.63	0.15	0.09	0.12	0	0.01	0.10	0.10	C81
4.20	5.69	10.76	13.03	17.71	16.03	13.79	2.65	1.64	2.41	0.09	0.21	1.89	1.86	C82–C85；C96
0.10	0	0	0	0	0.43	0	0.01	0.01	0.01	0	0	0.01	0.01	C88
2.15	4.15	4.78	6.25	7.84	6.50	4.39	1.16	0.72	1.23	0.04	0.10	0.79	0.79	C90
0.61	1.30	3.07	2.87	3.19	7.80	3.76	0.99	0.61	0.70	0.05	0.08	0.89	0.90	C91
2.56	4.03	7.00	10.68	14.80	15.17	14.42	2.23	1.38	1.75	0.08	0.17	1.66	1.62	C92–C94
2.25	2.01	2.73	5.73	6.68	9.97	6.90	1.23	0.76	1.01	0.05	0.09	0.92	0.93	C95
7.68	13.38	16.56	24.50	35.41	45.07	60.18	5.35	3.30	4.68	0.17	0.38	3.50	3.50	O&U
302.10	394.79	530.70	751.56	1 009.58	1 204.69	1 235.48	161.76	100.00	161.00	5.74	12.15	108.62	107.38	ALL
301.39	393.96	529.33	748.96	1 007.26	1 195.16	1 217.30	161.10	99.59	160.59	5.72	12.12	108.24	106.99	ALLbC44

表5-11 广东省肿瘤登记地区恶性肿瘤死亡主要指标——2014年男性

部位 Site	合计 Total	年龄组											
		0–	1–	5–	10–	15–	20–	25–	30–	35–	40–	45–	50–	55–
唇 Lip	0	0	0	0	0	0	0	0	0	0	0	0	0	0
舌 Tongue	83	0	0	0	0	0	0	0	0.45	0	0.41	1.37	2.79	2.27
口 Mouth	50	0	0	0	0	0	0	0	0.15	0.17	0.14	0.15	1.05	2.07
唾液腺 Salivary gland	27	0	0	0	0	0	0	0	0	0	0.61	0.17	0.21
扁桃体 Tonsil	7	0	0	0	0	0	0	0	0	0	0	0	0.70	0.21
其他的口咽 Other oropharynx	28	0	0	0	0	0	0	0	0	0	0	0.15	1.05	0.41
鼻咽 Nasopharynx	955	0	0	0	0	0	0.30	1.38	2.39	5.64	9.36	16.40	23.05	30.18
喉咽 Hypopharynx	73	0	0	0	0	0	0	0	0	0	0	1.67	2.62	3.10
咽，部位不明 Pharynx unspecified	24	0	0	0	0	0	0	0	0.15	0	0	0	0.35	0.41
食管 Esophagus	796	0	0	0	0	0	0	0	0.15	0.17	2.03	9.11	20.08	29.77
胃 Stomach	842	0	0	0	0	0	0.30	0.14	0.60	1.82	2.98	4.40	9.60	19.84
小肠 Small intestine	99	0	0	0	0	0	0	0	0.15	0.17	0.41	0.91	1.22	2.48
结肠 Colon	911	0	0	0	0	0.18	0.30	0.69	1.05	0.99	2.71	4.71	8.03	16.54
直肠 Rectum	642	0	0	0	0	0	0	0.41	0.30	0.66	2.31	2.58	6.81	11.78
肛门 Anus	30	0	0	0	0	0.18	0	0	0.15	0	0.27	0	0.35	0.21
肝脏 Liver	3 649	0	0.81	0	0.97	0.36	0.76	1.52	8.52	19.06	35.53	55.43	78.74	114.52
胆囊及其他 Gallbladder etc.	187	0	0	0	0	0	0	0	0	0.17	0.27	0.91	1.22	3.51
胰腺 Pancreas	383	0	0	0	0	0.18	0	0.14	0.30	0.50	1.36	2.13	4.36	10.96
鼻、鼻窦及其他 Nose, sinuses etc.	35	0	0	0	0	0	0	0	0.15	0	0.14	0.30	1.05	1.03
喉 Larynx	190	0	0	0	0	0.15	0	0	0.15	0.17	0.41	0.91	3.49	4.55
气管、支气管、肺 Trachea, bronchus and lung	4 913	0	0	0	0.24	0	0.15	0.55	0.45	4.64	11.39	24.30	61.98	113.90
其他的胸腔器官 Other thoracic organs	56	0	0	0.24	0.48	0.54	0.45	0.28	0.45	0.50	0.14	0.61	0.87	1.24
骨 Bone	88	0	0	0.24	0.97	0.90	0.61	0.41	0.15	0.33	0.41	0.76	0.70	2.07
皮肤的黑色素瘤 Melanoma of skin	22	0	0	0	0	0	0	0.14	0.15	0	0	0.15	0	0.21
其他的皮肤 Other skin	67	0	0	0	0	0	0	0	0.15	0.33	0	0.91	0.52	1.03
间皮瘤 Mesothelioma	10	0	0	0	0	0	0	0	0	0.17	0	0	0	0.41
卡波西肉瘤 Kaposi sarcoma	3	0	0	0	0	0	0	0	0	0	0.14	0	0	0
周围神经、结缔组织、软组织 Peripheral nerve, connective and soft tissue	38	0	0	0	0.24	0	0.45	0.41	0.30	0.33	0.41	0.61	0.17	0.62
乳房 Breast	7	0	0	0	0	0	0	0	0	0	0	0.15	0.17	0
阴茎 Penis	15	0	0	0	0	0	0	0	0	0	0	0.15	0.17	0.21
前列腺 Prostate	464	0	0	0	0	0	0	0	0	0	0.14	0.15	0.35	2.07
睾丸 Testis	8	0	0	0	0.24	0	0.30	0	0.15	0	0	0.15	0.17	0
其他的男性生殖器 Other male genital organs	1	0	0	0	0	0	0	0	0	0	0	0	0	0
肾 Kidney	121	0	0	0	0	0	0.15	0	0	0	0.41	1.22	1.40	3.72
肾盂 Renal pelvis	28	0	0	0	0	0	0	0	0	0	0	0	0.35	1.65
输尿管 Ureter	19	0	0	0	0	0	0	0	0	0	0	0	0.17	0.41
膀胱 Bladder	291	0	0	0	0	0	0	0	0.15	0.17	0.14	0.61	1.40	3.51
其他的泌尿器官 Other urinary organs	6	0	0	0	0	0	0	0	0	0	0	0	0	0
眼 Eye	4	0	0	0	0.24	0	0	0	0	0	0	0	0	0
脑、神经系统 Brain, nervous system	298	0	1.36	1.43	1.45	0.72	0.61	0.83	1.05	1.49	2.03	4.40	4.02	6.41
甲状腺 Thyroid gland	35	0	0	0	0	0	0	0	0	0.15	0	0.27	0	0.17	0.83
肾上腺 Adrenal gland	21	0	0	0	0	0	0	0.14	0	0.17	0	0.15	0.17	0.83
其他的内分泌腺 Other endocrine gland	15	0	0.27	0	0	0.18	0.15	0	0	0	0.14	0.15	0.52	0
霍奇金病 Hodgkin disease	15	0	0	0	0	0	0.15	0	0	0	0.27	0.15	0	0.62
非霍奇金淋巴瘤 Non-Hodgkin lymphoma	260	0	0.54	0.24	0	0	0.61	0.83	0.15	1.66	1.36	2.43	2.97	4.96
免疫增生性疾病 Immunoproliferative disease	1	0	0	0	0	0	0	0	0	0	0	0	0	0.21
多发性骨髓瘤 Multiple myeloma	100	0	0	0	0	0	0	0	0	0.33	0.27	0.91	1.40	1.86
淋巴样白血病 Lymphoid leukemia	87	3.00	1.08	0	1.45	0.72	0.61	0.14	0.75	0.66	0.14	0.61	1.05	1.03
髓样白血病 Myeloid leukemia	230	1.50	0.27	0.24	0	1.62	0.76	0.41	0.75	0.99	0.68	2.13	2.62	3.51
白血病，未特指 Leukemia unspecified	111	1.50	0.54	0	0.24	0.72	0.61	0.97	0.30	0.50	0.27	1.06	0.87	1.45
其他的或未指明部位 Other and unspecified	513	0	0.81	0.24	0.24	0.18	0.45	0.14	0.30	1.16	2.03	3.49	7.33	9.92
所有部位 All sites	16 858	6.00	5.69	2.61	6.76	6.47	7.88	9.53	20.03	42.93	78.93	147.02	256.30	416.72
除C44外所有部位 All sites but C44	16 791	6.00	5.69	2.61	6.76	6.47	7.88	9.53	19.88	42.60	78.93	146.10	255.78	415.69

Table 5-11 Cancer mortalities in cancer registration areas of Guangdong Province, male in 2014

Age group						粗率 Crude rate/10⁻⁵	构成比 Proportion/%	35~64岁 截缩率 Truncated rate/10⁻⁵	累积率 Cum.rate/%		中标率 ASR China/10⁻⁵	世标率 ASR World/10⁻⁵	ICD 10
60-	65-	70-	75-	80-	85-				0~64岁	0~74岁			
0	0	0	0	0	0	0	0	0	0	0	0	0	C00
2.70	2.13	7.19	4.43	3.08	1.77	1.02	0.49	1.44	0.05	0.10	0.77	0.75	C01-C02
1.96	2.49	3.32	3.17	2.05	3.55	0.62	0.30	0.78	0.03	0.06	0.45	0.45	C03-C06
1.23	1.42	1.11	1.90	4.11	5.32	0.33	0.16	0.33	0.01	0.02	0.23	0.23	C07-C08
0	0.36	0	0.63	0	0	0.09	0.04	0.14	0	0.01	0.06	0.06	C09
2.21	1.78	1.11	1.90	0	0	0.34	0.17	0.54	0.02	0.03	0.25	0.26	C10
38.07	34.47	41.49	43.05	29.77	24.82	11.77	5.66	18.60	0.63	1.01	8.85	8.61	C11
2.70	2.84	2.21	5.06	1.03	0	0.90	0.43	1.49	0.05	0.08	0.65	0.65	C12-C13
1.23	0.36	2.21	1.90	2.05	7.09	0.30	0.14	0.27	0.01	0.02	0.21	0.21	C14
30.94	40.52	44.25	47.48	40.03	46.10	9.81	4.72	13.26	0.46	0.89	7.02	7.13	C15
30.45	43.00	63.62	70.90	91.35	108.15	10.37	4.99	9.82	0.35	0.88	7.36	7.38	C16
2.70	5.33	5.53	11.39	8.21	12.41	1.22	0.59	1.15	0.04	0.09	0.87	0.85	C17
23.58	38.38	70.81	92.42	154.99	148.93	11.22	5.40	8.10	0.29	0.84	7.81	7.68	C18
21.86	29.50	44.25	65.20	104.70	81.56	7.91	3.81	6.51	0.23	0.60	5.48	5.42	C19-C20
0.25	1.07	3.32	5.06	2.05	5.32	0.37	0.18	0.17	0.01	0.03	0.28	0.26	C21
127.95	149.63	158.76	181.04	198.10	198.57	44.96	21.65	65.28	2.22	3.76	33.32	32.59	C22
4.67	7.82	11.06	25.95	31.82	37.23	2.30	1.11	1.51	0.05	0.15	1.55	1.53	C23-C24
14.49	13.86	31.53	38.61	35.93	40.78	4.72	2.27	4.76	0.17	0.40	3.35	3.34	C25
1.72	1.78	1.11	1.90	3.08	0	0.43	0.21	0.61	0.02	0.04	0.31	0.31	C30-C31
6.14	9.60	13.28	15.83	21.56	24.82	2.34	1.13	2.23	0.08	0.19	1.65	1.66	C32
171.42	253.76	362.88	502.61	568.65	549.63	60.53	29.14	54.62	1.95	5.03	42.56	42.52	C33-C34
1.96	2.13	2.21	1.27	2.05	1.77	0.69	0.33	0.79	0.04	0.06	0.61	0.59	C37-C38
1.47	1.42	2.77	8.86	10.26	12.41	1.08	0.52	0.86	0.05	0.07	0.88	0.85	C40-C41
1.23	1.07	3.32	1.27	0	3.55	0.27	0.13	0.21	0.01	0.03	0.21	0.22	C43
1.23	2.49	3.87	3.80	15.40	17.73	0.83	0.40	0.62	0.02	0.05	0.57	0.56	C44
0.49	0.36	1.11	1.27	0	0	0.12	0.06	0.15	0.01	0.01	0.10	0.09	C45
0	0	0	0	1.03	1.77	0.04	0.02	0.03	0	0	0.02	0.02	C46
0.74	0.36	1.11	1.27	7.19	1.77	0.47	0.23	0.46	0.02	0.03	0.38	0.34	C47; C49
0	0.71	0.55	0.63	1.03	0	0.09	0.04	0.06	0	0.01	0.07	0.06	C50
0.98	0	0.55	1.27	1.03	7.09	0.18	0.09	0.21	0.01	0.01	0.12	0.13	C60
5.16	15.99	33.74	77.23	112.91	161.34	5.72	2.75	1.04	0.04	0.29	3.66	3.62	C61
0	0.36	0	0	0	1.77	0.10	0.05	0.06	0.01	0.01	0.10	0.09	C62
0	0	0	0	1.03	0	0.01	0.01	0	0	0	0.01	0.01	C63
4.17	6.04	4.98	10.76	12.32	19.50	1.49	0.72	1.56	0.06	0.11	1.02	1.04	C64
0.74	1.07	2.21	1.90	3.08	3.55	0.34	0.17	0.36	0.01	0.03	0.24	0.24	C65
0.49	0.71	2.77	1.27	4.11	1.77	0.23	0.11	0.14	0.01	0.02	0.17	0.16	C66
7.61	11.37	16.04	39.25	55.43	90.42	3.59	1.73	1.84	0.07	0.20	2.34	2.36	C67
0	0	0.55	0.63	2.05	3.55	0.07	0.04	0	0	0	0.04	0.05	C68
0	0.36	0	0.63	0	1.77	0.05	0.02	0	0	0	0.05	0.05	C69
8.84	10.66	11.06	14.56	24.63	35.46	3.67	1.77	4.15	0.17	0.28	2.89	2.92	C70-C72
1.72	2.13	1.66	3.80	4.11	1.77	0.43	0.21	0.41	0.02	0.03	0.31	0.30	C73
0.98	0.71	2.21	0.63	0	3.55	0.26	0.12	0.32	0.01	0.03	0.20	0.20	C74
0.49	1.07	0.55	0.63	0	0	0.18	0.09	0.20	0.01	0.02	0.15	0.17	C75
0	0.71	0.55	0	4.11	1.77	0.18	0.09	0.16	0.01	0.01	0.13	0.12	C81
7.37	15.64	13.28	24.05	23.61	17.73	3.20	1.54	3.12	0.11	0.26	2.39	2.35	C82-C85; C96
0	0	0	0	0	0	0.01	0.01	0.03	0	0	0.01	0.01	C88
4.42	5.69	7.74	8.23	9.24	5.32	1.23	0.59	1.33	0.05	0.11	0.90	0.89	C90
1.72	4.98	3.87	3.80	6.16	1.77	1.07	0.52	0.80	0.05	0.10	0.99	1.03	C91
5.40	8.89	16.04	20.26	23.61	30.14	2.83	1.36	2.31	0.10	0.22	2.16	2.14	C92-C94
2.21	3.20	7.19	8.86	15.40	10.64	1.37	0.66	0.97	0.05	0.10	1.08	1.08	C95
18.91	20.97	33.19	46.21	57.48	72.69	6.32	3.04	6.20	0.23	0.50	4.49	4.53	O&U
564.61	759.15	1 042.19	1 402.76	1 699.79	1 806.67	207.70	100.00	220.00	7.83	16.83	149.31	148.12	ALL
563.38	756.66	1 038.31	1 398.96	1 684.39	1 788.94	206.87	99.60	219.39	7.81	16.78	148.75	147.56	ALLbC44

表5-12 广东省肿瘤登记地区恶性肿瘤死亡主要指标——2014年女性

部位	Site	合计 Total	0–	1–	5–	10–	15–	20–	25–	30–	35–	40–	45–	50–	55–
唇	Lip	2	0	0	0	0	0	0	0	0	0	0	0	0	0
舌	Tongue	28	0	0	0	0	0	0	0	0	0	0.13	0.15	0.18	1.01
口	Mouth	28	0	0	0	0	0	0	0	0	0.16	0	0	0.18	0.61
唾液腺	Salivary gland	18	0	0	0	0	0	0.16	0	0.14	0.16	0.13	0.31	0.18	0.61
扁桃体	Tonsil	3	0	0	0	0	0	0	0	0	0	0	0	0	0
其他的口咽	Other oropharynx	1	0	0	0	0	0	0	0	0	0	0	0	0	0
鼻咽	Nasopharynx	322	0	0	0	0	0	0.16	0.71	1.01	1.86	2.92	4.74	7.21	8.51
喉咽	Hypopharynx	2	0	0	0	0	0	0	0	0	0	0	0	0.18	0
咽，部位不明	Pharynx unspecified	9	0	0	0	0	0	0	0	0	0	0.13	0	0	0
食管	Esophagus	122	0	0	0	0	0	0	0	0	0	0.27	0.46	0.36	1.82
胃	Stomach	500	0	0	0	0	0	0.33	0.71	1.29	3.11	3.58	3.67	4.87	9.32
小肠	Small intestine	76	0	0	0	0	0	0	0	0	0	0.40	0.61	1.08	1.62
结肠	Colon	747	0	0	0	0	0.21	0.16	0.43	0.57	1.71	2.52	4.59	7.76	7.70
直肠	Rectum	433	0	0	0	0	0	0	0.57	1.01	0.78	1.99	2.29	4.51	6.69
肛门	Anus	17	0	0	0	0	0	0.16	0	0	0	0.13	0.31	0	0.20
肝脏	Liver	916	0	0.66	0	0.59	0.42	0.16	0.57	1.72	2.80	4.51	6.58	7.94	14.39
胆囊及其他	Gallbladder etc.	204	0	0	0	0	0	0	0	0	0	0	0.31	1.44	4.05
胰腺	Pancreas	305	0	0	0	0	0	0	0.14	0	0.47	0.13	1.68	1.98	5.27
鼻、鼻窦及其他	Nose, sinuses etc.	16	0	0	0	0	0	0.16	0	0	0	0.13	0.31	0.54	0.20
喉	Larynx	11	0	0	0	0	0	0	0	0	0	0	0.15	0.36	0
气管、支气管、肺	Trachea, bronchus and lung	2 260	0	0	0	0	0.21	0.16	0.28	0.86	2.18	6.50	14.38	23.63	48.04
其他的胸腔器官	Other thoracic organs	19	0	0	0	0	0	0.16	0	0.14	0	0.27	0	0.36	0.41
骨	Bone	54	0	0	0	0.89	0.21	0	0.28	0.14	0.62	0.13	0.76	0.18	0.41
皮肤的黑色素瘤	Melanoma of skin	26	0	0	0	0	0	0	0	0	0	0	0	0.36	0.61
其他的皮肤	Other skin	39	0	0	0	0	0	0	0	0	0	0	0	0.54	0.41
间皮瘤	Mesothelioma	11	0	0	0	0	0	0	0	0	0	0.13	0.15	0	0.41
卡波西肉瘤	Kaposi sarcoma	2	0	0	0	0	0	0	0.14	0	0	0	0	0	0
周围神经、结缔组织、软组织	Peripheral nerve, connective and soft tissue	18	0	0	0	0	0	0	0.14	0	0.16	0.53	0.31	0.18	0.41
乳房	Breast	807	0	0	0	0	0	0	0.71	2.44	3.88	8.48	14.22	18.40	28.38
外阴	Vulva	18	0	0	0	0	0	0	0	0	0	0.13	0	0.18	0
阴道	Vagina	13	0	0	0	0	0	0	0	0.16	0	0	0.15	0.36	0.41
子宫颈	Cervix uteri	318	0	0	0	0	0	0	0.28	0.43	1.86	3.18	6.88	9.56	9.53
子宫体	Corpus uteri	131	0	0	0	0	0	0	0	0	0.16	0.93	1.68	3.97	5.47
子宫，部位不明	Uterus unspecified	73	0	0	0	0	0	0	0	0	0	0.16	0.40	1.22	2.16	1.82
卵巢	Ovary	259	0	0	0	0	0.21	0.33	0.14	0.29	0.78	1.86	3.82	5.95	5.47
其他的女性生殖器	Other female genital organs	13	0	0	0	0	0	0	0	0.14	0	0	0.15	0.18	0.41
胎盘	Placenta	0	0	0	0	0	0	0	0	0	0	0	0	0	0
肾	Kidney	58	1.74	0.33	0	0	0	0	0	0.14	0	0	0.46	0.72	1.01
肾盂	Renal pelvis	7	0	0	0	0	0	0	0	0	0	0	0	0.18	0
输尿管	Ureter	4	0	0	0	0	0	0	0	0	0	0	0	0	0
膀胱	Bladder	69	0	0	0	0	0	0	0	0	0	0	0	0.18	1.01
其他的泌尿器官	Other urinary organs	2	0	0	0	0	0	0	0	0	0	0	0	0	0
眼	Eye	7	0	0.99	0	0	0	0	0	0	0	0.13	0	0	0
脑、神经系统	Brain, nervous system	269	0	1.65	0.85	0.89	0.63	0.33	0.71	0.72	1.24	1.86	2.75	3.97	5.88
甲状腺	Thyroid gland	57	0	0	0	0	0	0	0	0	0	0	0.15	0.90	1.22
肾上腺	Adrenal gland	17	0	0.66	0	0	0	0	0	0	0	0	0	0	0
其他的内分泌腺	Other endocrine gland	10	0	0	0.85	0	0	0	0	0	0	0	0.31	0	0.20
霍奇金病	Hodgkin disease	9	0	0	0	0	0	0	0	0	0	0.31	0.13	0	0
非霍奇金淋巴瘤	Non-Hodgkin lymphoma	168	1.74	0.33	0	0	0.63	0.49	0.14	0.57	0.47	0.53	1.38	1.80	3.45
免疫增生性疾病	Immunoproliferative disease	1	0	0	0	0	0	0	0	0	0	0	0	0	0
多发性骨髓瘤	Multiple myeloma	87	0	0	0	0	0	0	0	0	0.14	0	0.61	1.26	2.43
淋巴样白血病	Lymphoid leukemia	73	1.74	0.33	0	1.48	0.63	0.65	0.85	0.29	0.31	0.27	1.07	0.90	0.20
髓样白血病	Myeloid leukemia	130	0	0	0.85	0	1.25	0.16	1.14	0.72	0.78	0.53	1.22	0.90	1.62
白血病，未特指	Leukemia unspecified	87	0	0.99	0	0.59	0.21	0.33	0	0.29	0	0.66	0.92	0.72	3.04
其他的或未指明部位	Other and unspecified	349	0	0	0	0.89	0	0.16	0.28	0.72	0.31	1.99	2.91	2.71	5.47
所有部位	All sites	9 225	5.21	5.94	2.56	5.31	4.59	4.08	8.40	13.80	24.39	45.60	81.67	119.04	189.71
除C44外所有部位	All sites but C44	9 186	5.21	5.94	2.56	5.31	4.59	4.08	8.40	13.80	24.39	45.60	81.67	118.49	189.31

Table 5-12 Cancer mortalities in cancer registration areas of Guangdong Province, female in 2014

Age group						Crude rate/10^{-5}	Proportion/%	35~64岁 Truncated rate/10^{-5}	Cum.rate/% 0~64岁	Cum.rate/% 0~74岁	ASR China/10^{-5}	ASR World/10^{-5}	ICD 10
60-	65-	70-	75-	80-	85-								
0	0	0.49	0	0	0.97	0.02	0.02	0	0	0	0.01	0.01	C00
0.46	1.64	0	3.75	3.00	1.94	0.35	0.30	0.27	0.01	0.02	0.20	0.20	C01-C02
0.69	1.64	0.99	5.36	0.75	1.94	0.35	0.30	0.23	0.01	0.02	0.21	0.21	C03-C06
0.23	0.33	1.48	0.54	0.75	0.97	0.22	0.20	0.25	0.01	0.02	0.16	0.15	C07-C08
0	0	0	0	1.50	0.97	0.04	0.03	0	0	0	0.01	0.01	C09
0	0	0	0	0.75	0	0.01	0.01	0	0	0	0	0	C10
11.21	11.83	12.81	14.48	14.25	4.85	4.02	3.49	5.55	0.19	0.31	2.81	2.70	C11
0	0	0.49	0	0	0	0.02	0.02	0.03	0	0	0.02	0.02	C12-C13
0.46	0.33	0.49	1.07	0.75	0.97	0.11	0.10	0.08	0	0.01	0.07	0.07	C14
2.75	2.96	10.35	9.11	20.25	19.39	1.52	1.32	0.79	0.03	0.09	0.83	0.83	C15
11.67	18.40	25.13	42.35	45.00	41.69	6.24	5.42	5.50	0.19	0.41	3.97	3.78	C16
1.83	3.62	3.94	6.43	6.75	6.79	0.95	0.82	0.82	0.03	0.07	0.58	0.57	C17
18.30	21.69	39.91	64.87	100.49	111.51	9.33	8.10	6.31	0.22	0.53	5.32	5.22	C18
7.78	10.19	26.11	38.60	57.75	60.12	5.41	4.69	3.57	0.13	0.31	3.14	3.02	C19-C20
0.23	0.33	1.97	1.61	1.50	0.97	0.21	0.18	0.14	0.01	0.02	0.14	0.13	C21
20.82	32.54	58.14	84.17	92.99	91.15	11.44	9.93	8.51	0.31	0.76	7.08	6.86	C22
4.35	6.90	15.77	21.44	27.75	24.24	2.55	2.21	1.38	0.05	0.16	1.44	1.42	C23-C24
9.38	14.13	20.20	27.88	26.25	38.79	3.81	3.31	2.65	0.10	0.27	2.25	2.27	C25
0	0.33	1.48	0	2.25	0.97	0.20	0.17	0.20	0.01	0.02	0.13	0.13	C30-C31
0.46	0.33	0.99	0.54	0	1.94	0.14	0.12	0.15	0	0.01	0.09	0.09	C32
54.23	87.09	135.00	192.47	245.24	255.02	28.22	24.50	21.47	0.75	1.86	16.65	16.50	C33-C34
0.23	0.33	1.48	1.07	2.25	0.97	0.24	0.21	0.19	0.01	0.02	0.16	0.15	C37-C38
1.60	0.99	2.46	5.36	3.75	3.88	0.67	0.59	0.58	0.03	0.04	0.53	0.48	C40-C41
0.69	1.64	0.99	3.22	2.25	1.94	0.32	0.28	0.23	0.01	0.02	0.19	0.19	C43
0.46	0.33	1.48	1.07	5.25	18.42	0.49	0.42	0.20	0.01	0.02	0.20	0.23	C44
0	0.33	1.48	1.07	0	0.97	0.14	0.12	0.11	0	0.01	0.09	0.09	C45
0.23	0	0	0	0	0	0.02	0.02	0.03	0	0	0.02	0.02	C46
0	0.66	0.99	0.54	0.75	0.97	0.22	0.20	0.27	0.01	0.02	0.16	0.15	C47；C49
28.60	21.03	24.64	20.37	28.50	44.60	10.08	8.75	15.47	0.53	0.75	6.83	6.69	C50
0.69	0.33	2.46	0	2.25	3.88	0.22	0.20	0.14	0	0.02	0.13	0.13	C51
0.23	0.33	0	0.54	0.75	2.91	0.16	0.14	0.20	0.01	0.01	0.10	0.10	C52
10.52	12.16	6.90	6.97	11.25	6.79	3.97	3.45	6.44	0.21	0.31	2.78	2.71	C53
5.26	2.96	3.94	6.97	3.75	4.85	1.64	1.42	2.56	0.09	0.12	1.07	1.07	C54
3.43	2.63	2.96	1.61	4.50	1.94	0.91	0.79	1.37	0.05	0.07	0.61	0.61	C55
8.47	10.85	12.32	13.40	11.25	13.57	3.23	2.81	4.01	0.14	0.25	2.17	2.15	C56
0.23	0.66	0.49	0.54	1.50	0.97	0.16	0.14	0.14	0.01	0.01	0.11	0.10	C57
0	0	0	0	0	0	0	0	0	0	0	0	0	C58
1.37	1.64	2.96	5.36	5.25	8.73	0.72	0.63	0.51	0.02	0.04	0.44	0.47	C64
0	0	0.49	0.54	1.50	1.94	0.09	0.08	0.03	0	0	0.04	0.04	C65
0.23	0	0.99	0	0	0.97	0.05	0.04	0.03	0	0.01	0.03	0.03	C66
0.46	1.64	4.93	5.90	8.25	23.27	0.86	0.75	0.22	0.01	0.04	0.41	0.43	C67
0	0	0	0	0.75	0.97	0.02	0.02	0	0	0	0.01	0.01	C68
0.23	0.33	0.49	0	0	0	0.09	0.08	0.06	0.01	0.01	0.08	0.13	C69
5.49	9.86	12.32	17.69	13.50	21.33	3.36	2.92	3.24	0.13	0.24	2.38	2.40	C70-C72
1.14	3.29	1.97	3.75	8.25	7.76	0.71	0.62	0.48	0.02	0.04	0.40	0.40	C73
0.46	1.31	1.48	1.07	2.25	0.97	0.21	0.18	0.06	0	0.02	0.14	0.18	C74
0	0	0.49	1.07	0	0.97	0.12	0.11	0.09	0	0.01	0.12	0.14	C75
0	0.33	1.48	0	1.50	0	0.11	0.10	0.09	0	0.01	0.09	0.07	C81
4.12	6.24	12.81	12.33	10.50	11.64	2.10	1.82	1.73	0.07	0.17	1.43	1.43	C82-C85；C96
0	0	0	0	0.75	0	0.01	0.01	0	0	0	0	0	C88
3.89	3.94	4.93	7.51	4.50	3.88	1.09	0.94	1.14	0.04	0.09	0.69	0.70	C90
0.92	1.31	1.97	2.68	9.00	4.85	0.91	0.79	0.61	0.04	0.06	0.78	0.76	C91
2.75	5.26	5.91	10.19	9.00	5.82	1.62	1.41	1.20	0.06	0.12	1.22	1.17	C92-C94
1.83	2.30	4.43	4.83	6.00	4.85	1.09	0.94	1.05	0.05	0.08	0.78	0.81	C95
8.24	12.49	16.75	26.27	36.00	53.33	4.36	3.78	3.21	0.12	0.26	2.61	2.57	O&U
236.58	319.45	492.71	676.58	842.95	923.10	115.19	100.00	103.56	3.71	7.77	71.92	70.81	ALL
236.12	319.12	491.23	675.51	837.70	904.67	114.71	99.58	103.36	3.70	7.75	71.71	70.58	ALLbC44

表5-13 广州市恶性肿瘤发病主要指标——2014年

部位	Site	合计 Both sexes							男性 Male		
		例数 Cases	粗率 Crude rate/10^{-5}	构成比 Proportion/%	35~64岁 截缩率 Truncated rate/10^{-5}	累积率 Cum.rate/% 0~64岁	0~74岁	中标率 ASR China/10^{-5}	世标率 ASR World/10^{-5}	例数 Cases	粗率 Crude rate/10^{-5}	构成比 Proportion/%
唇	Lip	5	0.06	0.02	0.03	0	0.01	0.04	0.04	3	0.07	0.02
舌	Tongue	128	1.52	0.50	1.99	0.07	0.13	1.03	1.03	84	1.99	0.62
口	Mouth	131	1.56	0.51	1.71	0.06	0.13	1.06	1.07	79	1.87	0.58
唾液腺	Salivary gland	80	0.95	0.31	1.15	0.05	0.06	0.69	0.67	40	0.95	0.29
扁桃体	Tonsil	19	0.23	0.07	0.35	0.01	0.02	0.15	0.15	12	0.28	0.09
其他的口咽	Other oropharynx	22	0.26	0.09	0.35	0.01	0.02	0.17	0.17	20	0.47	0.15
鼻咽	Nasopharynx	1 047	12.47	4.10	21.07	0.73	0.96	9.64	8.94	790	18.67	5.83
喉咽	Hypopharynx	67	0.80	0.26	1.46	0.05	0.06	0.54	0.55	61	1.44	0.45
咽，部位不明	Pharynx unspecified	18	0.21	0.07	0.35	0.01	0.02	0.15	0.15	18	0.43	0.13
食管	Esophagus	480	5.71	1.88	6.80	0.23	0.45	3.71	3.70	409	9.67	3.02
胃	Stomach	996	11.86	3.90	12.47	0.44	0.89	7.76	7.53	613	14.49	4.52
小肠	Small intestine	106	1.26	0.41	1.33	0.05	0.10	0.86	0.83	58	1.37	0.43
结肠	Colon	2 190	26.07	8.57	22.21	0.79	1.84	16.38	16.08	1 186	28.03	8.75
直肠	Rectum	1 226	14.60	4.80	13.79	0.49	1.12	9.41	9.26	743	17.56	5.48
肛门	Anus	39	0.46	0.15	0.54	0.02	0.03	0.30	0.29	25	0.59	0.18
肝脏	Liver	2 410	28.69	9.43	38.02	1.31	2.19	19.68	19.09	1 934	45.71	14.26
胆囊及其他	Gallbladder etc.	266	3.17	1.04	2.31	0.08	0.21	1.89	1.86	131	3.10	0.97
胰腺	Pancreas	460	5.48	1.80	4.75	0.17	0.40	3.37	3.40	238	5.63	1.75
鼻、鼻窦及其他	Nose, sinuses etc.	49	0.58	0.19	0.68	0.03	0.05	0.43	0.40	36	0.85	0.27
喉	Larynx	204	2.43	0.80	2.85	0.10	0.21	1.62	1.61	190	4.49	1.40
气管、支气管、肺	Trachea, bronchus and lung	4 758	56.65	18.61	51.56	1.83	4.20	35.44	35.29	3 156	74.59	23.27
其他的胸腔器官	Other thoracic organs	96	1.14	0.38	1.30	0.06	0.08	0.92	0.90	58	1.37	0.43
骨	Bone	83	0.99	0.32	1.04	0.05	0.07	0.81	0.81	47	1.11	0.35
皮肤的黑色素瘤	Melanoma of skin	45	0.54	0.18	0.62	0.02	0.04	0.36	0.36	22	0.52	0.16
其他的皮肤	Other skin	354	4.21	1.38	3.10	0.11	0.29	2.70	2.63	187	4.42	1.38
间皮瘤	Mesothelioma	25	0.30	0.10	0.41	0.01	0.02	0.20	0.20	12	0.28	0.09
卡波西肉瘤	Kaposi sarcoma	0	0	0	0	0	0	0	0	0	0	0
周围神经、结缔组织、软组织	Peripheral nerve, connective and soft tissue	148	1.76	0.58	1.92	0.08	0.12	1.41	1.34	72	1.70	0.53
乳房	Breast	2 395	28.51	9.37	50.04	1.61	2.20	21.13	19.87	18	0.43	0.13
外阴	Vulva	25	0.30	0.10	0.23	0.01	0.02	0.19	0.19	0	0	0
阴道	Vagina	13	0.15	0.05	0.17	0.01	0.01	0.11	0.10	0	0	0
子宫颈	Cervix uteri	610	7.26	2.39	13.06	0.43	0.55	5.43	5.06	0	0	0
子宫体	Corpus uteri	590	7.02	2.31	13.54	0.44	0.53	5.15	4.90	0	0	0
子宫，部位不明	Uterus unspecified	58	0.69	0.23	0.82	0.03	0.05	0.47	0.46	0	0	0
卵巢	Ovary	315	3.75	1.23	5.43	0.21	0.28	2.84	2.72	0	0	0
其他的女性生殖器	Other female genital organs	19	0.23	0.07	0.35	0.01	0.02	0.17	0.16	0	0	0
胎盘	Placenta	2	0.02	0.01	0.03	0	0	0.03	0.03			
阴茎	Penis	28	0.33	0.11	0.33	0.01	0.02	0.22	0.20	28	0.66	0.21
前列腺	Prostate	766	9.12	3.00	2.82	0.11	0.61	5.32	5.18	766	18.10	5.65
睾丸	Testis	37	0.44	0.14	0.31	0.03	0.03	0.43	0.43	37	0.87	0.27
其他的男性生殖器	Other male genital organs	21	0.25	0.08	0.31	0.01	0.01	0.16	0.15	21	0.50	0.15
肾	Kidney	289	3.44	1.13	4.63	0.16	0.26	2.41	2.40	198	4.68	1.46
肾盂	Renal pelvis	42	0.50	0.16	0.45	0.02	0.03	0.29	0.30	31	0.73	0.23
输尿管	Ureter	37	0.44	0.14	0.23	0.01	0.04	0.28	0.27	25	0.59	0.18
膀胱	Bladder	473	5.63	1.85	3.88	0.14	0.38	3.48	3.37	368	8.70	2.71
其他的泌尿器官	Other urinary organs	23	0.27	0.09	0.14	0.01	0.02	0.17	0.17	14	0.33	0.10
眼	Eye	25	0.30	0.10	0.13	0.02	0.03	0.29	0.51	13	0.31	0.10
脑、神经系统	Brain, nervous system	983	11.70	3.85	12.58	0.52	0.86	8.56	8.38	389	9.19	2.87
甲状腺	Thyroid gland	1 480	17.62	5.79	27.59	1.08	1.22	15.25	13.12	379	8.96	2.79
肾上腺	Adrenal gland	23	0.27	0.09	0.17	0.02	0.03	0.26	0.33	9	0.21	0.07
其他的内分泌腺	Other endocrine gland	14	0.17	0.05	0.17	0.01	0.02	0.17	0.18	7	0.17	0.05
霍奇金病	Hodgkin disease	27	0.32	0.11	0.28	0.02	0.03	0.30	0.30	15	0.35	0.11
非霍奇金淋巴瘤	Non-Hodgkin lymphoma	554	6.60	2.17	7.07	0.28	0.51	4.82	4.66	319	7.54	2.35
免疫增生性疾病	Immunoproliferative disease	2	0.02	0.01	0	0	0	0.02	0.01	2	0.05	0.01
多发性骨髓瘤	Multiple myeloma	180	2.14	0.70	1.85	0.07	0.19	1.40	1.40	91	2.15	0.67
淋巴样白血病	Lymphoid leukemia	131	1.56	0.51	1.15	0.09	0.12	1.42	1.72	74	1.75	0.55
髓样白血病	Myeloid leukemia	343	4.08	1.34	4.15	0.19	0.30	3.16	3.09	199	4.70	1.47
白血病，未特指	Leukemia unspecified	62	0.74	0.24	0.58	0.03	0.05	0.54	0.62	37	0.87	0.27
其他的或未指明部位	Other and unspecified	543	6.46	2.12	5.80	0.22	0.45	4.16	4.18	298	7.04	2.20
所有部位	All sites	25 562	304.33	100.00	352.47	12.62	22.62	209.37	202.84	13 562	320.55	100.00
除C44外所有部位	All sites but C44	25 208	300.12	98.62	349.36	12.50	22.33	206.67	200.20	13 375	316.13	98.62

Table 5-13 Incidences of cancer in Guangzhou City, 2014

35~64岁截缩率 Truncated rate/10⁻⁵	累积率 Cum.rate/% 0~64岁	累积率 Cum.rate/% 0~74岁	中标率 ASR China/10⁻⁵	世标率 ASR World/10⁻⁵	女性 Female 例数 Cases	粗率 Crude rate/10⁻⁵	构成比 Proportion/%	35~64岁截缩率 Truncated rate/10⁻⁵	累积率 Cum.rate/% 0~64岁	累积率 Cum.rate/% 0~74岁	中标率 ASR China/10⁻⁵	世标率 ASR World/10⁻⁵	ICD 10
0.05	0	0.01	0.05	0.05	2	0.05	0.02	0	0	0	0.03	0.03	C00
2.67	0.09	0.17	1.42	1.41	44	1.06	0.37	1.31	0.04	0.08	0.66	0.66	C01-C02
2.60	0.09	0.16	1.28	1.30	52	1.25	0.43	0.81	0.03	0.11	0.84	0.85	C03-C06
1.08	0.05	0.07	0.73	0.69	40	0.96	0.33	1.23	0.04	0.06	0.66	0.64	C07-C08
0.48	0.02	0.03	0.20	0.21	7	0.17	0.06	0.22	0.01	0.01	0.10	0.10	C09
0.66	0.02	0.04	0.32	0.33	2	0.05	0.02	0.05	0	0	0.03	0.03	C10
32.29	1.10	1.48	14.65	13.64	257	6.17	2.14	9.92	0.36	0.46	4.71	4.32	C11
2.72	0.09	0.12	1.00	1.03	6	0.14	0.05	0.21	0.01	0.01	0.09	0.08	C12-C13
0.70	0.02	0.04	0.29	0.30	0	0	0	0	0	0	0	0	C14
12.54	0.43	0.82	6.63	6.59	71	1.70	0.59	1.06	0.04	0.10	0.91	0.91	C15
15.62	0.55	1.18	9.81	9.70	383	9.19	3.19	9.40	0.33	0.62	5.89	5.55	C16
1.34	0.05	0.12	0.99	0.93	48	1.15	0.40	1.31	0.05	0.08	0.73	0.72	C17
24.75	0.88	2.15	18.81	18.51	1 004	24.09	8.37	19.72	0.69	1.55	14.19	13.90	C18
17.10	0.61	1.43	11.92	11.81	483	11.59	4.03	10.52	0.37	0.83	7.09	6.91	C19-C20
0.75	0.03	0.05	0.41	0.40	14	0.34	0.12	0.33	0.01	0.02	0.20	0.19	C21
66.59	2.28	3.67	32.76	31.88	476	11.42	3.97	9.55	0.34	0.75	7.01	6.71	C22
2.54	0.09	0.21	1.99	1.96	135	3.24	1.13	2.08	0.08	0.21	1.81	1.79	C23-C24
5.41	0.19	0.44	3.73	3.79	222	5.33	1.85	4.10	0.15	0.37	3.05	3.06	C25
0.96	0.04	0.07	0.68	0.61	13	0.31	0.11	0.40	0.01	0.02	0.19	0.20	C30-C31
5.30	0.19	0.40	3.11	3.10	14	0.34	0.12	0.43	0.01	0.02	0.21	0.20	C32
69.15	2.48	5.94	49.45	49.48	1 602	38.43	13.35	34.26	1.19	2.56	22.63	22.34	C33-C34
1.63	0.08	0.10	1.17	1.18	38	0.91	0.32	0.98	0.04	0.06	0.66	0.62	C37-C38
1.16	0.06	0.07	0.95	0.92	36	0.86	0.30	0.92	0.04	0.07	0.66	0.67	C40-C41
0.58	0.02	0.04	0.35	0.36	23	0.55	0.19	0.65	0.02	0.04	0.38	0.36	C43
3.10	0.12	0.34	3.02	2.96	167	4.01	1.39	3.09	0.11	0.25	2.42	2.35	C44
0.56	0.02	0.02	0.20	0.20	13	0.31	0.11	0.26	0.01	0.02	0.20	0.19	C45
0	0	0	0	0	0	0	0	0	0	0	0	0	C46
1.79	0.08	0.11	1.34	1.27	76	1.82	0.63	2.04	0.09	0.13	1.49	1.43	C47；C49
0.45	0.01	0.04	0.32	0.29	2 377	57.02	19.81	99.50	3.20	4.31	41.54	39.05	C50
0	0	0	0	0	25	0.60	0.21	0.46	0.02	0.04	0.37	0.36	C51
0	0	0	0	0	13	0.31	0.11	0.34	0.01	0.02	0.22	0.20	C52
0	0	0	0	0	610	14.63	5.08	26.11	0.85	1.08	10.77	10.04	C53
0	0	0	0	0	590	14.15	4.92	27.17	0.88	1.06	10.27	9.78	C54
0	0	0	0	0	58	1.39	0.48	1.65	0.06	0.11	0.93	0.91	C55
0	0	0	0	0	315	7.56	2.63	10.87	0.42	0.55	5.67	5.42	C56
0	0	0	0	0	19	0.46	0.16	0.70	0.02	0.04	0.33	0.32	C57
0	0	0	0	0	2	0.05	0.02	0.06	0	0	0.06	0.03	C58
0.66	0.02	0.04	0.46	0.42	0	0	0	0	0	0	0	0	C60
5.72	0.21	1.27	11.45	11.21	0	0	0	0	0	0	0	0	C61
0.63	0.05	0.06	0.84	0.84	0	0	0	0	0	0	0	0	C62
0.62	0.02	0.03	0.32	0.31	0	0	0	0	0	0	0	0	C63
6.54	0.22	0.37	3.37	3.32	91	2.18	0.76	2.72	0.10	0.15	1.50	1.54	C64
0.75	0.03	0.06	0.47	0.48	11	0.26	0.09	0.17	0.01	0.01	0.13	0.13	C65
0.42	0.02	0.04	0.38	0.37	12	0.29	0.10	0.05	0	0.03	0.19	0.19	C66
6.03	0.21	0.62	5.70	5.57	105	2.52	0.88	1.77	0.07	0.16	1.52	1.45	C67
0.22	0.01	0.02	0.21	0.20	9	0.22	0.08	0.05	0	0.02	0.15	0.14	C68
0.10	0.02	0.03	0.29	0.56	12	0.29	0.10	0.16	0.02	0.03	0.28	0.44	C69
10.35	0.43	0.69	7.02	6.92	594	14.25	4.95	14.79	0.60	1.01	10.04	9.78	C70-C72
14.96	0.55	0.62	7.90	6.66	1 101	26.41	9.18	40.12	1.61	1.82	22.59	19.59	C73
0.05	0.01	0.02	0.22	0.29	14	0.34	0.12	0.28	0.02	0.03	0.30	0.38	C74
0.18	0.01	0.01	0.18	0.19	7	0.17	0.06	0.16	0.01	0.02	0.15	0.16	C75
0.46	0.02	0.03	0.35	0.30	12	0.29	0.10	0.10	0.02	0.03	0.31	0.30	C81
8.11	0.31	0.61	5.59	5.49	235	5.64	1.96	6.03	0.24	0.42	4.12	3.88	C82-C85；C96
0	0	0	0.03	0.03	0	0	0	0	0	0	0	0	C88
1.98	0.07	0.19	1.48	1.46	89	2.14	0.74	1.74	0.06	0.19	1.34	1.36	C90
1.44	0.09	0.14	1.55	1.79	57	1.37	0.48	0.88	0.09	0.11	1.32	1.69	C91
4.64	0.20	0.36	3.60	3.49	144	3.45	1.20	3.69	0.18	0.24	2.82	2.79	C92-C94
0.66	0.03	0.06	0.67	0.73	25	0.60	0.21	0.49	0.03	0.04	0.42	0.53	C95
6.35	0.24	0.52	4.84	4.92	245	5.88	2.04	5.23	0.19	0.38	3.53	3.51	O&U
345.42	12.49	25.11	224.48	220.47	12 000	287.88	100.00	360.18	12.78	20.36	197.68	188.79	ALL
342.32	12.37	24.78	221.46	217.51	11 833	283.87	98.61	357.09	12.67	20.11	195.27	186.44	ALLbC44

表5-14 广州市恶性肿瘤死亡主要指标——2014年

部位	Site	合计 Both sexes							男性 Male	
		例数 Cases	粗率 Crude rate/10⁻⁵	构成比 Proportion/%	35~64岁 截缩率 Truncated rate/10⁻⁵	累积率 Cum.rate/% 0~64岁	0~74岁	中标率 ASR China/10⁻⁵	世标率 ASR World/10⁻⁵	例数 Cases	粗率 Crude rate/10⁻⁵
唇	Lip	1	0.01	0.01	0	0	0	0.01	0.01	0	0
舌	Tongue	65	0.77	0.46	0.83	0.03	0.06	0.52	0.50	45	1.06
口	Mouth	42	0.50	0.30	0.28	0.01	0.04	0.31	0.31	20	0.47
唾液腺	Salivary gland	28	0.33	0.20	0.36	0.01	0.03	0.23	0.23	16	0.38
扁桃体	Tonsil	6	0.07	0.04	0.08	0	0	0.04	0.04	4	0.09
其他的口咽	Other oropharynx	18	0.21	0.13	0.32	0.01	0.02	0.14	0.15	17	0.40
鼻咽	Nasopharynx	635	7.56	4.48	11.03	0.38	0.61	5.32	5.17	482	11.39
喉咽	Hypopharynx	37	0.44	0.26	0.72	0.02	0.03	0.30	0.29	37	0.87
咽，部位不明	Pharynx unspecified	18	0.21	0.13	0.19	0.01	0.02	0.14	0.14	12	0.28
食管	Esophagus	449	5.35	3.17	6.17	0.21	0.41	3.37	3.41	383	9.05
胃	Stomach	717	8.54	5.06	7.40	0.26	0.59	5.33	5.23	454	10.73
小肠	Small intestine	95	1.13	0.67	1.01	0.04	0.08	0.71	0.71	53	1.25
结肠	Colon	1 035	12.32	7.31	7.80	0.28	0.73	7.19	7.05	566	13.38
直肠	Rectum	578	6.88	4.08	4.63	0.17	0.43	4.06	3.99	334	7.89
肛门	Anus	15	0.18	0.11	0.08	0	0.01	0.11	0.11	12	0.28
肝脏	Liver	2 224	26.48	15.70	31.79	1.08	1.96	17.67	17.26	1 776	41.98
胆囊及其他	Gallbladder etc.	214	2.55	1.51	1.15	0.04	0.15	1.42	1.40	87	2.06
胰腺	Pancreas	400	4.76	2.82	3.78	0.14	0.35	2.89	2.91	216	5.11
鼻、鼻窦及其他	Nose, sinuses etc.	24	0.29	0.17	0.27	0.01	0.02	0.19	0.19	17	0.40
喉	Larynx	108	1.29	0.76	1.26	0.04	0.10	0.81	0.82	100	2.36
气管、支气管、肺	Trachea, bronchus and lung	4 015	47.80	28.34	36.90	1.31	3.37	28.98	28.79	2 768	65.42
其他的胸腔器官	Other thoracic organs	44	0.52	0.31	0.54	0.03	0.04	0.43	0.42	33	0.78
骨	Bone	72	0.86	0.51	0.66	0.03	0.05	0.69	0.64	47	1.11
皮肤的黑色素瘤	Melanoma of skin	29	0.35	0.20	0.27	0.01	0.02	0.20	0.21	14	0.33
其他的皮肤	Other skin	57	0.68	0.40	0.43	0.01	0.04	0.37	0.38	32	0.76
间皮瘤	Mesothelioma	13	0.15	0.09	0.13	0	0.01	0.11	0.10	5	0.12
卡波西肉瘤	Kaposi sarcoma	3	0.04	0.02	0	0	0	0.02	0.02	2	0.05
周围神经、结缔组织、软组织	Peripheral nerve, connective and soft tissue	27	0.32	0.19	0.33	0.01	0.02	0.23	0.20	19	0.45
乳房	Breast	464	5.52	3.28	7.94	0.27	0.42	3.73	3.65	5	0.12
外阴	Vulva	9	0.11	0.06	0.11	0	0.01	0.07	0.07	0	0
阴道	Vagina	7	0.08	0.05	0.05	0	0	0.04	0.05	0	0
子宫颈	Cervix uteri	185	2.20	1.31	3.41	0.11	0.17	1.52	1.50	0	0
子宫体	Corpus uteri	65	0.77	0.46	1.24	0.04	0.06	0.50	0.51	0	0
子宫，部位不明	Uterus unspecified	31	0.37	0.22	0.62	0.02	0.03	0.25	0.25	0	0
卵巢	Ovary	141	1.68	1.00	2.03	0.07	0.13	1.13	1.12	0	0
其他的女性生殖器	Other female genital organs	9	0.11	0.06	0.08	0	0.01	0.08	0.07	0	0
胎盘	Placenta	0	0	0	0	0	0	0	0	0	0
阴茎	Penis	8	0.10	0.06	0.08	0	0.01	0.06	0.05	8	0.19
前列腺	Prostate	295	3.51	2.08	0.58	0.02	0.15	1.82	1.76	295	6.97
睾丸	Testis	6	0.07	0.04	0	0	0.01	0.08	0.07	6	0.14
其他的男性生殖器	Other male genital organs	1	0.01	0.01	0	0	0	0	0	1	0.02
肾	Kidney	111	1.32	0.78	1.05	0.04	0.09	0.80	0.84	74	1.75
肾盂	Renal pelvis	20	0.24	0.14	0.25	0.01	0.02	0.14	0.14	18	0.43
输尿管	Ureter	15	0.18	0.11	0.13	0	0.02	0.11	0.11	13	0.31
膀胱	Bladder	212	2.52	1.50	1.05	0.04	0.13	1.37	1.37	171	4.04
其他的泌尿器官	Other urinary organs	8	0.10	0.06	0	0	0	0.04	0.04	6	0.14
眼	Eye	6	0.07	0.04	0.05	0	0.01	0.06	0.09	1	0.02
脑、神经系统	Brain, nervous system	304	3.62	2.15	3.89	0.16	0.25	2.68	2.64	154	3.64
甲状腺	Thyroid gland	62	0.74	0.44	0.55	0.02	0.05	0.45	0.45	24	0.57
肾上腺	Adrenal gland	23	0.27	0.16	0.22	0.01	0.03	0.20	0.23	12	0.28
其他的内分泌腺	Other endocrine gland	12	0.14	0.08	0.11	0.01	0.01	0.13	0.15	8	0.19
霍奇金病	Hodgkin disease	19	0.23	0.13	0.19	0.01	0.02	0.16	0.15	13	0.31
非霍奇金淋巴瘤	Non–Hodgkin lymphoma	230	2.74	1.62	2.11	0.08	0.21	1.85	1.84	135	3.19
免疫增生性疾病	Immunoproliferative disease	2	0.02	0.01	0.02	0	0	0.01	0.01	1	0.02
多发性骨髓瘤	Multiple myeloma	114	1.36	0.80	1.30	0.05	0.11	0.86	0.87	52	1.23
淋巴样白血病	Lymphoid leukemia	83	0.99	0.59	0.67	0.05	0.07	0.87	0.88	49	1.16
髓样白血病	Myeloid leukemia	218	2.60	1.54	1.78	0.08	0.17	1.81	1.78	147	3.47
白血病，未特指	Leukemia unspecified	115	1.37	0.81	1.05	0.04	0.10	0.94	0.93	69	1.63
其他的或未指明部位	Other and unspecified	422	5.02	2.98	3.79	0.14	0.32	3.05	3.06	239	5.65
所有部位	All sites	14 166	168.66	100.00	152.78	5.47	11.79	106.60	105.36	9 052	213.95
除C44外所有部位	All sites but C44	14 109	167.98	99.60	152.35	5.45	11.75	106.23	104.99	9 020	213.19

Table 5-14　Mortalities of cancer in Guangzhou City, 2014

构成比 Proportion/%	35~64岁 截缩率 Truncated rate/10⁻⁵	累积率 Cum.rate/% 0~64岁	累积率 Cum.rate/% 0~74岁	中标率 ASR China/10⁻⁵	世标率 ASR World/10⁻⁵	例数 Cases	粗率 Crude rate/10⁻⁵	构成比 Proportion/%	35~64岁 截缩率 Truncated rate/10⁻⁵	累积率 Cum.rate/% 0~64岁	累积率 Cum.rate/% 0~74岁	中标率 ASR China/10⁻⁵	世标率 ASR World/10⁻⁵	ICD 10
0	0	0	0	0	0	1	0.02	0.02	0	0	0	0.02	0.02	C00
0.50	1.27	0.04	0.11	0.78	0.75	20	0.48	0.39	0.37	0.01	0.02	0.27	0.26	C01–C02
0.22	0.35	0.01	0.04	0.31	0.32	22	0.53	0.43	0.21	0.01	0.03	0.31	0.30	C03–C06
0.18	0.40	0.01	0.03	0.26	0.26	12	0.29	0.23	0.31	0.01	0.03	0.21	0.20	C07–C08
0.04	0.15	0	0.01	0.07	0.07	2	0.05	0.04	0	0	0	0.01	0.02	C09
0.19	0.65	0.02	0.04	0.27	0.29	1	0.02	0.02	0	0	0	0.01	0.01	C10
5.32	16.89	0.58	0.94	8.21	8.00	153	3.67	2.99	5.20	0.18	0.29	2.55	2.46	C11
0.41	1.43	0.05	0.06	0.60	0.58	0	0	0	0	0	0	0	0	C12–C13
0.13	0.22	0.01	0.02	0.20	0.19	6	0.14	0.12	0.16	0.01	0.01	0.09	0.10	C14
4.23	11.72	0.41	0.75	6.06	6.16	66	1.58	1.29	0.62	0.02	0.09	0.78	0.79	C15
5.02	9.58	0.34	0.82	6.97	7.04	263	6.31	5.14	5.25	0.19	0.38	3.88	3.63	C16
0.59	1.07	0.04	0.10	0.85	0.84	42	1.01	0.82	0.95	0.03	0.06	0.59	0.59	C17
6.25	8.78	0.32	0.90	8.55	8.44	469	11.25	9.17	6.85	0.24	0.58	5.98	5.83	C18
3.69	5.27	0.19	0.55	5.05	4.99	244	5.85	4.77	4.03	0.14	0.32	3.19	3.11	C19–C20
0.13	0.10	0	0.02	0.19	0.17	3	0.07	0.06	0.05	0	0	0.04	0.05	C21
19.62	56.03	1.90	3.32	29.51	28.92	448	10.75	8.76	7.67	0.27	0.65	6.32	6.11	C22
0.96	1.06	0.04	0.11	1.24	1.23	127	3.05	2.48	1.23	0.05	0.19	1.59	1.56	C23–C24
2.39	4.48	0.16	0.41	3.38	3.35	184	4.41	3.60	3.08	0.11	0.29	2.43	2.49	C25
0.19	0.33	0.01	0.03	0.27	0.27	7	0.17	0.14	0.22	0.01	0.01	0.12	0.12	C30–C31
1.10	2.24	0.08	0.18	1.56	1.58	8	0.19	0.16	0.28	0.01	0.02	0.13	0.13	C32
30.58	53.23	1.90	5.02	42.66	42.51	1 247	29.92	24.38	20.78	0.73	1.80	16.54	16.34	C33–C34
0.36	0.93	0.05	0.06	0.69	0.68	11	0.26	0.22	0.16	0.01	0.01	0.16	0.15	C37–C38
0.52	0.69	0.04	0.06	0.91	0.85	25	0.60	0.49	0.62	0.03	0.03	0.46	0.43	C40–C41
0.15	0.40	0.01	0.03	0.22	0.23	15	0.36	0.29	0.16	0.01	0.02	0.19	0.19	C43
0.35	0.65	0.02	0.06	0.51	0.49	25	0.60	0.49	0.20	0.01	0.02	0.23	0.26	C44
0.06	0.17	0.01	0.01	0.09	0.08	8	0.19	0.16	0.10	0	0.02	0.12	0.11	C45
0.02	0	0	0	0.02	0.02	1	0.02	0.02	0	0	0	0.03	0.02	C46
0.21	0.44	0.02	0.03	0.33	0.29	8	0.19	0.16	0.22	0.01	0.01	0.13	0.12	C47；C49
0.06	0.05	0	0.01	0.08	0.07	459	11.01	8.98	15.80	0.54	0.81	7.24	7.08	C50
0	0	0	0	0	0	9	0.22	0.18	0.22	0.01	0.02	0.13	0.14	C51
0	0	0	0	0	0	7	0.17	0.14	0.11	0	0.01	0.08	0.09	C52
0	0	0	0	0	0	185	4.44	3.62	6.83	0.23	0.33	3.00	2.95	C53
0	0	0	0	0	0	65	1.56	1.27	2.48	0.09	0.12	0.98	1.01	C54
0	0	0	0	0	0	31	0.74	0.61	1.24	0.04	0.05	0.48	0.49	C55
0	0	0	0	0	0	141	3.38	2.76	4.06	0.14	0.26	2.21	2.19	C56
0	0	0	0	0	0	9	0.22	0.18	0.16	0.01	0.02	0.15	0.14	C57
0	0	0	0	0	0	0	0	0	0	0	0	0	0	C58
0.09	0.17	0.01	0.01	0.12	0.12	0	0	0	0	0	0	0	0	C60
3.26	1.18	0.04	0.31	4.03	3.94	0	0	0	0	0	0	0	0	C61
0.07	0	0.01	0.01	0.16	0.15	0	0	0	0	0	0	0	0	C62
0.01	0	0	0	0.01	0.01	0	0	0	0	0	0	0	0	C63
0.82	1.61	0.06	0.13	1.12	1.14	37	0.89	0.72	0.49	0.02	0.05	0.52	0.58	C64
0.20	0.51	0.02	0.03	0.26	0.27	2	0.05	0.04	0	0	0	0.02	0.03	C65
0.14	0.20	0.01	0.03	0.20	0.20	2	0.05	0.04	0.05	0	0.01	0.03	0.03	C66
1.89	1.76	0.06	0.21	2.42	2.44	41	0.98	0.80	0.36	0.01	0.05	0.47	0.47	C67
0.07	0	0	0	0.08	0.08	2	0.05	0.04	0	0	0	0.01	0.02	C68
0.01	0	0	0	0.02	0.02	5	0.12	0.10	0.11	0.01	0.01	0.10	0.17	C69
1.70	3.95	0.17	0.26	2.83	2.82	150	3.60	2.93	3.86	0.15	0.24	2.54	2.47	C70–C72
0.27	0.54	0.02	0.05	0.38	0.38	38	0.91	0.74	0.57	0.02	0.06	0.51	0.51	C73
0.13	0.34	0.01	0.03	0.21	0.22	11	0.26	0.22	0.11	0.01	0.02	0.18	0.25	C74
0.09	0.21	0.01	0.01	0.14	0.14	4	0.10	0.08	0	0.01	0.01	0.13	0.17	C75
0.14	0.26	0.01	0.02	0.21	0.20	6	0.14	0.12	0.11	0	0.02	0.11	0.09	C81
1.49	2.41	0.09	0.24	2.24	2.21	95	2.28	1.86	1.80	0.08	0.18	1.49	1.52	C82–C85；C96
0.01	0.05	0	0	0.01	0.01	1	0.02	0.02	0	0	0	0.01	0.01	C88
0.57	1.28	0.04	0.11	0.85	0.86	62	1.49	1.21	1.34	0.05	0.10	0.88	0.89	C90
0.54	0.72	0.05	0.09	1.03	1.05	34	0.82	0.66	0.62	0.04	0.05	0.71	0.70	C91
1.62	2.36	0.11	0.25	2.48	2.46	71	1.70	1.39	1.20	0.06	0.10	1.20	1.16	C92–C94
0.76	0.95	0.05	0.12	1.20	1.19	46	1.10	0.90	1.16	0.04	0.07	0.71	0.70	C95
2.64	4.76	0.18	0.40	3.73	3.78	183	4.39	3.58	2.83	0.10	0.25	2.42	2.39	O&U
100.00	201.85	7.21	16.05	143.58	142.38	5 114	122.68	100.00	104.19	3.75	7.73	72.71	71.61	ALL
99.65	201.19	7.18	15.99	143.07	141.89	5 089	122.08	99.51	103.99	3.74	7.71	72.48	71.35	ALLbC44

表5-15 中山市恶性肿瘤发病主要指标——2014年

部位	Site	合计 Both sexes								男性 Male
		例数 Cases	粗率 Crude rate/10⁻⁵	构成比 Proportion/%	35~64岁 截缩率 Truncated rate/10⁻⁵	累积率 Cum.rate/% 0~64岁	0~74岁	中标率 ASR China/10⁻⁵	世标率 ASR World/10⁻⁵	例数 Cases
唇	Lip	2	0.13	0.04	0.16	0.01	0.01	0.09	0.08	1
舌	Tongue	26	1.68	0.57	2.69	0.09	0.13	1.22	1.20	18
口	Mouth	27	1.74	0.59	2.40	0.08	0.16	1.29	1.29	21
唾液腺	Salivary gland	5	0.32	0.11	0.29	0.01	0.03	0.26	0.25	2
扁桃体	Tonsil	2	0.13	0.04	0.28	0.01	0.01	0.09	0.09	2
其他的口咽	Other oropharynx	4	0.26	0.09	0.32	0.01	0.04	0.24	0.22	4
鼻咽	Nasopharynx	254	16.39	5.55	29.09	1.02	1.24	13.46	12.07	177
喉咽	Hypopharynx	37	2.39	0.81	4.84	0.16	0.23	1.78	1.80	37
咽，部位不明	Pharynx unspecified	3	0.19	0.07	0.44	0.01	0.01	0.14	0.14	3
食管	Esophagus	170	10.97	3.71	18.29	0.65	1.00	7.70	8.01	165
胃	Stomach	152	9.81	3.32	11.38	0.40	0.81	6.94	6.95	94
小肠	Small intestine	12	0.77	0.26	0.73	0.03	0.06	0.53	0.53	6
结肠	Colon	305	19.69	6.66	23.16	0.79	1.64	14.17	13.90	165
直肠	Rectum	216	13.94	4.72	15.66	0.54	1.09	9.86	9.66	136
肛门	Anus	7	0.45	0.15	0.15	0	0.02	0.28	0.29	5
肝脏	Liver	537	34.66	11.73	52.05	1.76	3.12	25.95	25.58	442
胆囊及其他	Gallbladder etc.	78	5.03	1.70	4.53	0.16	0.41	3.69	3.55	47
胰腺	Pancreas	75	4.84	1.64	3.94	0.15	0.34	3.35	3.29	50
鼻、鼻窦及其他	Nose, sinuses etc.	9	0.58	0.20	1.08	0.04	0.06	0.48	0.45	6
喉	Larynx	41	2.65	0.90	3.61	0.12	0.25	1.99	1.95	40
气管、支气管、肺	Trachea, bronchus and lung	979	63.19	21.39	68.12	2.41	5.42	44.77	44.63	612
其他的胸腔器官	Other thoracic organs	10	0.65	0.22	0.75	0.04	0.06	0.57	0.56	9
骨	Bone	7	0.45	0.15	0.14	0.03	0.05	0.57	0.56	3
皮肤的黑色素瘤	Melanoma of skin	2	0.13	0.04	0.28	0.01	0.01	0.09	0.09	1
其他的皮肤	Other skin	59	3.81	1.29	3.04	0.11	0.28	2.81	2.72	34
间皮瘤	Mesothelioma	4	0.26	0.09	0.14	0	0.03	0.20	0.20	3
卡波西肉瘤	Kaposi sarcoma	0	0	0	0	0	0	0	0	0
周围神经、结缔组织、软组织	Peripheral nerve, connective and soft tissue	9	0.58	0.20	0.88	0.03	0.05	0.41	0.42	6
乳房	Breast	308	19.88	6.73	37.72	1.20	1.53	15.62	14.43	1
外阴	Vulva	9	0.58	0.20	0.60	0.02	0.03	0.36	0.38	0
阴道	Vagina	2	0.13	0.04	0.14	0.01	0.02	0.11	0.11	0
子宫颈	Cervix uteri	96	6.20	2.10	12.05	0.39	0.46	4.74	4.47	0
子宫体	Corpus uteri	181	11.68	3.95	24.84	0.79	0.89	8.59	8.45	0
子宫，部位不明	Uterus unspecified	0	0	0	0	0	0	0	0	0
卵巢	Ovary	51	3.29	1.11	4.81	0.18	0.26	2.65	2.52	0
其他的女性生殖器	Other female genital organs	1	0.06	0.02	0.16	0	0	0.05	0.05	0
胎盘	Placenta	1	0.06	0.02	0.15	0	0	0.05	0.05	0
阴茎	Penis	3	0.19	0.07	0	0.01	0.02	0.14	0.14	3
前列腺	Prostate	91	5.87	1.99	2.26	0.09	0.51	4.19	4.05	91
睾丸	Testis	2	0.13	0.04	0.14	0	0.01	0.12	0.12	2
其他的男性生殖器	Other male genital organs	0	0	0	0	0	0	0	0	0
肾	Kidney	46	2.97	1.01	4.34	0.16	0.26	2.11	2.15	29
肾盂	Renal pelvis	5	0.32	0.11	0.16	0.01	0.03	0.21	0.23	4
输尿管	Ureter	11	0.71	0.24	0.61	0.02	0.06	0.48	0.49	6
膀胱	Bladder	101	6.52	2.21	5.67	0.21	0.53	4.65	4.55	84
其他的泌尿器官	Other urinary organs	0	0	0	0	0	0	0	0	0
眼	Eye	4	0.26	0.09	0.31	0.02	0.02	0.17	0.19	2
脑、神经系统	Brain, nervous system	154	9.94	3.36	12.49	0.48	0.94	7.84	7.94	58
甲状腺	Thyroid gland	178	11.49	3.89	19.87	0.74	0.88	9.87	8.80	45
肾上腺	Adrenal gland	2	0.13	0.04	0.15	0	0	0.10	0.08	2
其他的内分泌腺	Other endocrine gland	2	0.13	0.04	0.16	0.01	0.01	0.17	0.16	1
霍奇金病	Hodgkin disease	2	0.13	0.04	0	0	0.01	0.11	0.12	1
非霍奇金淋巴瘤	Non-Hodgkin lymphoma	80	5.16	1.75	6.95	0.28	0.42	4.07	4.09	47
免疫增生性疾病	Immunoproliferative disease	1	0.06	0.02	0	0	0	0.05	0.04	1
多发性骨髓瘤	Multiple myeloma	34	2.19	0.74	1.93	0.07	0.21	1.60	1.59	19
淋巴样白血病	Lymphoid leukemia	20	1.29	0.44	0.91	0.07	0.13	1.18	1.33	12
髓样白血病	Myeloid leukemia	89	5.74	1.94	6.30	0.26	0.50	4.72	4.46	48
白血病，未特指	Leukemia unspecified	10	0.65	0.22	0.58	0.03	0.04	0.60	0.56	3
其他的或未指明部位	Other and unspecified	61	3.94	1.33	4.23	0.17	0.35	3.08	3.19	33
所有部位	All sites	4 577	295.42	100.00	396.09	13.92	24.66	220.52	215.17	2 581
除C44外所有部位	All sites but C44	4 518	291.61	98.71	393.05	13.81	24.38	217.71	212.45	2 547

Table 5-15 Incidences of cancer in Zhongshan City, 2014

粗率 Crude rate/10^{-5}	构成比 Proportion/%	35~64岁 截缩率 Truncated rate/10^{-5}	累积率 Cum.rate/% 0~64岁	0~74岁	中标率 ASR China/10^{-5}	世标率 ASR World/10^{-5}	例数 Cases	粗率 Crude rate/10^{-5}	构成比 Proportion/%	35~64岁 截缩率 Truncated rate/10^{-5}	累积率 Cum.rate/% 0~64岁	0~74岁	中标率 ASR China/10^{-5}	世标率 ASR World/10^{-5}	ICD 10
0.13	0.04	0	0	0	0.10	0.08	1	0.13	0.05	0.30	0.01	0.01	0.08	0.09	C00
2.34	0.70	4.53	0.15	0.19	1.69	1.70	8	1.02	0.40	0.93	0.04	0.07	0.76	0.73	C01-C02
2.73	0.81	3.62	0.13	0.29	2.18	2.13	6	0.77	0.30	1.21	0.04	0.04	0.47	0.48	C03-C06
0.26	0.08	0.30	0.01	0.04	0.24	0.23	3	0.38	0.15	0.28	0.02	0.02	0.29	0.28	C07-C08
0.26	0.08	0.57	0.02	0.02	0.18	0.18	0	0	0	0	0	0	0	0	C09
0.52	0.15	0.67	0.02	0.09	0.51	0.47	0	0	0	0	0	0	0	0	C10
23.05	6.86	42.13	1.46	1.78	19.44	17.35	77	9.85	3.86	16.63	0.59	0.74	7.82	7.08	C11
4.82	1.43	9.81	0.33	0.46	3.65	3.67	0	0	0	0	0	0	0	0	C12-C13
0.39	0.12	0.88	0.03	0.03	0.28	0.27	0	0	0	0	0	0	0	0	C14
21.49	6.39	36.05	1.28	2.03	15.67	16.27	5	0.64	0.25	1.16	0.05	0.05	0.35	0.41	C15
12.24	3.64	15.33	0.56	1.17	9.22	9.51	58	7.42	2.91	7.57	0.24	0.48	4.89	4.69	C16
0.78	0.23	0.86	0.03	0.05	0.56	0.54	6	0.77	0.30	0.59	0.02	0.07	0.49	0.50	C17
21.49	6.39	25.36	0.87	2.01	16.59	16.28	140	17.92	7.01	21.06	0.72	1.31	12.02	11.75	C18
17.71	5.27	23.38	0.82	1.52	13.43	13.22	80	10.24	4.01	8.27	0.28	0.68	6.62	6.41	C19-C20
0.65	0.19	0	0	0.03	0.49	0.52	2	0.26	0.10	0.29	0.01	0.01	0.14	0.14	C21
57.56	17.13	95.36	3.23	5.33	44.70	44.22	95	12.16	4.76	10.52	0.36	1.06	8.56	8.32	C22
6.12	1.82	6.17	0.21	0.56	4.79	4.73	31	3.97	1.55	2.94	0.11	0.26	2.73	2.54	C23-C24
6.51	1.94	5.87	0.23	0.52	4.98	5.02	25	3.20	1.25	2.08	0.08	0.17	1.93	1.83	C25
0.78	0.23	1.88	0.07	0.07	0.59	0.58	3	0.38	0.15	0.31	0.01	0.05	0.36	0.32	C30-C31
5.21	1.55	7.37	0.25	0.48	4.03	3.95	1	0.13	0.05	0	0	0.03	0.12	0.12	C32
79.70	23.71	91.55	3.28	7.36	59.90	60.42	367	46.96	18.39	45.54	1.57	3.64	31.50	30.78	C33-C34
1.17	0.35	1.23	0.07	0.10	1.04	1.02	1	0.13	0.05	0.31	0.01	0.01	0.10	0.10	C37-C38
0.39	0.12	0.29	0.02	0.05	0.34	0.35	4	0.51	0.20	0	0.05	0.05	0.88	0.85	C40-C41
0.13	0.04	0.29	0.01	0.01	0.08	0.09	1	0.13	0.05	0.27	0.01	0.01	0.09	0.08	C43
4.43	1.32	3.77	0.13	0.39	3.59	3.49	25	3.20	1.25	2.33	0.10	0.19	2.18	2.12	C44
0.39	0.12	0.28	0.01	0.05	0.31	0.32	1	0.13	0.05	0	0	0.02	0.10	0.10	C45
0	0	0	0	0	0	0	0	0	0	0	0	0	0	0	C46
0.78	0.23	1.53	0.05	0.05	0.55	0.55	3	0.38	0.15	0.27	0.01	0.04	0.28	0.29	C47；C49
0.13	0.04	0	0	0	0.08	0.06	307	39.29	15.38	73.80	2.35	2.98	30.19	27.93	C50
0	0	0	0	0	0	0	9	1.15	0.45	1.18	0.04	0.06	0.67	0.69	C51
0	0	0	0	0	0	0	2	0.26	0.10	0.28	0.01	0.04	0.20	0.20	C52
0	0	0	0	0	0	0	96	12.28	4.81	23.60	0.76	0.89	9.21	8.70	C53
0	0	0	0	0	0	0	181	23.16	9.07	49.01	1.56	1.75	16.84	16.56	C54
0	0	0	0	0	0	0	0	0	0	0	0	0	0	0	C55
0	0	0	0	0	0	0	51	6.53	2.56	9.41	0.36	0.50	5.15	4.92	C56
0	0	0	0	0	0	0	1	0.13	0.05	0.31	0.01	0.01	0.10	0.10	C57
0	0	0	0	0	0	0	1	0.13	0.05	0.29	0.01	0.01	0.10	0.09	C58
0.39	0.12	0.32	0.01	0.03	0.29	0.29	0	0	0	0	0	0	0	0	C60
11.85	3.53	4.64	0.18	1.09	9.29	9.01	0	0	0	0	0	0	0	0	C61
0.26	0.08	0.29	0.02	0.02	0.26	0.19	0	0	0	0	0	0	0	0	C62
0	0	0	0	0	0	0	0	0	0	0	0	0	0	0	C63
3.78	1.12	5.21	0.19	0.34	2.85	2.88	17	2.18	0.85	3.48	0.13	0.19	1.45	1.51	C64
0.52	0.15	0.32	0.01	0.07	0.40	0.46	1	0.13	0.05	0	0	0.01	0.06	0.04	C65
0.78	0.23	0.93	0.04	0.06	0.56	0.56	5	0.64	0.25	0.30	0.01	0.06	0.39	0.41	C66
10.94	3.25	10.38	0.39	0.93	8.46	8.21	17	2.18	0.85	1.16	0.05	0.17	1.35	1.37	C67
0	0	0	0	0	0	0	0	0	0	0	0	0	0	0	C68
0.26	0.08	0.32	0.02	0.02	0.22	0.21	2	0.26	0.10	0.30	0.01	0.01	0.11	0.15	C69
7.55	2.25	9.35	0.40	0.69	6.66	6.78	96	12.28	4.81	15.52	0.54	1.16	8.84	8.90	C70-C72
5.86	1.74	10.05	0.38	0.49	5.07	4.52	133	17.02	6.66	29.22	1.08	1.25	14.47	12.93	C73
0.26	0.08	0.30	0.01	0.01	0.21	0.17	0	0	0	0	0	0	0	0	C74
0.13	0.04	0.32	0.01	0.01	0.08	0.10	1	0.13	0.05	0	0.01	0.01	0.27	0.24	C75
0.13	0.04	0	0.01	0.01	0.12	0.12	1	0.13	0.05	0	0	0.02	0.10	0.10	C81
6.12	1.82	8.00	0.32	0.52	5.08	5.07	33	4.22	1.65	5.95	0.24	0.32	3.10	3.12	C82-C85；C96
0.13	0.04	0	0	0	0.10	0.08	0	0	0	0	0	0	0	0	C88
2.47	0.74	1.82	0.07	0.26	1.99	1.92	15	1.92	0.75	2.03	0.08	0.17	1.26	1.31	C90
1.56	0.46	0.32	0.07	0.18	1.56	1.90	8	1.02	0.40	1.46	0.06	0.07	0.76	0.71	C91
6.25	1.86	8.61	0.33	0.53	5.23	4.90	41	5.25	2.05	4.11	0.20	0.47	4.25	4.04	C92-C94
0.39	0.12	0.30	0.02	0.02	0.29	0.29	0	0	0.35	0.20	0	0.84	0.90	0.85	C95
4.30	1.28	4.92	0.20	0.41	3.53	3.92	28	3.58	1.40	3.57	0.14	0.29	2.63	2.47	O&U
336.13	100.00	445.46	15.92	30.35	261.50	258.84	1 996	255.42	100.00	348.67	11.99	19.49	185.15	177.37	ALL
331.70	98.68	441.69	15.80	29.97	257.91	255.35	1 971	252.23	98.75	346.35	11.90	19.30	182.97	175.24	ALLbC44

表5-16　中山市恶性肿瘤死亡主要指标——2014年

部位	Site	合计 Both sexes							男性 Male	
		例数 Cases	粗率 Crude rate/10⁻⁵	构成比 Proportion/%	35~64岁 截缩率 Truncated rate/10⁻⁵	累积率 Cum.rate/% 0~64岁	累积率 Cum.rate/% 0~74岁	中标率 ASR China/10⁻⁵	世标率 ASR World/10⁻⁵	例数 Cases	粗率 Crude rate/10⁻⁵
唇	Lip	0	0	0	0	0	0	0	0	0	0
舌	Tongue	15	0.97	0.53	1.69	0.06	0.08	0.66	0.71	13	1.69
口	Mouth	16	1.03	0.57	1.80	0.07	0.09	0.75	0.76	14	1.82
唾液腺	Salivary gland	2	0.13	0.07	0.14	0.01	0.01	0.09	0.08	2	0.26
扁桃体	Tonsil	1	0.06	0.04	0	0	0	0.05	0.04	1	0.13
其他的口咽	Other oropharynx	4	0.26	0.14	0.30	0.01	0.03	0.21	0.21	4	0.52
鼻咽	Nasopharynx	170	10.97	6.05	16.80	0.56	0.99	8.35	8.08	131	17.06
喉咽	Hypopharynx	24	1.55	0.85	2.54	0.09	0.15	1.15	1.16	24	3.13
咽，部位不明	Pharynx unspecified	0	0	0	0	0	0	0	0	0	0
食管	Esophagus	165	10.65	5.87	17.00	0.60	0.95	7.59	7.78	159	20.71
胃	Stomach	125	8.07	4.45	7.25	0.27	0.67	5.80	5.67	75	9.77
小肠	Small intestine	15	0.97	0.53	0.74	0.03	0.07	0.68	0.64	12	1.56
结肠	Colon	147	9.49	5.23	6.83	0.25	0.70	6.53	6.37	93	12.11
直肠	Rectum	112	7.23	3.99	5.24	0.18	0.53	4.90	4.83	64	8.33
肛门	Anus	6	0.39	0.21	0.14	0.01	0.02	0.27	0.25	3	0.39
肝脏	Liver	492	31.76	17.52	43.40	1.50	2.74	23.46	23.13	397	51.70
胆囊及其他	Gallbladder etc.	56	3.61	1.99	2.70	0.10	0.34	2.60	2.60	35	4.56
胰腺	Pancreas	70	4.52	2.49	3.47	0.13	0.34	3.06	3.05	40	5.21
鼻、鼻窦及其他	Nose, sinuses etc.	13	0.84	0.46	1.04	0.04	0.08	0.65	0.60	6	0.78
喉	Larynx	23	1.48	0.82	1.32	0.05	0.12	1.02	1.03	23	3.00
气管、支气管、肺	Trachea, bronchus and lung	753	48.60	26.81	43.43	1.53	4.06	34.04	33.88	524	68.24
其他的胸腔器官	Other thoracic organs	7	0.45	0.25	0.59	0.02	0.04	0.34	0.34	6	0.78
骨	Bone	4	0.26	0.14	0.16	0.02	0.02	0.26	0.25	1	0.13
皮肤的黑色素瘤	Melanoma of skin	5	0.32	0.18	0.30	0.01	0.02	0.23	0.22	0	0
其他的皮肤	Other skin	23	1.48	0.82	0.77	0.02	0.08	0.87	0.95	15	1.95
间皮瘤	Mesothelioma	1	0.06	0.04	0.15	0	0	0.05	0.05	0	0
卡波西肉瘤	Kaposi sarcoma	0	0	0	0	0	0	0	0	0	0
周围神经、结缔组织、软组织	Peripheral nerve, connective and soft tissue	8	0.52	0.28	0.43	0.02	0.04	0.41	0.37	6	0.78
乳房	Breast	76	4.91	2.71	8.09	0.30	0.40	3.37	3.48	0	0
外阴	Vulva	4	0.26	0.14	0	0	0	0.12	0.13	0	0
阴道	Vagina	1	0.06	0.04	0.16	0	0	0.05	0.05	0	0
子宫颈	Cervix uteri	23	1.48	0.82	2.86	0.09	0.11	1.13	1.06	0	0
子宫体	Corpus uteri	40	2.58	1.42	4.36	0.15	0.21	1.81	1.84	0	0
子宫，部位不明	Uterus unspecified	0	0	0	0	0	0	0	0	0	0
卵巢	Ovary	26	1.68	0.93	2.44	0.09	0.15	1.27	1.25	0	0
其他的女性生殖器	Other female genital organs	0	0	0	0	0	0	0	0	0	0
胎盘	Placenta	0	0	0	0	0	0	0	0	0	0
阴茎	Penis	2	0.13	0.07	0.16	0.01	0.01	0.06	0.08	2	0.26
前列腺	Prostate	64	4.13	2.28	0.91	0.04	0.25	2.67	2.62	64	8.33
睾丸	Testis	2	0.13	0.07	0.30	0.01	0.01	0.10	0.09	2	0.26
其他的男性生殖器	Other male genital organs	0	0	0	0	0	0	0	0	0	0
肾	Kidney	15	0.97	0.53	0.88	0.03	0.07	0.65	0.66	11	1.43
肾盂	Renal pelvis	4	0.26	0.14	0	0	0.02	0.18	0.17	2	0.26
输尿管	Ureter	4	0.26	0.14	0.16	0.01	0.01	0.15	0.16	3	0.39
膀胱	Bladder	43	2.78	1.53	1.65	0.06	0.14	1.72	1.76	36	4.69
其他的泌尿器官	Other urinary organs	0	0	0	0	0	0	0	0	0	0
眼	Eye	1	0.06	0.04	0	0	0	0.05	0.04	1	0.13
脑、神经系统	Brain, nervous system	50	3.23	1.78	2.05	0.09	0.20	2.33	2.25	27	3.52
甲状腺	Thyroid gland	6	0.39	0.21	0.30	0.01	0.01	0.22	0.22	3	0.39
肾上腺	Adrenal gland	2	0.13	0.07	0.14	0.01	0.01	0.09	0.08	2	0.26
其他的内分泌腺	Other endocrine gland	1	0.06	0.04	0.14	0.01	0.01	0.04	0.04	0	0
霍奇金病	Hodgkin disease	2	0.13	0.07	0.14	0.01	0.01	0.08	0.07	2	0.26
非霍奇金淋巴瘤	Non-Hodgkin lymphoma	47	3.03	1.67	2.71	0.10	0.20	2.14	2.03	27	3.52
免疫增生性疾病	Immunoproliferative disease	0	0	0	0	0	0	0	0	0	0
多发性骨髓瘤	Multiple myeloma	20	1.29	0.71	1.16	0.04	0.09	0.91	0.85	13	1.69
淋巴样白血病	Lymphoid leukemia	13	0.84	0.46	0.31	0.05	0.09	0.95	1.00	8	1.04
髓样白血病	Myeloid leukemia	48	3.10	1.71	2.29	0.10	0.28	2.60	2.43	26	3.39
白血病，未特指	Leukemia unspecified	5	0.32	0.18	0.14	0.01	0.02	0.33	0.31	1	0.13
其他的或未指明部位	Other and unspecified	53	3.42	1.89	2.84	0.10	0.28	2.38	2.39	28	3.65
所有部位	All sites	2 809	181.27	100.00	192.43	6.85	14.73	129.42	128.09	1 906	248.22
除C44外所有部位	All sites but C44	2 786	179.82	99.18	191.66	6.83	14.66	128.55	127.13	1 891	246.27

Table 5-16 Mortalities of cancer in Zhongshan City, 2014

构成比 Proportion/%	35~64岁 截缩率 Truncated rate/10⁻⁵	累积率 Cum.rate/% 0~64岁	0~74岁	中标率 ASR China/10⁻⁵	世标率 ASR World/10⁻⁵	例数 Cases	粗率 Crude rate/10⁻⁵	构成比 Proportion/%	35~64岁 截缩率 Truncated rate/10⁻⁵	累积率 Cum.rate/% 0~64岁	0~74岁	中标率 ASR China/10⁻⁵	世标率 ASR World/10⁻⁵	ICD 10
0	0	0	0	0	0	0	0	0	0	0	0	0	0	C00
0.68	3.15	0.11	0.13	1.20	1.28	2	0.26	0.22	0.28	0.01	0.03	0.18	0.19	C01–C02
0.73	3.35	0.12	0.18	1.42	1.39	2	0.26	0.22	0.30	0.01	0.01	0.11	0.15	C03–C06
0.10	0.29	0.01	0.01	0.18	0.17	0	0	0	0	0	0	0	0	C07–C08
0.05	0	0	0	0.10	0.08	0	0	0	0	0	0	0	0	C09
0.21	0.62	0.02	0.07	0.44	0.44	0	0	0	0	0	0	0	0	C10
6.87	27.57	0.91	1.58	13.47	13.01	39	4.99	4.32	6.50	0.22	0.44	3.63	3.53	C11
1.26	5.18	0.17	0.32	2.39	2.41	0	0	0	0	0	0	0	0	C12–C13
0	0	0	0	0	0	0	0	0	0	0	0	0	0	C14
8.34	33.73	1.19	1.95	15.36	15.73	6	0.77	0.66	0.87	0.03	0.03	0.42	0.43	C15
3.93	9.02	0.34	0.96	7.54	7.55	50	6.40	5.54	5.53	0.20	0.41	4.31	4.07	C16
0.63	1.20	0.04	0.10	1.17	1.07	3	0.38	0.33	0.31	0.01	0.04	0.25	0.27	C17
4.88	7.26	0.28	1.07	9.44	9.09	54	6.91	5.98	6.42	0.22	0.38	4.17	4.17	C18
3.36	7.37	0.26	0.74	6.31	6.25	48	6.14	5.32	3.20	0.11	0.34	3.64	3.52	C19–C20
0.16	0	0	0	0.28	0.27	3	0.38	0.33	0.28	0.01	0.04	0.28	0.27	C21
20.83	80.69	2.78	4.67	39.93	39.48	95	12.16	10.52	7.60	0.27	0.94	8.29	8.11	C22
1.84	3.66	0.14	0.50	3.57	3.59	21	2.69	2.33	1.78	0.07	0.21	1.79	1.77	C23–C24
2.10	5.22	0.19	0.43	3.89	3.89	30	3.84	3.32	1.77	0.06	0.26	2.33	2.32	C25
0.31	1.21	0.05	0.07	0.63	0.59	7	0.90	0.78	0.87	0.02	0.08	0.65	0.59	C30–C31
1.21	2.68	0.10	0.26	2.22	2.25	0	0	0	0	0	0	0	0	C32
27.49	65.26	2.31	6.00	51.54	51.64	229	29.30	25.36	22.45	0.78	2.29	19.12	18.88	C33–C34
0.31	0.89	0.04	0.07	0.60	0.60	1	0.13	0.11	0.31	0.01	0.01	0.10	0.10	C37–C38
0.05	0.32	0.01	0.01	0.08	0.10	3	0.38	0.33	0	0.02	0.02	0.44	0.41	C40–C41
0	0	0	0	0	0	5	0.64	0.55	0.59	0.02	0.04	0.44	0.41	C43
0.79	1.25	0.04	0.13	1.44	1.52	8	1.02	0.89	0.31	0.01	0.03	0.43	0.52	C44
0	0	0	0	0	0	1	0.13	0.11	0.29	0.01	0.01	0.10	0.09	C45
0	0	0	0	0	0	0	0	0	0	0	0	0	0	C46
0.31	0.60	0.04	0.04	0.65	0.55	2	0.26	0.22	0.28	0.01	0.04	0.20	0.20	C47；C49
0	0	0	0	0	0	76	9.73	8.42	15.88	0.58	0.78	6.45	6.63	C50
0	0	0	0	0	0	4	0.51	0.44	0	0	0	0.18	0.20	C51
0	0	0	0	0	0	1	0.13	0.11	0.31	0.01	0.01	0.10	0.10	C52
0	0	0	0	0	0	23	2.94	2.55	5.58	0.18	0.21	2.18	2.06	C53
0	0	0	0	0	0	40	5.12	4.43	8.60	0.29	0.40	3.50	3.54	C54
0	0	0	0	0	0	0	0	0	0	0	0	0	0	C55
0	0	0	0	0	0	26	3.33	2.88	4.79	0.17	0.29	2.44	2.41	C56
0	0	0	0	0	0	0	0	0	0	0	0	0	0	C57
0.10	0.32	0.01	0.01	0.16	0.21	0	0	0	0	0	0	0	0	C58
3.36	1.86	0.07	0.54	6.18	6.17	0	0	0	0	0	0	0	0	C60
0.10	0.62	0.02	0.02	0.21	0.19	0	0	0	0	0	0	0	0	C61
0	0	0	0	0	0	0	0	0	0	0	0	0	0	C62
0.58	1.49	0.05	0.11	1.06	1.07	4	0.51	0.44	0.28	0.01	0.03	0.29	0.31	C63
0.10	0	0	0.04	0.22	0.23	2	0.26	0.22	0	0	0	0.14	0.11	C64
0.16	0.32	0.01	0.01	0.29	0.26	1	0.13	0.11	0	0	0	0.03	0.05	C65
1.89	3.11	0.12	0.29	3.35	3.54	7	0.90	0.78	0.28	0.01	0.01	0.46	0.43	C66
0	0	0	0	0	0	0	0	0	0	0	0	0	0	C67
0.05	0	0	0	0.10	0.08	0	0	0	0	0	0	0	0	C68
1.42	2.10	0.11	0.29	2.94	2.92	23	2.94	2.55	2.01	0.07	0.11	1.76	1.64	C69
0.16	0.29	0.01	0.01	0.26	0.28	3	0.38	0.33	0.30	0.01	0.01	0.19	0.18	C70–C72
0.10	0.29	0.01	0.01	0.18	0.17	0	0	0	0	0	0	0	0	C73
0	0	0	0	0	0	1	0.13	0.11	0.28	0.01	0.01	0.08	0.09	C74
0.10	0.29	0.01	0.01	0.17	0.15	0	0	0	0	0	0	0	0	C75
1.42	3.66	0.14	0.24	2.77	2.54	20	2.56	2.21	1.80	0.06	0.16	1.58	1.55	C81
0	0	0	0	0	0	0	0	0	0	0	0	0	0	C82–C85；C96
0.68	1.51	0.05	0.12	1.30	1.17	7	0.90	0.78	0.84	0.03	0.07	0.60	0.59	C88
0.42	0.31	0.06	0.13	1.25	1.33	5	0.64	0.55	0.31	0.03	0.05	0.62	0.63	C90
1.36	3.24	0.13	0.29	2.95	2.72	22	2.82	2.44	1.44	0.08	0.26	2.28	2.15	C91
0.05	0	0.01	0.01	0.12	0.12	4	0.51	0.44	0.27	0.02	0.04	0.54	0.49	C92–C94
1.47	3.08	0.12	0.36	2.83	2.91	25	3.20	2.77	2.59	0.09	0.21	1.99	1.95	C95
100.00	283.03	10.08	21.79	190.15	189.01	903	115.56	100.00	105.51	3.76	8.27	76.29	75.11	ALL
99.21	281.77	10.04	21.65	188.72	187.48	895	114.53	99.11	105.20	3.75	8.24	75.87	74.59	ALLbC44

表5-17 深圳市恶性肿瘤发病主要指标——2014年

部位	Site	合计 Both sexes							男性 Male	
		例数 Cases	粗率 Crude rate/10⁻⁵	构成比 Proportion/%	35~64岁 截缩率 Truncated rate/10⁻⁵	累积率 Cum.rate/% 0~64岁	 0~74岁	中标率 ASR China/10⁻⁵	世标率 ASR World/10⁻⁵	例数 Cases	粗率 Crude rate/10⁻⁵
唇	Lip	1	0.03	0.02	0.21	0.01	0.01	0.06	0.06	1	0.06
舌	Tongue	25	0.78	0.42	2.30	0.08	0.24	1.53	1.53	14	0.80
口	Mouth	24	0.75	0.40	2.95	0.11	0.21	1.82	1.95	18	1.03
唾液腺	Salivary gland	28	0.87	0.47	2.39	0.09	0.23	1.61	1.61	13	0.75
扁桃体	Tonsil	3	0.09	0.05	0.80	0.03	0.03	0.22	0.25	2	0.11
其他的口咽	Other oropharynx	1	0.03	0.02	0.07	0	0	0.02	0.02	1	0.06
鼻咽	Nasopharynx	170	5.29	2.84	18.33	0.63	0.91	8.69	8.55	128	7.35
喉咽	Hypopharynx	7	0.22	0.12	0.81	0.03	0.08	0.62	0.60	7	0.40
咽，部位不明	Pharynx unspecified	3	0.09	0.05	0	0	0	0.39	0.34	2	0.11
食管	Esophagus	114	3.55	1.91	12.34	0.45	1.26	10.56	10.87	84	4.83
胃	Stomach	275	8.56	4.60	22.74	0.82	2.30	22.88	22.11	149	8.56
小肠	Small intestine	20	0.62	0.33	1.98	0.07	0.17	1.70	1.68	11	0.63
结肠	Colon	375	11.67	6.27	32.42	1.15	3.20	32.27	31.78	214	12.29
直肠	Rectum	260	8.09	4.35	26.10	0.94	2.23	20.51	20.11	149	8.56
肛门	Anus	1	0.03	0.02	0.11	0	0	0.04	0.03	0	0
肝脏	Liver	465	14.48	7.78	47.65	1.71	3.76	35.04	34.70	364	20.91
胆囊及其他	Gallbladder etc.	62	1.93	1.04	4.47	0.16	0.80	6.24	6.25	37	2.13
胰腺	Pancreas	80	2.49	1.34	7.30	0.24	0.62	6.60	6.34	47	2.70
鼻、鼻窦及其他	Nose, sinuses etc.	9	0.28	0.15	0.51	0.02	0.04	0.48	0.45	4	0.23
喉	Larynx	29	0.90	0.49	4.24	0.16	0.33	2.55	2.68	26	1.49
气管、支气管、肺	Trachea, bronchus and lung	765	23.81	12.80	78.42	2.80	7.42	68.18	67.20	493	28.32
其他的胸腔器官	Other thoracic organs	27	0.84	0.45	2.39	0.09	0.21	1.76	1.77	16	0.92
骨	Bone	41	1.28	0.69	2.24	0.12	0.17	2.37	2.35	15	0.86
皮肤的黑色素瘤	Melanoma of skin	16	0.50	0.27	0.98	0.04	0.09	1.12	1.06	14	0.80
其他的皮肤	Other skin	80	2.49	1.34	7.66	0.28	0.51	6.52	6.47	49	2.81
间皮瘤	Mesothelioma	3	0.09	0.05	0.18	0.01	0.01	0.09	0.07	3	0.17
卡波西肉瘤	Kaposi sarcoma	3	0.09	0.05	0.27	0.01	0.01	0.10	0.10	3	0.17
周围神经、结缔组织、软组织	Peripheral nerve, connective and soft tissue	40	1.25	0.67	3.04	0.12	0.24	2.02	2.01	21	1.21
乳房	Breast	633	19.71	10.59	73.02	2.42	3.38	30.54	29.33	3	0.17
外阴	Vulva	5	0.16	0.08	0.41	0.02	0.04	0.39	0.38	0	0
阴道	Vagina	5	0.16	0.08	0.20	0.01	0.07	0.53	0.54	0	0
子宫颈	Cervix uteri	183	5.70	3.06	19.75	0.65	1.06	9.51	9.08	0	0
子宫体	Corpus uteri	88	2.74	1.47	12.27	0.43	0.51	5.04	4.91	0	0
子宫，部位不明	Uterus unspecified	11	0.34	0.18	1.71	0.06	0.10	0.89	0.87	0	0
卵巢	Ovary	134	4.17	2.24	13.10	0.49	0.82	6.84	6.71	0	0
其他的女性生殖器	Other female genital organs	10	0.31	0.17	0.79	0.03	0.05	0.56	0.52	0	0
胎盘	Placenta	1	0.03	0.02	0	0	0	0.02	0.01	0	0
阴茎	Penis	9	0.28	0.15	1.07	0.03	0.09	0.71	0.67	9	0.52
前列腺	Prostate	133	4.14	2.23	4.91	0.18	1.56	15.54	14.82	133	7.64
睾丸	Testis	13	0.40	0.22	0.50	0.03	0.03	0.34	0.35	13	0.75
其他的男性生殖器	Other male genital organs	1	0.03	0.02	0.20	0.01	0.01	0.06	0.06	1	0.06
肾	Kidney	82	2.55	1.37	7.99	0.29	0.53	4.86	5.10	57	3.27
肾盂	Renal pelvis	9	0.28	0.15	0.21	0.01	0.08	0.98	1.11	3	0.17
输尿管	Ureter	9	0.28	0.15	1.00	0.04	0.07	0.92	0.83	6	0.34
膀胱	Bladder	102	3.18	1.71	8.92	0.32	0.94	9.22	8.69	78	4.48
其他的泌尿器官	Other urinary organs	2	0.06	0.03	0	0	0	0.26	0.21	1	0.06
眼	Eye	13	0.40	0.22	0.41	0.06	0.06	0.64	1.16	5	0.29
脑、神经系统	Brain, nervous system	248	7.72	4.15	20.42	0.82	1.56	14.93	15.10	114	6.55
甲状腺	Thyroid gland	854	26.58	14.29	69.87	2.43	2.88	31.34	28.37	261	14.99
肾上腺	Adrenal gland	3	0.09	0.05	0.26	0.01	0.01	0.10	0.10	1	0.06
其他的内分泌腺	Other endocrine gland	7	0.22	0.12	1.00	0.05	0.05	0.46	0.49	4	0.23
霍奇金病	Hodgkin disease	12	0.37	0.20	0.05	0.02	0.02	0.41	0.37	7	0.40
非霍奇金淋巴瘤	Non-Hodgkin lymphoma	146	4.54	2.44	11.88	0.47	0.96	10.08	9.89	84	4.83
免疫增生性疾病	Immunoproliferative disease	1	0.03	0.02	0	0	0.02	0.13	0.13	0	0
多发性骨髓瘤	Multiple myeloma	47	1.46	0.79	4.21	0.15	0.58	4.35	4.33	28	1.61
淋巴样白血病	Lymphoid leukemia	59	1.84	0.99	2.63	0.23	0.34	3.99	4.70	35	2.01
髓样白血病	Myeloid leukemia	93	2.90	1.56	5.50	0.26	0.49	5.73	5.81	60	3.45
白血病，未特指	Leukemia unspecified	20	0.62	0.33	0.82	0.05	0.08	1.49	1.58	11	0.63
其他的或未指明部位	Other and unspecified	117	3.64	1.96	10.34	0.38	0.89	9.25	9.48	66	3.79
所有部位	All sites	5 977	186.06	100.00	556.34	20.11	42.33	406.11	398.66	2 865	164.57
除C44外所有部位	All sites but C44	5 897	183.57	98.66	548.68	19.83	41.82	399.59	392.19	2 816	161.76

Table 5-17　Incidences of cancer in Shenzhen City, 2014

构成比 Proportion/%	35~64岁 截缩率 Truncated rate/10⁻⁵	累积率 Cum.rate/% 0~64岁	累积率 Cum.rate/% 0~74岁	中标率 ASR China/10⁻⁵	世标率 ASR World/10⁻⁵	例数 Cases	粗率 Crude rate/10⁻⁵	构成比 Proportion/%	35~64岁 截缩率 Truncated rate/10⁻⁵	累积率 Cum.rate/% 0~64岁	累积率 Cum.rate/% 0~74岁	中标率 ASR China/10⁻⁵	世标率 ASR World/10⁻⁵	ICD 10
0.03	0.40	0.02	0.02	0.12	0.13	0	0	0	0	0	0	0	0	C00
0.49	2.86	0.11	0.15	1.27	1.27	11	0.75	0.35	1.73	0.05	0.32	1.77	1.76	C01–C02
0.63	4.94	0.18	0.29	2.51	2.73	6	0.41	0.19	0.85	0.03	0.14	1.12	1.18	C03–C06
0.45	2.62	0.09	0.34	2.09	2.18	15	1.02	0.48	2.19	0.08	0.13	1.19	1.09	C07–C08
0.07	1.38	0.05	0.05	0.36	0.43	1	0.07	0.03	0.25	0.01	0.01	0.09	0.08	C09
0.03	0.12	0	0	0.04	0.04	0	0	0	0	0	0	0	0	C10
4.47	25.46	0.88	1.31	12.29	12.01	42	2.85	1.35	9.82	0.34	0.47	4.60	4.66	C11
0.24	1.50	0.05	0.16	1.22	1.19	0	0	0	0	0	0	0	0	C12–C13
0.07	0	0	0.08	0.56	0.51	1	0.07	0.03	0	0	0	0.25	0.20	C14
2.93	21.33	0.78	1.79	14.88	15.61	30	2.04	0.96	2.64	0.10	0.71	6.24	6.25	C15
5.20	25.86	0.94	2.46	26.33	25.36	126	8.56	4.05	19.61	0.69	2.13	19.86	19.22	C16
0.38	1.34	0.05	0.24	1.97	1.90	9	0.61	0.29	2.60	0.10	0.10	1.40	1.43	C17
7.47	34.41	1.23	3.76	39.63	38.04	161	10.94	5.17	30.62	1.08	2.65	25.53	25.94	C18
5.20	28.97	1.05	2.83	23.84	23.22	111	7.54	3.57	23.29	0.83	1.64	17.11	16.82	C19–C20
0	0	0	0	0	0	1	0.07	0.03	0.25	0.01	0.01	0.09	0.08	C21
12.71	77.01	2.77	5.61	51.45	51.08	101	6.86	3.25	14.93	0.54	1.83	18.03	17.72	C22
1.29	5.87	0.22	0.95	7.36	7.72	25	1.70	0.80	2.95	0.11	0.64	5.24	5.03	C23–C24
1.64	7.58	0.25	0.67	8.28	8.08	33	2.24	1.06	7.01	0.23	0.57	5.27	5.03	C25
0.14	0	0.01	0.05	0.36	0.36	5	0.34	0.16	1.06	0.04	0.04	0.61	0.56	C30–C31
0.91	8.32	0.32	0.62	4.40	4.60	3	0.20	0.10	0	0	0.04	0.64	0.68	C32
17.21	94.22	3.44	9.79	94.53	93.83	272	18.48	8.74	62.68	2.16	5.10	44.59	43.73	C33–C34
0.56	2.65	0.10	0.25	1.98	1.94	11	0.75	0.35	2.09	0.08	0.17	1.52	1.60	C37–C38
0.52	1.86	0.10	0.15	2.05	1.95	26	1.77	0.84	2.74	0.15	0.21	2.71	2.76	C40–C41
0.49	1.42	0.05	0.16	2.15	2.08	2	0.14	0.06	0.42	0.02	0.02	0.16	0.16	C43
1.71	11.28	0.41	0.62	7.29	7.22	31	2.11	1.00	3.71	0.14	0.39	5.67	5.60	C44
0.10	0.32	0.01	0.01	0.15	0.12	0	0	0	0	0	0	0	0	C45
0.10	0.53	0.02	0.02	0.19	0.19	0	0	0	0	0	0	0	0	C46
0.73	2.42	0.10	0.19	1.86	1.79	19	1.29	0.61	3.88	0.15	0.29	2.26	2.32	C47；C49
0.10	0.32	0.01	0.05	0.37	0.38	630	42.81	20.24	158.69	5.22	7.06	65.25	62.23	C50
0	0	0	0	0	0	5	0.34	0.16	0.85	0.03	0.08	0.75	0.74	C51
0	0	0	0	0	0	5	0.34	0.16	0.45	0.01	0.13	1.03	1.04	C52
0	0	0	0	0	0	183	12.44	5.88	43.05	1.41	2.21	20.17	19.18	C53
0	0	0	0	0	0	88	5.98	2.83	26.33	0.91	1.07	10.67	10.35	C54
0	0	0	0	0	0	11	0.75	0.35	3.66	0.12	0.17	1.82	1.78	C55
0	0	0	0	0	0	134	9.11	4.31	28.25	1.05	1.69	14.57	14.19	C56
0	0	0	0	0	0	10	0.68	0.32	1.70	0.06	0.11	1.16	1.08	C57
0	0	0	0	0	0	1	0.07	0.03	0	0	0	0.06	0.03	C58
0.31	1.98	0.06	0.18	1.40	1.32	0	0	0	0	0	0	0	0	C60
4.64	9.59	0.36	3.15	32.48	31.24	0	0	0	0	0	0	0	0	C61
0.45	0.97	0.05	0.05	0.64	0.66	0	0	0	0	0	0	0	0	C62
0.03	0.35	0.01	0.01	0.11	0.11	0	0	0	0	0	0	0	0	C63
1.99	10.46	0.38	0.80	6.91	7.26	25	1.70	0.80	5.35	0.19	0.25	2.84	2.99	C64
0.10	0.40	0.02	0.06	0.63	0.80	6	0.41	0.19	0	0	0.09	1.27	1.36	C65
0.21	1.24	0.04	0.04	1.15	1.00	3	0.20	0.10	0.69	0.03	0.09	0.67	0.64	C66
2.72	12.98	0.47	1.56	14.88	13.82	24	1.63	0.77	4.47	0.17	0.32	3.67	3.63	C67
0.03	0	0	0	0.30	0.24	1	0.07	0.03	0	0	0	0.25	0.20	C68
0.17	0.81	0.05	0.05	0.51	0.77	8	0.54	0.26	0	0.07	0.07	0.82	1.65	C69
3.98	18.87	0.76	1.32	13.48	13.74	134	9.11	4.31	22.33	0.88	1.80	16.64	16.73	C70–C72
9.11	37.38	1.31	1.63	17.45	15.63	593	40.30	19.06	109.33	3.77	4.36	48.07	43.50	C73
0.03	0.35	0.01	0.01	0.11	0.11	2	0.14	0.06	0.15	0.01	0.01	0.09	0.08	C74
0.14	0.89	0.04	0.04	0.39	0.42	3	0.20	0.10	1.14	0.05	0.05	0.59	0.59	C75
0.24	0.09	0.02	0.02	0.46	0.38	5	0.34	0.16	0	0.02	0.02	0.35	0.36	C81
2.93	13.27	0.54	1.23	11.83	11.64	62	4.21	1.99	10.78	0.40	0.71	8.41	8.22	C82–C85；C96
0	0	0	0	0	0	1	0.07	0.03	0	0	0.04	0.24	0.26	C88
0.98	4.36	0.16	0.64	5.04	4.81	19	1.29	0.61	4.10	0.15	0.53	3.66	3.81	C90
1.22	2.95	0.27	0.43	4.87	5.71	24	1.63	0.77	2.27	0.17	0.23	2.91	3.45	C91
2.09	7.39	0.33	0.63	7.39	7.45	33	2.24	1.06	3.35	0.19	0.35	4.10	4.21	C92–C94
0.38	1.53	0.07	0.07	1.39	1.31	9	0.61	0.29	0	0.03	0.09	1.52	1.74	C95
2.30	11.06	0.40	0.82	9.90	9.81	51	3.47	1.64	9.44	0.36	0.96	8.62	9.13	O&U
100.00	501.94	18.60	45.38	440.88	434.19	3 112	211.49	100.00	631.73	22.25	40.08	386.15	377.07	ALL
98.29	490.66	18.20	44.76	433.59	426.97	3 081	209.38	99.00	628.02	22.11	39.69	380.48	371.47	ALLbC44

表5-18 肇庆四会市恶性肿瘤发病主要指标——2014年

部位	Site	合计 Both sexes								男性 Male	
		例数 Cases	粗率 Crude rate/10⁻⁵	构成比 Proportion/%	35~64岁 截缩率 Truncated rate/10⁻⁵	累积率 Cum.rate/% 0~64岁	0~74岁	中标率 ASR China/10⁻⁵	世标率 ASR World/10⁻⁵	例数 Cases	粗率 Crude rate/10⁻⁵
唇	Lip	1	0.24	0.09	0.53	0.01	0.01	0.19	0.16	1	0.47
舌	Tongue	4	0.95	0.38	2.21	0.07	0.07	0.69	0.69	2	0.93
口	Mouth	2	0.48	0.19	0	0.02	0.02	0.52	0.33	1	0.47
唾液腺	Salivary gland	8	1.91	0.75	3.16	0.13	0.13	1.68	1.50	2	0.93
扁桃体	Tonsil	1	0.24	0.09	0.62	0.02	0.02	0.19	0.19	1	0.47
其他的口咽	Other oropharynx	1	0.24	0.09	0.62	0.02	0.02	0.19	0.19	1	0.47
鼻咽	Nasopharynx	115	27.46	10.85	42.41	1.48	1.96	21.34	18.92	81	37.69
喉咽	Hypopharynx	1	0.24	0.09	0.44	0.02	0.02	0.13	0.14	1	0.47
咽，部位不明	Pharynx unspecified	0	0	0	0	0	0	0	0	0	0
食管	Esophagus	22	5.25	2.08	5.75	0.21	0.38	3.27	3.38	15	6.98
胃	Stomach	48	11.46	4.53	13.58	0.44	1.01	8.33	8.02	28	13.03
小肠	Small intestine	5	1.19	0.47	2.38	0.07	0.12	1.02	0.93	3	1.40
结肠	Colon	76	18.14	7.17	22.57	0.82	1.54	13.01	13.12	40	18.61
直肠	Rectum	53	12.65	5.00	10.76	0.39	1.05	9.00	8.55	29	13.49
肛门	Anus	1	0.24	0.09	0	0	0	0.10	0.08	0	0
肝脏	Liver	163	38.91	15.38	59.89	2.13	3.22	29.65	28.19	132	61.42
胆囊及其他	Gallbladder etc.	10	2.39	0.94	2.77	0.10	0.23	1.66	1.74	6	2.79
胰腺	Pancreas	12	2.86	1.13	1.07	0.04	0.24	1.91	1.99	7	3.26
鼻、鼻窦及其他	Nose, sinuses etc.	3	0.72	0.28	0.44	0.02	0.06	0.49	0.48	1	0.47
喉	Larynx	9	2.15	0.85	1.92	0.07	0.28	1.73	1.80	7	3.26
气管、支气管、肺	Trachea, bronchus and lung	195	46.55	18.40	57.32	2.01	3.93	32.54	32.52	142	66.07
其他的胸腔器官	Other thoracic organs	1	0.24	0.09	0	0.02	0.02	0.38	0.22	1	0.47
骨	Bone	7	1.67	0.66	2.15	0.07	0.12	1.19	1.07	5	2.33
皮肤的黑色素瘤	Melanoma of skin	4	0.95	0.38	0.88	0.08	0.08	0.82	1.20	2	0.93
其他的皮肤	Other skin	13	3.10	1.23	2.49	0.13	0.26	2.64	2.24	7	3.26
间皮瘤	Mesothelioma	1	0.24	0.09	0	0	0.05	0.20	0.19	1	0.47
卡波西肉瘤	Kaposi sarcoma	0	0	0	0	0	0	0	0	0	0
周围神经、结缔组织、软组织	Peripheral nerve, connective and soft tissue	4	0.95	0.38	1.36	0.05	0.05	0.76	0.66	1	0.47
乳房	Breast	71	16.95	6.70	29.16	0.95	1.21	12.90	11.61	0	0
外阴	Vulva	1	0.24	0.09	0	0	0	0.10	0.08	0	0
阴道	Vagina	2	0.48	0.19	0	0	0	0.27	0.21	0	0
子宫颈	Cervix uteri	27	6.45	2.55	11.72	0.35	0.47	4.66	4.41	0	0
子宫体	Corpus uteri	17	4.06	1.60	7.86	0.26	0.30	3.20	2.98	0	0
子宫，部位不明	Uterus unspecified	4	0.95	0.38	0.44	0.03	0.08	0.75	0.68	0	0
卵巢	Ovary	11	2.63	1.04	3.91	0.13	0.26	1.94	1.96	0	0
其他的女性生殖器	Other female genital organs	0	0	0	0	0	0	0	0	0	0
胎盘	Placenta	0	0	0	0	0	0	0	0	0	0
阴茎	Penis	0	0	0	0	0	0	0	0	0	0
前列腺	Prostate	12	2.86	1.13	1.27	0.04	0.18	1.69	1.62	12	5.58
睾丸	Testis	0	0	0	0	0	0	0	0	0	0
其他的男性生殖器	Other male genital organs	0	0	0	0	0	0	0	0	0	0
肾	Kidney	5	1.19	0.47	1.67	0.08	0.12	0.99	1.30	3	1.40
肾盂	Renal pelvis	0	0	0	0	0	0	0	0	0	0
输尿管	Ureter	0	0	0	0	0	0	0	0	0	0
膀胱	Bladder	17	4.06	1.60	3.22	0.11	0.33	2.70	2.65	15	6.98
其他的泌尿器官	Other urinary organs	1	0.24	0.09	0	0	0	0.10	0.08	1	0.47
眼	Eye	3	0.72	0.28	0	0.06	0.06	0.86	1.30	0	0
脑、神经系统	Brain, nervous system	30	7.16	2.83	8.01	0.32	0.60	5.20	5.17	15	6.98
甲状腺	Thyroid gland	35	8.36	3.30	12.17	0.52	0.60	7.48	6.37	8	3.72
肾上腺	Adrenal gland	1	0.24	0.09	0	0	0.05	0.20	0.19	0	0
其他的内分泌腺	Other endocrine gland	0	0	0	0	0	0	0	0	0	0
霍奇金病	Hodgkin disease	0	0	0	0	0	0	0	0	0	0
非霍奇金淋巴瘤	Non-Hodgkin lymphoma	14	3.34	1.32	5.51	0.22	0.31	2.39	2.54	7	3.26
免疫增生性疾病	Immunoproliferative disease	0	0	0	0	0	0	0	0	0	0
多发性骨髓瘤	Multiple myeloma	8	1.91	0.75	2.49	0.09	0.26	1.59	1.63	7	3.26
淋巴样白血病	Lymphoid leukemia	7	1.67	0.66	1.19	0.07	0.20	1.61	1.64	6	2.79
髓样白血病	Myeloid leukemia	9	2.15	0.85	2.89	0.14	0.19	2.01	2.06	8	3.72
白血病，未特指	Leukemia unspecified	7	1.67	0.66	3.73	0.12	0.12	1.13	1.16	5	2.33
其他的或未指明部位	Other and unspecified	18	4.30	1.70	5.41	0.19	0.28	2.64	2.72	9	4.19
所有部位	All sites	1 060	253.07	100.00	335.99	12.08	20.50	188.03	180.84	613	285.22
除C44外所有部位	All sites but C44	1 047	249.96	98.77	333.50	11.96	20.23	185.39	178.60	606	281.96

Table 5-18　Incidences of cancer in Sihui-county-level City, 2014

构成比 Proportion/%	35~64岁 截缩率 Truncated rate/10⁻⁵	累积率 Cum.rate/% 0~64岁	累积率 Cum.rate/% 0~74岁	中标率 ASR China/10⁻⁵	世标率 ASR World/10⁻⁵	例数 Cases	粗率 Crude rate/10⁻⁵	构成比 Proportion/%	35~64岁 截缩率 Truncated rate/10⁻⁵	累积率 Cum.rate/% 0~64岁	累积率 Cum.rate/% 0~74岁	中标率 ASR China/10⁻⁵	世标率 ASR World/10⁻⁵	ICD 10
0.16	1.02	0.03	0.03	0.36	0.32	0	0	0	0	0	0	0	0	C00
0.33	2.31	0.07	0.07	0.77	0.72	2	0.98	0.45	2.14	0.07	0.07	0.62	0.66	C01-C02
0.16	0	0	0	0.33	0.26	1	0.49	0.22	0	0.04	0.04	0.77	0.45	C03-C06
0.33	1.93	0.06	0.06	0.63	0.60	6	2.94	1.34	4.30	0.21	0.21	2.75	2.43	C07-C08
0.16	1.28	0.04	0.04	0.41	0.40	0	0	0	0	0	0	0	0	C09
0.16	1.28	0.04	0.04	0.41	0.40	0	0	0	0	0	0	0	0	C10
13.21	59.73	2.03	2.79	29.39	26.37	34	16.67	7.61	25.45	0.95	1.13	13.72	11.88	C11
0.16	0.91	0.04	0.04	0.26	0.28	0	0	0	0	0	0	0	0	C12-C13
0	0	0	0	0	0	0	0	0	0	0	0	0	0	C14
2.45	7.76	0.28	0.59	4.91	4.84	7	3.43	1.57	3.88	0.15	0.15	1.61	1.83	C15
4.57	16.68	0.56	1.32	10.03	9.79	20	9.81	4.47	10.60	0.33	0.70	6.59	6.14	C16
0.49	3.63	0.11	0.11	1.29	1.12	2	0.98	0.45	1.18	0.04	0.14	0.78	0.76	C17
6.53	22.49	0.83	1.50	14.55	14.29	36	17.65	8.05	22.67	0.81	1.56	11.66	12.05	C18
4.73	10.56	0.42	1.13	10.57	9.69	24	11.77	5.37	10.95	0.36	0.98	7.76	7.78	C19-C20
0	0	0	0	0	0	1	0.49	0.22	0	0	0	0.16	0.12	C21
21.53	105.04	3.74	4.93	48.80	46.38	31	15.20	6.94	15.97	0.56	1.51	10.95	10.53	C22
0.98	4.39	0.15	0.22	2.09	2.06	4	1.96	0.89	1.29	0.05	0.23	1.33	1.47	C23-C24
1.14	2.15	0.07	0.31	2.50	2.45	5	2.45	1.12	0	0	0.17	1.33	1.48	C25
0.16	0	0	0	0.33	0.26	2	0.98	0.45	0.86	0.03	0.12	0.73	0.78	C30-C31
1.14	2.61	0.09	0.50	2.76	2.89	2	0.98	0.45	1.29	0.05	0.05	0.56	0.58	C32
23.16	84.54	3.02	5.74	49.56	49.26	53	25.99	11.86	31.02	1.03	2.05	16.65	16.67	C33-C34
0.16	0	0.04	0.04	0.76	0.44	0	0	0	0	0	0	0	0	C37-C38
0.82	2.99	0.09	0.18	1.82	1.56	2	0.98	0.45	1.29	0.05	0.05	0.56	0.58	C40-C41
0.33	0	0.08	0.08	1.06	1.74	2	0.98	0.45	1.71	0.07	0.07	0.49	0.53	C43
1.14	2.38	0.15	0.25	3.38	2.51	6	2.94	1.34	2.58	0.10	0.28	1.95	2.01	C44
0.16	0	0	0.09	0.38	0.37	0	0	0	0	0	0	0	0	C45
0	0	0	0	0	0	0	0	0	0	0	0	0	0	C46
0.16	0	0.03	0.03	0.56	0.47	3	1.47	0.67	2.77	0.07	0.07	0.96	0.86	C47；C49
0	0	0	0	0	0	71	34.81	15.88	58.18	1.89	2.44	25.79	23.22	C50
0	0	0	0	0	0	1	0.49	0.22	0	0	0	0.16	0.12	C51
0	0	0	0	0	0	2	0.98	0.45	0	0	0	0.46	0.36	C52
0	0	0	0	0	0	27	13.24	6.04	23.46	0.69	0.96	9.38	8.86	C53
0	0	0	0	0	0	17	8.34	3.80	15.49	0.51	0.61	6.31	5.87	C54
0	0	0	0	0	0	4	1.96	0.89	0.86	0.06	0.16	1.47	1.33	C55
0	0	0	0	0	0	11	5.39	2.46	7.63	0.25	0.52	3.86	3.92	C56
0	0	0	0	0	0	0	0	0	0	0	0	0	0	C57
0	0	0	0	0	0	0	0	0	0	0	0	0	0	C58
0	0	0	0	0	0	0	0	0	0	0	0	0	0	C60
1.96	2.61	0.09	0.35	3.83	3.64	0	0	0	0	0	0	0	0	C61
0	0	0	0	0	0	0	0	0	0	0	0	0	0	C62
0	0	0	0	0	0	0	0	0	0	0	0	0	0	C63
0.49	2.19	0.11	0.11	1.11	1.63	2	0.98	0.45	1.18	0.04	0.12	0.86	0.88	C64
0	0	0	0	0	0	0	0	0	0	0	0	0	0	C65
0	0	0	0	0	0	0	0	0	0	0	0	0	0	C66
2.45	6.58	0.23	0.64	5.05	5.01	2	0.98	0.45	0	0	0	0.46	0.36	C67
0.16	0	0	0	0.27	0.21	0	0	0	0	0	0	0	0	C68
0	0	0	0	0	0	3	1.47	0.67	0	0.13	0.13	1.97	3.03	C69
2.45	7.81	0.30	0.56	5.24	4.78	15	7.36	3.36	8.25	0.36	0.65	5.44	5.87	C70-C72
1.31	5.19	0.25	0.32	3.52	3.17	27	13.24	6.04	19.08	0.78	0.86	11.34	9.48	C73
0	0	0	0	0	0	1	0.49	0.22	0	0	0.10	0.40	0.39	C74
0	0	0	0	0	0	0	0	0	0	0	0	0	0	C75
0	0	0	0	0	0	0	0	0	0	0	0	0	0	C81
1.14	6.17	0.23	0.32	2.35	2.49	7	3.43	1.57	4.94	0.21	0.31	2.54	2.65	C82-C85；C96
0	0	0	0	0	0	0	0	0	0	0	0	0	0	C88
1.14	3.71	0.13	0.46	2.77	2.78	1	0.49	0.22	1.29	0.05	0.05	0.34	0.40	C90
0.98	2.38	0.11	0.35	2.55	2.56	1	0.49	0.22	0	0.04	0.04	0.60	0.65	C91
1.31	4.70	0.24	0.33	3.43	3.62	1	0.49	0.22	1.06	0.03	0.03	0.48	0.33	C92-C94
0.82	5.28	0.16	0.16	1.67	1.64	2	0.98	0.45	2.15	0.08	0.08	0.58	0.67	C95
1.47	6.62	0.25	0.32	2.74	3.04	9	4.41	2.01	4.30	0.14	0.24	2.55	2.43	O&U
100.00	386.92	14.06	24.01	222.45	214.05	447	219.18	100.00	287.85	10.22	16.89	156.92	150.44	ALL
98.86	384.54	13.91	23.77	219.06	211.53	441	216.24	98.66	285.27	10.12	16.60	154.97	148.43	ALLbC44

表5-19 肇庆四会市恶性肿瘤死亡主要指标——2014年

部位	Site	合计 Both sexes							男性 Male	
		例数 Cases	粗率 Crude rate/10⁻⁵	构成比 Proportion/%	35~64岁 截缩率 Truncated rate/10⁻⁵	累积率 Cum.rate/% 0~64岁	累积率 Cum.rate/% 0~74岁	中标率 ASR China/10⁻⁵	世标率 ASR World/10⁻⁵	例数 Cases	粗率 Crude rate/10⁻⁵
唇	Lip	0	0	0	0	0	0	0	0	0	0
舌	Tongue	2	0.48	0.29	0.97	0.03	0.03	0.31	0.30	2	0.93
口	Mouth	2	0.48	0.29	0.53	0.01	0.06	0.44	0.36	2	0.93
唾液腺	Salivary gland	0	0	0	0	0	0	0	0	0	0
扁桃体	Tonsil	1	0.24	0.15	0	0	0	0.10	0.08	0	0
其他的口咽	Other oropharynx	0	0	0	0	0	0	0	0	0	0
鼻咽	Nasopharynx	60	14.32	8.81	22.19	0.77	1.15	10.62	10.27	44	20.47
喉咽	Hypopharynx	2	0.48	0.29	0.62	0.02	0.02	0.33	0.30	2	0.93
咽，部位不明	Pharynx unspecified	0	0	0	0	0	0	0	0	0	0
食管	Esophagus	18	4.30	2.64	4.43	0.13	0.30	3.01	2.83	16	7.44
胃	Stomach	32	7.64	4.70	7.58	0.24	0.79	5.80	5.50	15	6.98
小肠	Small intestine	2	0.48	0.29	1.31	0.05	0.05	0.34	0.41	0	0
结肠	Colon	32	7.64	4.70	6.96	0.26	0.56	5.32	5.12	15	6.98
直肠	Rectum	33	7.88	4.85	7.91	0.25	0.60	5.35	5.15	22	10.24
肛门	Anus	3	0.72	0.44	0	0	0.05	0.43	0.37	0	0
肝脏	Liver	146	34.86	21.44	53.90	1.89	2.77	25.55	24.43	119	55.37
胆囊及其他	Gallbladder etc.	8	1.91	1.17	1.27	0.04	0.21	1.44	1.52	3	1.40
胰腺	Pancreas	14	3.34	2.06	2.71	0.10	0.31	2.35	2.42	8	3.72
鼻、鼻窦及其他	Nose, sinuses etc.	3	0.72	0.44	0.42	0.01	0.05	0.50	0.47	2	0.93
喉	Larynx	9	2.15	1.32	3.65	0.13	0.18	1.48	1.53	8	3.72
气管、支气管、肺	Trachea, bronchus and lung	172	41.06	25.26	35.37	1.25	3.31	27.93	27.50	121	56.30
其他的胸腔器官	Other thoracic organs	2	0.48	0.29	0	0.03	0.03	0.67	0.47	2	0.93
骨	Bone	4	0.95	0.59	0.97	0.05	0.05	0.78	0.71	3	1.40
皮肤的黑色素瘤	Melanoma of skin	1	0.24	0.15	0	0	0.04	0.22	0.24	1	0.47
其他的皮肤	Other skin	2	0.48	0.29	0	0	0.05	0.27	0.30	0	0
间皮瘤	Mesothelioma	0	0	0	0	0	0	0	0	0	0
卡波西肉瘤	Kaposi sarcoma	0	0	0	0	0	0	0	0	0	0
周围神经、结缔组织、软组织	Peripheral nerve, connective and soft tissue	0	0	0	0	0	0	0	0	0	0
乳房	Breast	21	5.01	3.08	7.65	0.22	0.31	3.47	3.17	0	0
外阴	Vulva	0	0	0	0	0	0	0	0	0	0
阴道	Vagina	0	0	0	0	0	0	0	0	0	0
子宫颈	Cervix uteri	7	1.67	1.03	2.91	0.10	0.18	1.29	1.38	0	0
子宫体	Corpus uteri	2	0.48	0.29	0.97	0.03	0.03	0.31	0.30	0	0
子宫，部位不明	Uterus unspecified	4	0.95	0.59	0.62	0.02	0.11	0.75	0.73	0	0
卵巢	Ovary	6	1.43	0.88	1.05	0.04	0.12	1.14	1.17	0	0
其他的女性生殖器	Other female genital organs	0	0	0	0	0	0	0	0	0	0
胎盘	Placenta	0	0	0	0	0	0	0	0	0	0
阴茎	Penis	0	0	0	0	0	0	0	0	0	0
前列腺	Prostate	10	2.39	1.47	0	0	0.09	1.07	1.21	10	4.65
睾丸	Testis	0	0	0	0	0	0	0	0	0	0
其他的男性生殖器	Other male genital organs	0	0	0	0	0	0	0	0	0	0
肾	Kidney	5	1.19	0.73	1.95	0.07	0.11	0.79	0.84	2	0.93
肾盂	Renal pelvis	0	0	0	0	0	0	0	0	0	0
输尿管	Ureter	0	0	0	0	0	0	0	0	0	0
膀胱	Bladder	4	0.95	0.59	0.65	0.03	0.07	0.60	0.58	4	1.86
其他的泌尿器官	Other urinary organs	0	0	0	0	0	0	0	0	0	0
眼	Eye	0	0	0	0	0	0	0	0	0	0
脑、神经系统	Brain, nervous system	12	2.86	1.76	4.36	0.15	0.20	2.02	1.97	7	3.26
甲状腺	Thyroid gland	1	0.24	0.15	0	0	0	0.14	0.11	0	0
肾上腺	Adrenal gland	1	0.24	0.15	0	0	0.05	0.20	0.19	0	0
其他的内分泌腺	Other endocrine gland	1	0.24	0.15	0	0	0.05	0.20	0.19	0	0
霍奇金病	Hodgkin disease	0	0	0	0	0	0	0	0	0	0
非霍奇金淋巴瘤	Non-Hodgkin lymphoma	16	3.82	2.35	3.65	0.18	0.30	3.19	3.02	11	5.12
免疫增生性疾病	Immunoproliferative disease	0	0	0	0	0	0	0	0	0	0
多发性骨髓瘤	Multiple myeloma	8	1.91	1.17	3.02	0.11	0.24	1.48	1.61	6	2.79
淋巴样白血病	Lymphoid leukemia	5	1.19	0.73	2.46	0.10	0.10	1.05	1.06	3	1.40
髓样白血病	Myeloid leukemia	11	2.63	1.62	4.87	0.17	0.22	2.09	2.00	7	3.26
白血病，未特指	Leukemia unspecified	9	2.15	1.32	3.31	0.13	0.22	1.69	1.76	5	2.33
其他的或未指明部位	Other and unspecified	10	2.39	1.47	2.19	0.08	0.12	1.33	1.37	6	2.79
所有部位	All sites	681	162.58	100.00	190.45	6.72	13.13	116.01	112.91	446	207.52
除C44外所有部位	All sites but C44	679	162.11	99.71	190.45	6.72	13.08	115.75	112.61	446	207.52

Table 5-19 Mortalities of cancer in Sihui-county-level City, 2014

构成比 Proportion/%	35~64岁 截缩率 Truncated rate/10⁻⁵	累积率 Cum.rate/% 0~64岁	0~74岁	中标率 ASR China/10⁻⁵	世标率 ASR World/10⁻⁵	例数 Cases	粗率 Crude rate/10⁻⁵	构成比 Proportion/%	35~64岁 截缩率 Truncated rate/10⁻⁵	累积率 Cum.rate/% 0~64岁	0~74岁	中标率 ASR China/10⁻⁵	世标率 ASR World/10⁻⁵	ICD 10
0	0	0	0	0	0	0	0	0	0	0	0	0	0	C00
0.45	1.93	0.06	0.06	0.63	0.60	0	0	0	0	0	0	0	0	C01-C02
0.45	1.06	0.03	0.12	0.86	0.70	0	0	0	0	0	0	0	0	C03-C06
0	0	0	0	0	0	0	0	0	0	0	0	0	0	C07-C08
0	0	0	0	0	0	1	0.49	0.43	0	0	0	0.16	0.12	C09
0	0	0	0	0	0	0	0	0	0	0	0	0	0	C10
9.87	34.13	1.23	1.80	16.00	15.75	16	7.85	6.81	10.41	0.32	0.49	5.35	4.96	C11
0.45	1.28	0.04	0.04	0.74	0.66	0	0	0	0	0	0	0	0	C12-C13
0	0	0	0	0	0	0	0	0	0	0	0	0	0	C14
3.59	7.87	0.25	0.56	5.62	5.30	2	0.98	0.85	1.08	0.03	0.03	0.61	0.51	C15
3.36	4.95	0.16	0.84	5.73	5.45	17	8.34	7.23	10.27	0.33	0.73	5.85	5.44	C16
0	0	0	0	0	0	2	0.98	0.85	2.58	0.10	0.10	0.67	0.80	C17
3.36	4.38	0.16	0.55	5.21	5.02	17	8.34	7.23	9.46	0.36	0.55	5.46	5.19	C18
4.93	11.31	0.36	0.75	7.55	7.35	11	5.39	4.68	4.63	0.14	0.44	3.40	3.17	C19-C20
0	0	0	0	0	0	3	1.47	1.28	0	0	0.10	0.79	0.70	C21
26.68	95.44	3.35	4.59	43.03	41.25	27	13.24	11.49	13.40	0.47	0.94	8.44	7.96	C22
0.67	1.28	0.04	0.19	1.24	1.29	5	2.45	2.13	1.29	0.05	0.23	1.56	1.65	C23-C24
1.79	3.56	0.14	0.30	2.75	2.70	6	2.94	2.55	1.93	0.06	0.32	2.18	2.31	C25
0.45	0.82	0.02	0.02	0.61	0.51	1	0.49	0.43	0	0	0.09	0.48	0.52	C30-C31
1.79	7.41	0.27	0.36	2.78	2.93	1	0.49	0.43	0	0	0	0.23	0.18	C32
27.13	52.05	1.92	4.61	41.35	40.63	51	25.01	21.70	19.54	0.61	1.97	16.35	15.87	C33-C34
0.45	0	0.07	0.07	1.32	0.92	0	0	0	0	0	0	0	0	C37-C38
0.67	1.97	0.09	0.09	1.26	1.17	1	0.49	0.43	0	0	0	0.23	0.18	C40-C41
0.22	0	0	0.07	0.42	0.45	0	0	0	0	0	0	0	0	C43
0	0	0	0	0	0	2	0.98	0.85	0	0	0.10	0.51	0.56	C44
0	0	0	0	0	0	0	0	0	0	0	0	0	0	C45
0	0	0	0	0	0	0	0	0	0	0	0	0	0	C46
0	0	0	0	0	0	0	0	0	0	0	0	0	0	C47; C49
0	0	0	0	0	0	21	10.30	8.94	15.20	0.44	0.62	6.79	6.21	C50
0	0	0	0	0	0	0	0	0	0	0	0	0	0	C51
0	0	0	0	0	0	0	0	0	0	0	0	0	0	C52
0	0	0	0	0	0	7	3.43	2.98	5.80	0.20	0.37	2.64	2.83	C53
0	0	0	0	0	0	2	0.98	0.85	1.93	0.06	0.06	0.63	0.60	C54
0	0	0	0	0	0	4	1.96	1.70	1.18	0.04	0.22	1.49	1.46	C55
0	0	0	0	0	0	6	2.94	2.55	2.16	0.09	0.26	2.37	2.43	C56
0	0	0	0	0	0	0	0	0	0	0	0	0	0	C57
0	0	0	0	0	0	0	0	0	0	0	0	0	0	C58
0	0	0	0	0	0	0	0	0	0	0	0	0	0	C60
2.24	0	0	0.17	2.67	3.09	0	0	0	0	0	0	0	0	C61
0	0	0	0	0	0	0	0	0	0	0	0	0	0	C62
0	0	0	0	0	0	0	0	0	0	0	0	0	0	C63
0.45	1.73	0.06	0.06	0.54	0.54	3	1.47	1.28	2.15	0.08	0.17	1.07	1.18	C64
0	0	0	0	0	0	0	0	0	0	0	0	0	0	C65
0	0	0	0	0	0	0	0	0	0	0	0	0	0	C66
0.90	1.33	0.05	0.14	1.33	1.25	0	0	0	0	0	0	0	0	C67
0	0	0	0	0	0	0	0	0	0	0	0	0	0	C68
0	0	0	0	0	0	0	0	0	0	0	0	0	0	C69
1.57	6.69	0.23	0.23	2.27	2.28	5	2.45	2.13	2.16	0.09	0.19	1.86	1.72	C70-C72
0	0	0	0	0	0	1	0.49	0.43	0	0	0	0.23	0.18	C73
0	0	0	0	0	0	1	0.49	0.43	0	0	0.10	0.40	0.39	C74
0	0	0	0	0	0	1	0.49	0.43	0	0	0.10	0.40	0.39	C75
0	0	0	0	0	0	0	0	0	0	0	0	0	0	C81
2.47	6.29	0.26	0.41	4.36	4.12	5	2.45	2.13	1.06	0.10	0.20	2.06	2.01	C82-C85; C96
0	0	0	0	0	0	0	0	0	0	0	0	0	0	C88
1.35	4.84	0.18	0.33	2.19	2.39	2	0.98	0.85	1.29	0.05	0.15	0.74	0.79	C90
0.67	2.38	0.11	0.11	1.34	1.30	2	0.98	0.85	2.48	0.09	0.09	0.71	0.77	C91
1.57	5.83	0.22	0.32	2.68	2.73	4	1.96	1.70	4.08	0.12	0.12	1.50	1.26	C92-C94
1.12	3.13	0.12	0.19	1.98	1.97	4	1.96	1.70	3.44	0.13	0.23	1.32	1.46	C95
1.35	3.14	0.12	0.20	1.83	1.84	4	1.96	1.70	2.04	0.05	0.20	0.83	0.87	O&U
100.00	264.81	9.52	17.19	158.24	154.19	235	115.23	100.00	118.83	4.01	9.00	77.34	74.67	ALL
100.00	264.81	9.52	17.19	158.24	154.19	233	114.25	99.15	118.83	4.01	8.90	76.83	74.12	ALLbC44

表5-20 江门市城区恶性肿瘤发病主要指标——2014年

部位	Site	合计 Both sexes							男性 Male	
		例数 Cases	粗率 Crude rate/10⁻⁵	构成比 Proportion/%	35~64岁 截缩率 Truncated rate/10⁻⁵	累积率 Cum.rate/% 0~64岁	0~74岁	中标率 ASR China/10⁻⁵	世标率 ASR World/10⁻⁵	例数 Cases	粗率 Crude rate/10⁻⁵
唇	Lip	0	0	0	0	0	0	0	0	0	0
舌	Tongue	12	1.86	0.60	2.61	0.09	0.14	1.17	1.17	11	3.44
口	Mouth	12	1.86	0.60	3.62	0.13	0.17	1.18	1.25	10	3.12
唾液腺	Salivary gland	7	1.09	0.35	0.96	0.06	0.08	0.85	1.05	3	0.94
扁桃体	Tonsil	1	0.16	0.05	0	0	0	0.09	0.07	1	0.31
其他的口咽	Other oropharynx	1	0.16	0.05	0.32	0.01	0.01	0.09	0.10	1	0.31
鼻咽	Nasopharynx	102	15.81	5.07	24.59	0.87	1.22	12.12	11.01	69	21.55
喉咽	Hypopharynx	9	1.40	0.45	2.38	0.09	0.13	1.03	1.03	9	2.81
咽，部位不明	Pharynx unspecified	1	0.16	0.05	0	0	0	0.05	0.09	1	0.31
食管	Esophagus	51	7.91	2.53	9.54	0.32	0.67	5.15	5.19	50	15.61
胃	Stomach	77	11.94	3.83	10.49	0.36	0.84	7.97	7.44	44	13.74
小肠	Small intestine	15	2.33	0.75	3.33	0.13	0.15	1.92	1.60	8	2.50
结肠	Colon	178	27.60	8.84	25.78	0.91	2.21	18.42	17.91	92	28.73
直肠	Rectum	125	19.38	6.21	18.23	0.62	1.45	12.56	12.24	65	20.30
肛门	Anus	4	0.62	0.20	0.97	0.03	0.03	0.37	0.39	1	0.31
肝脏	Liver	224	34.73	11.13	47.10	1.64	2.62	23.23	22.94	185	57.77
胆囊及其他	Gallbladder etc.	22	3.41	1.09	2.31	0.07	0.13	1.91	1.93	13	4.06
胰腺	Pancreas	34	5.27	1.69	4.40	0.15	0.39	3.30	3.31	15	4.68
鼻、鼻窦及其他	Nose, sinuses etc.	1	0.16	0.05	0.32	0.01	0.01	0.09	0.10	1	0.31
喉	Larynx	17	2.64	0.84	2.40	0.08	0.24	1.71	1.78	17	5.31
气管、支气管、肺	Trachea, bronchus and lung	357	55.35	17.73	51.31	1.77	4.20	35.23	35.02	217	67.77
其他的胸腔器官	Other thoracic organs	9	1.40	0.45	1.90	0.09	0.09	1.18	1.05	6	1.87
骨	Bone	17	2.64	0.84	2.95	0.10	0.17	1.77	1.69	9	2.81
皮肤的黑色素瘤	Melanoma of skin	3	0.47	0.15	0.67	0.02	0.04	0.33	0.32	3	0.94
其他的皮肤	Other skin	29	4.50	1.44	4.37	0.17	0.31	3.12	2.98	18	5.62
间皮瘤	Mesothelioma	3	0.47	0.15	0.67	0.03	0.03	0.28	0.28	2	0.62
卡波西肉瘤	Kaposi sarcoma	0	0	0	0	0	0	0	0	0	0
周围神经、结缔组织、软组织	Peripheral nerve, connective and soft tissue	8	1.24	0.40	0.32	0.05	0.14	1.07	1.31	5	1.56
乳房	Breast	188	29.15	9.34	50.65	1.62	2.12	20.47	19.39	1	0.31
外阴	Vulva	1	0.16	0.05	0	0	0	0.09	0.07	0	0
阴道	Vagina	5	0.78	0.25	1.64	0.05	0.05	0.54	0.51	0	0
子宫颈	Cervix uteri	37	5.74	1.84	10.40	0.33	0.39	4.31	3.94	0	0
子宫体	Corpus uteri	36	5.58	1.79	10.81	0.34	0.44	4.13	3.83	0	0
子宫，部位不明	Uterus unspecified	10	1.55	0.50	2.59	0.08	0.10	1.00	0.98	0	0
卵巢	Ovary	30	4.65	1.49	6.35	0.25	0.37	3.82	3.36	0	0
其他的女性生殖器	Other female genital organs	4	0.62	0.20	0.70	0.03	0.05	0.34	0.41	0	0
胎盘	Placenta	0	0	0	0	0	0	0	0	0	0
阴茎	Penis	1	0.16	0.05	0.30	0.01	0.01	0.10	0.09	1	0.31
前列腺	Prostate	32	4.96	1.59	1.71	0.06	0.35	3.11	3.00	32	9.99
睾丸	Testis	7	1.09	0.35	0.69	0.06	0.08	1.10	0.98	7	2.19
其他的男性生殖器	Other male genital organs	2	0.31	0.10	0.67	0.03	0.03	0.18	0.21	2	0.62
肾	Kidney	23	3.57	1.14	4.29	0.16	0.21	2.47	2.56	18	5.62
肾盂	Renal pelvis	1	0.16	0.05	0	0	0	0.09	0.07	1	0.31
输尿管	Ureter	0	0	0	0	0	0	0	0	0	0
膀胱	Bladder	27	4.19	1.34	3.37	0.12	0.26	2.49	2.54	22	6.87
其他的泌尿器官	Other urinary organs	0	0	0	0	0	0	0	0	0	0
眼	Eye	0	0	0	0	0	0	0	0	0	0
脑、神经系统	Brain, nervous system	64	9.92	3.18	14.45	0.49	0.81	7.24	6.85	28	8.74
甲状腺	Thyroid gland	99	15.35	4.92	23.07	0.92	1.05	13.30	11.58	21	6.56
肾上腺	Adrenal gland	2	0.31	0.10	0.65	0.02	0.02	0.20	0.20	2	0.62
其他的内分泌腺	Other endocrine gland	1	0.16	0.05	0	0.02	0.02	0.24	0.33	1	0.31
霍奇金病	Hodgkin disease	2	0.31	0.10	0	0.03	0.03	0.38	0.57	0	0
非霍奇金淋巴瘤	Non-Hodgkin lymphoma	46	7.13	2.29	8.71	0.35	0.57	5.17	5.06	30	9.37
免疫增生性疾病	Immunoproliferative disease	0	0	0	0	0	0	0	0	0	0
多发性骨髓瘤	Multiple myeloma	7	1.09	0.35	0.99	0.04	0.11	0.71	0.73	4	1.25
淋巴样白血病	Lymphoid leukemia	16	2.48	0.79	0.99	0.15	0.23	2.74	3.03	11	3.44
髓样白血病	Myeloid leukemia	20	3.10	0.99	2.68	0.09	0.21	2.15	2.06	14	4.37
白血病，未特指	Leukemia unspecified	9	1.40	0.45	0	0.11	0.18	0.96	1.17	4	1.25
其他的或未指明部位	Other and unspecified	24	3.72	1.19	3.53	0.15	0.29	2.54	2.74	9	2.81
所有部位	All sites	2 013	312.08	100.00	372.08	13.27	23.36	216.06	209.52	1 064	332.28
除C44外所有部位	All sites but C44	1 984	307.59	98.56	367.71	13.10	23.05	212.94	206.54	1 046	326.66

Table 5-20　Incidences of cancer in Urban Jiangmen, 2014

构成比 Proportion/%	35~64岁 截缩率 Truncated rate/10⁻⁵	累积率 Cum.rate/% 0~64岁	0~74岁	中标率 ASR China/10⁻⁵	世标率 ASR World/10⁻⁵	例数 Cases	粗率 Crude rate/10⁻⁵	构成比 Proportion/%	35~64岁 截缩率 Truncated rate/10⁻⁵	累积率 Cum.rate/% 0~64岁	0~74岁	中标率 ASR China/10⁻⁵	世标率 ASR World/10⁻⁵	ICD 10
0	0	0	0	0	0	0	0	0	0	0	0	0	0	C00
1.03	4.59	0.16	0.27	2.22	2.21	1	0.31	0.11	0.67	0.02	0.02	0.21	0.21	C01–C02
0.94	5.89	0.22	0.29	1.99	2.11	2	0.62	0.21	1.34	0.05	0.05	0.39	0.42	C03–C06
0.28	0.64	0.02	0.06	0.60	0.59	4	1.23	0.42	1.30	0.11	0.11	1.15	1.59	C07–C08
0.09	0	0	0	0.20	0.16	0	0	0	0	0	0	0	0	C09
0.09	0.64	0.02	0.02	0.18	0.20	0	0	0	0	0	0	0	0	C10
6.48	35.68	1.22	1.67	16.55	15.06	33	10.16	3.48	13.91	0.54	0.80	8.00	7.25	C11
0.85	4.84	0.19	0.26	2.11	2.11	0	0	0	0	0	0	0	0	C12–C13
0.09	0	0	0	0.16	0.24	0	0	0	0	0	0	0	0	C14
4.70	18.30	0.62	1.36	10.44	10.52	1	0.31	0.11	0.67	0.02	0.02	0.21	0.21	C15
4.14	14.98	0.47	1.11	9.34	9.09	33	10.16	3.48	5.91	0.24	0.59	6.48	5.71	C16
0.75	4.09	0.13	0.16	1.69	1.74	7	2.16	0.74	2.54	0.13	0.13	2.13	1.50	C17
8.65	26.29	0.94	2.60	20.37	20.01	86	26.48	9.06	25.15	0.88	1.87	16.72	16.12	C18
6.11	16.26	0.57	1.82	13.85	13.60	60	18.47	6.32	19.89	0.66	1.14	11.53	11.12	C19–C20
0.09	0	0	0	0.16	0.24	3	0.92	0.32	1.91	0.06	0.06	0.63	0.59	C21
17.39	85.33	2.95	4.60	40.35	39.84	39	12.01	4.11	9.96	0.36	0.76	7.23	7.09	C22
1.22	2.77	0.09	0.17	2.43	2.72	9	2.77	0.95	1.85	0.05	0.08	1.56	1.42	C23–C24
1.41	4.12	0.14	0.40	3.15	3.21	19	5.85	2.00	4.68	0.16	0.38	3.44	3.39	C25
0.09	0.64	0.02	0.02	0.18	0.20	0	0	0	0	0	0	0	0	C30–C31
1.60	4.90	0.16	0.50	3.62	3.79	0	0	0	0	0	0	0	0	C32
20.39	61.13	2.14	5.36	45.48	44.91	140	43.10	14.75	41.66	1.42	3.15	26.18	26.22	C33–C34
0.56	2.53	0.13	0.13	1.61	1.37	3	0.92	0.32	1.17	0.05	0.05	0.75	0.74	C37–C38
0.85	1.98	0.09	0.13	1.96	1.88	8	2.46	0.84	3.91	0.12	0.22	1.71	1.66	C40–C41
0.28	1.33	0.04	0.08	0.66	0.64	0	0	0	0	0	0	0	0	C43
1.69	4.26	0.15	0.42	4.26	3.76	11	3.39	1.16	4.55	0.20	0.23	2.18	2.37	C44
0.19	0.72	0.03	0.03	0.39	0.38	1	0.31	0.11	0.65	0.03	0.03	0.19	0.20	C45
0	0	0	0	0	0	0	0	0	0	0	0	0	0	C46
0.47	0.64	0.06	0.24	1.35	1.78	3	0.92	0.32	0	0.04	0.04	0.81	0.82	C47；C49
0.09	0.64	0.02	0.02	0.18	0.20	187	57.57	19.70	99.57	3.19	4.12	39.89	37.82	C50
0	0	0	0	0	0	1	0.31	0.11	0	0	0	0.17	0.14	C51
0	0	0	0	0	0	5	1.54	0.53	3.26	0.10	0.10	1.08	1.01	C52
0	0	0	0	0	0	37	11.39	3.90	20.39	0.64	0.77	8.38	7.67	C53
0	0	0	0	0	0	36	11.08	3.79	21.53	0.67	0.86	8.16	7.58	C54
0	0	0	0	0	0	10	3.08	1.05	5.15	0.17	0.20	1.98	1.94	C55
0	0	0	0	0	0	30	9.24	3.16	12.53	0.48	0.71	7.44	6.55	C56
0	0	0	0	0	0	4	1.23	0.42	1.35	0.05	0.09	0.63	0.76	C57
0	0	0	0	0	0	0	0	0	0	0	0	0	0	C58
0.09	0.62	0.02	0.02	0.21	0.19	0	0	0	0	0	0	0	0	C60
3.01	3.50	0.13	0.75	6.78	6.56	0	0	0	0	0	0	0	0	C61
0.66	1.42	0.13	0.17	2.24	1.99	0	0	0	0	0	0	0	0	C62
0.19	1.36	0.05	0.05	0.37	0.42	0	0	0	0	0	0	0	0	C63
1.69	5.96	0.23	0.34	4.14	4.30	5	1.54	0.53	2.65	0.09	0.09	0.96	0.96	C64
0.09	0	0	0	0.20	0.16	0	0	0	0	0	0	0	0	C65
0	0	0	0	0	0	0	0	0	0	0	0	0	0	C66
2.07	6.21	0.23	0.45	4.43	4.44	5	1.54	0.53	0.65	0.03	0.09	0.73	0.81	C67
0	0	0	0	0	0	0	0	0	0	0	0	0	0	C68
0	0	0	0	0	0	0	0	0	0	0	0	0	0	C69
2.63	13.64	0.50	0.61	6.58	6.14	36	11.08	3.79	15.25	0.49	0.97	7.80	7.44	C70–C72
1.97	8.34	0.33	0.49	6.07	5.30	78	24.01	8.22	37.61	1.50	1.60	20.31	17.73	C73
0.19	1.27	0.04	0.04	0.38	0.39	0	0	0	0	0	0	0	0	C74
0.09	0	0.03	0.03	0.44	0.61	0	0	0	0	0	0	0	0	C75
0	0	0	0	0	0	2	0.62	0.21	0	0.06	0.06	0.78	1.19	C81
2.82	10.09	0.43	0.77	7.28	7.02	16	4.93	1.69	7.29	0.26	0.38	3.08	3.12	C82–C85；C96
0	0	0	0	0	0	0	0	0	0	0	0	0	0	C88
0.38	0.64	0.02	0.13	0.90	0.87	3	0.92	0.32	1.32	0.05	0.09	0.56	0.62	C90
1.03	1.34	0.17	0.31	3.67	3.41	5	1.54	0.53	0.67	0.13	0.16	1.88	2.76	C91
1.32	3.39	0.13	0.32	3.20	3.12	6	1.85	0.63	1.95	0.05	0.12	1.20	1.12	C92–C94
0.38	0.72	0.06	0.13	1.01	1.42	5	1.54	0.53	1.90	0.06	0.10	0.92	0.90	C95
0.85	3.27	0.13	0.20	1.68	1.85	15	4.62	1.58	3.81	0.18	0.36	3.42	3.70	O&U
100.00	364.93	13.21	26.52	235.07	230.76	949	292.17	100.00	378.59	13.31	20.58	200.86	192.41	ALL
98.31	360.67	13.06	26.10	230.81	227.00	938	288.79	98.84	374.04	13.12	20.35	198.68	190.05	ALLbC44

表5-21 江门市城区恶性肿瘤死亡主要指标——2014年

部位	Site	合计 Both sexes							男性 Male	
		例数 Cases	粗率 Crude rate/10⁻⁵	构成比 Proportion/%	35~64岁 截缩率 Truncated rate/10⁻⁵	累积率 Cum.rate/% 0~64岁	0~74岁	中标率 ASR China/10⁻⁵	世标率 ASR World/10⁻⁵	例数 Cases	粗率 Crude rate/10⁻⁵
唇	Lip	0	0	0	0	0	0	0	0	0	0
舌	Tongue	9	1.40	0.77	1.36	0.04	0.06	0.84	0.77	8	2.50
口	Mouth	4	0.62	0.34	0.96	0.04	0.04	0.37	0.37	3	0.94
唾液腺	Salivary gland	3	0.47	0.26	0	0.01	0.03	0.37	0.32	2	0.62
扁桃体	Tonsil	1	0.16	0.09	0.32	0.01	0.01	0.10	0.10	1	0.31
其他的口咽	Other oropharynx	1	0.16	0.09	0	0	0	0.09	0.07	1	0.31
鼻咽	Nasopharynx	61	9.46	5.20	14.64	0.49	0.63	6.40	6.10	41	12.80
喉咽	Hypopharynx	3	0.47	0.26	0.67	0.02	0.06	0.33	0.34	3	0.94
咽，部位不明	Pharynx unspecified	4	0.62	0.34	0	0	0.03	0.36	0.35	4	1.25
食管	Esophagus	39	6.05	3.32	4.99	0.18	0.52	3.82	3.95	37	11.55
胃	Stomach	49	7.60	4.18	5.96	0.20	0.59	4.94	4.78	26	8.12
小肠	Small intestine	8	1.24	0.68	1.02	0.03	0.12	0.82	0.83	2	0.62
结肠	Colon	84	13.02	7.16	9.57	0.33	0.62	7.72	7.62	34	10.62
直肠	Rectum	53	8.22	4.52	4.72	0.17	0.62	5.17	5.05	31	9.68
肛门	Anus	3	0.47	0.26	0	0.01	0.05	0.41	0.44	2	0.62
肝脏	Liver	201	31.16	17.14	39.25	1.37	2.21	20.80	19.99	168	52.46
胆囊及其他	Gallbladder etc.	27	4.19	2.30	3.04	0.10	0.16	2.30	2.41	14	4.37
胰腺	Pancreas	31	4.81	2.64	3.72	0.12	0.41	3.22	3.13	18	5.62
鼻、鼻窦及其他	Nose, sinuses etc.	4	0.62	0.34	1.34	0.04	0.04	0.42	0.42	4	1.25
喉	Larynx	13	2.02	1.11	1.62	0.06	0.11	1.14	1.19	13	4.06
气管、支气管、肺	Trachea, bronchus and lung	307	47.60	26.17	37.93	1.34	3.33	29.58	29.26	204	63.71
其他的胸腔器官	Other thoracic organs	8	1.24	0.68	1.27	0.06	0.14	1.07	1.04	4	1.25
骨	Bone	11	1.71	0.94	1.73	0.05	0.09	1.09	1.07	6	1.87
皮肤的黑色素瘤	Melanoma of skin	5	0.78	0.43	0.70	0.04	0.07	0.62	0.54	2	0.62
其他的皮肤	Other skin	11	1.71	0.94	0.70	0.03	0.08	0.97	0.92	10	3.12
间皮瘤	Mesothelioma	0	0	0	0	0	0	0	0	0	0
卡波西肉瘤	Kaposi sarcoma	0	0	0	0	0	0	0	0	0	0
周围神经、结缔组织、软组织	Peripheral nerve, connective and soft tissue	7	1.09	0.60	1.02	0.04	0.07	0.83	0.72	4	1.25
乳房	Breast	45	6.98	3.84	10.61	0.38	0.55	4.58	4.64	0	0
外阴	Vulva	1	0.16	0.09	0	0	0	0.05	0.09	0	0
阴道	Vagina	1	0.16	0.09	0.35	0.01	0.01	0.12	0.11	0	0
子宫颈	Cervix uteri	8	1.24	0.68	2.28	0.06	0.06	0.86	0.78	0	0
子宫体	Corpus uteri	3	0.47	0.26	0.99	0.03	0.03	0.31	0.31	0	0
子宫，部位不明	Uterus unspecified	3	0.47	0.26	0.69	0.02	0.04	0.32	0.32	0	0
卵巢	Ovary	17	2.64	1.45	2.01	0.07	0.19	1.65	1.63	0	0
其他的女性生殖器	Other female genital organs	2	0.31	0.17	0.35	0.01	0.01	0.15	0.19	0	0
胎盘	Placenta	0	0	0	0	0	0	0	0	0	0
阴茎	Penis	1	0.16	0.09	0.32	0.01	0.01	0.10	0.10	1	0.31
前列腺	Prostate	8	1.24	0.68	0	0	0.07	0.73	0.70	8	2.50
睾丸	Testis	0	0	0	0	0	0	0	0	0	0
其他的男性生殖器	Other male genital organs	0	0	0	0	0	0	0	0	0	0
肾	Kidney	9	1.40	0.77	1.69	0.06	0.06	0.78	0.82	7	2.19
肾盂	Renal pelvis	0	0	0	0	0	0	0	0	0	0
输尿管	Ureter	1	0.16	0.09	0	0	0	0.07	0.06	1	0.31
膀胱	Bladder	17	2.64	1.45	1.02	0.04	0.12	1.46	1.54	15	4.68
其他的泌尿器官	Other urinary organs	0	0	0	0	0	0	0	0	0	0
眼	Eye	0	0	0	0	0	0	0	0	0	0
脑、神经系统	Brain, nervous system	25	3.88	2.13	2.98	0.14	0.36	2.79	2.86	12	3.75
甲状腺	Thyroid gland	1	0.16	0.09	0	0	0	0.05	0.09	0	0
肾上腺	Adrenal gland	1	0.16	0.09	0.32	0.01	0.01	0.09	0.10	1	0.31
其他的内分泌腺	Other endocrine gland	1	0.16	0.09	0.35	0.01	0.01	0.09	0.11	1	0.31
霍奇金病	Hodgkin disease	0	0	0	0	0	0	0	0	0	0
非霍奇金淋巴瘤	Non-Hodgkin lymphoma	34	5.27	2.90	4.31	0.20	0.35	3.61	3.47	22	6.87
免疫增生性疾病	Immunoproliferative disease	0	0	0	0	0	0	0	0	0	0
多发性骨髓瘤	Multiple myeloma	3	0.47	0.26	0.35	0.01	0.06	0.36	0.35	2	0.62
淋巴样白血病	Lymphoid leukemia	7	1.09	0.60	0.69	0.06	0.10	1.18	1.33	4	1.25
髓样白血病	Myeloid leukemia	16	2.48	1.36	0.67	0.03	0.17	1.45	1.44	12	3.75
白血病，未特指	Leukemia unspecified	8	1.24	0.68	0.65	0.05	0.10	0.93	1.14	4	1.25
其他的或未指明部位	Other and unspecified	14	2.17	1.19	1.96	0.06	0.11	1.37	1.28	7	2.19
所有部位	All sites	1 173	181.85	100.00	169.11	6.05	12.52	116.87	115.23	739	230.78
除C44外所有部位	All sites but C44	1 162	180.15	99.06	168.41	6.02	12.44	115.90	114.31	729	227.66

Table 5-21 Mortalities of cancer in Urban Jiangmen, 2014

构成比 Proportion/%	35~64岁 截缩率 Truncated rate/10⁻⁵	累积率 Cum.rate/% 0~64岁	累积率 Cum.rate/% 0~74岁	中标率 ASR China/10⁻⁵	世标率 ASR World/10⁻⁵	例数 Cases	粗率 Crude rate/10⁻⁵	构成比 Proportion/%	35~64岁 截缩率 Truncated rate/10⁻⁵	累积率 Cum.rate/% 0~64岁	累积率 Cum.rate/% 0~74岁	中标率 ASR China/10⁻⁵	世标率 ASR World/10⁻⁵	ICD 10
0	0	0	0	0	0	0	0	0	0	0	0	0	0	C00
1.08	2.76	0.09	0.13	1.63	1.51	1	0.31	0.23	0	0	0	0.13	0.10	C01–C02
0.41	1.91	0.07	0.07	0.55	0.59	1	0.31	0.23	0	0	0	0.17	0.14	C03–C06
0.27	0	0	0.04	0.37	0.47	1	0.31	0.23	0	0.02	0.02	0.40	0.24	C07–C08
0.14	0.63	0.02	0.02	0.20	0.20	0	0	0	0	0	0	0	0	C09
0.14	0	0	0	0.20	0.16	0	0	0	0	0	0	0	0	C10
5.55	22.20	0.73	0.84	8.70	8.45	20	6.16	4.61	7.17	0.25	0.41	4.16	3.83	C11
0.41	1.35	0.05	0.12	0.68	0.71	0	0	0	0	0	0	0	0	C12–C13
0.54	0	0	0.07	0.83	0.82	0	0	0	0	0	0	0	0	C14
5.01	10.01	0.35	1.06	7.75	8.08	2	0.62	0.46	0	0	0.03	0.32	0.31	C15
3.52	8.01	0.28	0.83	5.72	5.73	23	7.08	5.30	3.85	0.12	0.38	4.15	3.86	C16
0.27	0	0	0.07	0.45	0.53	6	1.85	1.38	2.02	0.06	0.16	1.20	1.18	C17
4.60	6.27	0.24	0.43	6.91	6.77	50	15.39	11.52	12.82	0.41	0.80	8.58	8.53	C18
4.19	6.84	0.25	0.66	6.30	6.24	22	6.77	5.07	2.66	0.10	0.57	4.22	4.06	C19–C20
0.27	0	0.02	0.06	0.60	0.65	1	0.31	0.23	0	0	0.03	0.20	0.21	C21
22.73	69.01	2.39	3.94	36.77	35.30	33	10.16	7.60	10.10	0.36	0.58	6.03	5.85	C22
1.89	2.06	0.07	0.15	2.59	2.90	13	4.00	3.00	4.01	0.14	0.17	2.22	2.22	C23–C24
2.44	4.75	0.16	0.53	3.87	3.81	13	4.00	3.00	2.70	0.08	0.30	2.60	2.45	C25
0.54	2.68	0.09	0.09	0.84	0.83	0	0	0	0	0	0	0	0	C30–C31
1.76	3.25	0.11	0.23	2.47	2.61	0	0	0	0	0	0	0	0	C32
27.60	52.47	1.85	4.77	42.12	41.96	103	31.71	23.73	23.83	0.85	2.03	18.65	18.24	C33–C34
0.54	1.36	0.08	0.12	1.17	1.17	4	1.23	0.92	1.17	0.03	0.15	0.90	0.85	C37–C38
0.81	1.42	0.04	0.04	1.18	1.30	5	1.54	1.15	2.04	0.06	0.13	1.14	1.05	C40–C41
0.27	0	0.02	0.09	0.74	0.55	3	0.92	0.69	1.35	0.05	0.05	0.52	0.55	C43
1.35	1.44	0.06	0.17	1.94	1.86	1	0.31	0.23	0	0	0	0.13	0.10	C44
0	0	0	0	0	0	0	0	0	0	0	0	0	0	C45
0	0	0	0	0	0	0	0	0	0	0	0	0	0	C46
0.54	1.50	0.05	0.12	1.01	0.89	3	0.92	0.69	0.58	0.03	0.03	0.70	0.59	C47；C49
0	0	0	0	0	0	45	13.85	10.37	20.99	0.74	1.07	8.93	9.07	C50
0	0	0	0	0	0	1	0.31	0.23	0	0	0	0.08	0.13	C51
0	0	0	0	0	0	1	0.31	0.23	0.68	0.02	0.02	0.24	0.21	C52
0	0	0	0	0	0	8	2.46	1.84	4.52	0.13	0.13	1.69	1.54	C53
0	0	0	0	0	0	3	0.92	0.69	1.98	0.07	0.07	0.62	0.61	C54
0	0	0	0	0	0	3	0.92	0.69	1.36	0.04	0.08	0.61	0.63	C55
0	0	0	0	0	0	17	5.23	3.92	3.94	0.14	0.36	3.10	3.07	C56
0	0	0	0	0	0	2	0.62	0.46	0.67	0.03	0.03	0.26	0.34	C57
0	0	0	0	0	0	0	0	0	0	0	0	0	0	C58
0.14	0.63	0.02	0.02	0.20	0.20	0	0	0	0	0	0	0	0	C60
1.08	0	0	0.15	1.63	1.58	0	0	0	0	0	0	0	0	C61
0	0	0	0	0	0	0	0	0	0	0	0	0	0	C62
0	0	0	0	0	0	0	0	0	0	0	0	0	0	C63
0.95	2.78	0.10	0.10	1.34	1.40	2	0.62	0.46	0.67	0.02	0.02	0.29	0.34	C64
0	0	0	0	0	0	0	0	0	0	0	0	0	0	C65
0.14	0	0	0	0.17	0.13	0	0	0	0	0	0	0	0	C66
2.03	2.08	0.08	0.19	2.89	3.06	2	0.62	0.46	0	0	0.06	0.34	0.38	C67
0	0	0	0	0	0	0	0	0	0	0	0	0	0	C68
0	0	0	0	0	0	0	0	0	0	0	0	0	0	C69
1.62	3.25	0.18	0.33	3.00	3.07	13	4.00	3.00	2.69	0.10	0.39	2.51	2.59	C70–C72
0	0	0	0	0	0	1	0.31	0.23	0	0	0	0.08	0.13	C73
0.14	0.64	0.02	0.02	0.18	0.20	0	0	0	0	0	0	0	0	C74
0.14	0.72	0.03	0.03	0.19	0.22	0	0	0	0	0	0	0	0	C75
0	0	0	0	0	0	0	0	0	0	0	0	0	0	C81
2.98	5.48	0.26	0.52	4.98	4.89	12	3.69	2.76	3.23	0.14	0.20	2.31	2.12	C82–C85；C96
0	0	0	0	0	0	0	0	0	0	0	0	0	0	C88
0.27	0	0	0.11	0.51	0.52	1	0.31	0.23	0.68	0.02	0.02	0.24	0.21	C90
0.54	0.70	0.04	0.11	1.14	1.08	3	0.92	0.69	0.68	0.09	0.09	1.31	1.68	C91
1.62	1.36	0.05	0.28	2.40	2.43	4	1.23	0.92	0	0	0.07	0.64	0.62	C92–C94
0.54	0	0.05	0.09	1.08	1.49	4	1.23	0.92	1.31	0.05	0.08	0.77	0.75	C95
0.95	1.90	0.07	0.18	1.47	1.40	7	2.16	1.61	2.01	0.06	0.08	1.28	1.16	O&U
100.00	219.46	7.93	16.76	156.78	155.74	434	133.62	100.00	119.70	4.19	8.59	81.72	79.91	ALL
98.65	218.02	7.88	16.59	154.83	153.89	433	133.31	99.77	119.70	4.19	8.59	81.59	79.81	ALLbC44

表5-22 珠海市恶性肿瘤发病主要指标——2014年

部位	Site	合计 Both sexes								男性 Male	
		例数 Cases	粗率 Crude rate/10^{-5}	构成比 Proportion/%	35~64岁 截缩率 Truncated rate/10^{-5}	累积率 Cum.rate/% 0~64岁	0~74岁	中标率 ASR China/10^{-5}	世标率 ASR World/10^{-5}	例数 Cases	粗率 Crude rate/10^{-5}
唇	Lip	0	0	0	0	0	0	0	0	0	0
舌	Tongue	19	1.74	0.66	3.87	0.14	0.16	1.36	1.39	12	2.15
口	Mouth	10	0.91	0.35	1.80	0.06	0.06	0.71	0.68	7	1.25
唾液腺	Salivary gland	11	1.01	0.38	2.01	0.07	0.09	0.72	0.78	5	0.90
扁桃体	Tonsil	2	0.18	0.07	0.50	0.02	0.02	0.14	0.16	0	0
其他的口咽	Other oropharynx	1	0.09	0.03	0	0	0.02	0.09	0.10	1	0.18
鼻咽	Nasopharynx	174	15.90	6.02	28.58	0.98	1.26	12.76	11.90	123	22.04
喉咽	Hypopharynx	7	0.64	0.24	1.58	0.05	0.05	0.48	0.49	5	0.90
咽，部位不明	Pharynx unspecified	0	0	0	0	0	0	0	0	0	0
食管	Esophagus	76	6.95	2.63	8.49	0.30	0.89	6.00	6.09	60	10.75
胃	Stomach	124	11.33	4.29	16.40	0.59	1.12	9.29	9.09	78	13.97
小肠	Small intestine	24	2.19	0.83	3.09	0.09	0.18	1.70	1.63	15	2.69
结肠	Colon	164	14.99	5.67	18.29	0.65	1.59	12.45	12.33	103	18.45
直肠	Rectum	128	11.70	4.43	16.03	0.57	1.06	9.60	9.06	68	12.18
肛门	Anus	4	0.37	0.14	0.62	0.02	0.02	0.27	0.25	2	0.36
肝脏	Liver	295	26.96	10.20	42.41	1.49	2.56	21.85	21.29	249	44.61
胆囊及其他	Gallbladder etc.	31	2.83	1.07	2.89	0.10	0.23	2.32	2.17	16	2.87
胰腺	Pancreas	43	3.93	1.49	5.92	0.20	0.39	3.16	3.20	27	4.84
鼻、鼻窦及其他	Nose, sinuses etc.	7	0.64	0.24	0.82	0.03	0.06	0.53	0.46	4	0.72
喉	Larynx	11	1.01	0.38	1.55	0.05	0.10	0.82	0.80	11	1.97
气管、支气管、肺	Trachea, bronchus and lung	515	47.07	17.81	63.42	2.24	4.79	38.73	38.19	333	59.66
其他的胸腔器官	Other thoracic organs	10	0.91	0.35	1.43	0.05	0.07	0.70	0.67	8	1.43
骨	Bone	17	1.55	0.59	0.53	0.06	0.08	1.65	1.41	10	1.79
皮肤的黑色素瘤	Melanoma of skin	7	0.64	0.24	0.80	0.03	0.07	0.59	0.51	2	0.36
其他的皮肤	Other skin	27	2.47	0.93	2.31	0.09	0.19	2.01	1.93	15	2.69
间皮瘤	Mesothelioma	2	0.18	0.07	0.49	0.02	0.02	0.14	0.15	0	0
卡波西肉瘤	Kaposi sarcoma	0	0	0	0	0	0	0	0	0	0
周围神经、结缔组织、软组织	Peripheral nerve, connective and soft tissue	18	1.65	0.62	1.49	0.10	0.14	1.56	1.59	9	1.61
乳房	Breast	242	22.12	8.37	39.98	1.24	1.65	17.38	15.73	5	0.90
外阴	Vulva	1	0.09	0.03	0	0	0.02	0.09	0.10	0	0
阴道	Vagina	0	0	0	0	0	0	0	0	0	0
子宫颈	Cervix uteri	82	7.50	2.84	13.42	0.46	0.58	6.03	5.49	0	0
子宫体	Corpus uteri	56	5.12	1.94	10.62	0.34	0.40	3.76	3.65	0	0
子宫，部位不明	Uterus unspecified	1	0.09	0.03	0.20	0.01	0.01	0.09	0.06	0	0
卵巢	Ovary	50	4.57	1.73	6.95	0.27	0.39	3.78	3.61	0	0
其他的女性生殖器	Other female genital organs	2	0.18	0.07	0.50	0.02	0.02	0.14	0.16	0	0
胎盘	Placenta	1	0.09	0.03	0	0.01	0.01	0.10	0.09	0	0
阴茎	Penis	3	0.27	0.10	0.69	0.02	0.02	0.20	0.21	3	0.54
前列腺	Prostate	78	7.13	2.70	2.62	0.10	0.77	6.29	5.93	78	13.97
睾丸	Testis	5	0.46	0.17	0.47	0.03	0.03	0.43	0.38	5	0.90
其他的男性生殖器	Other male genital organs	1	0.09	0.03	0	0	0	0.04	0.06	1	0.18
肾	Kidney	38	3.47	1.31	6.04	0.24	0.35	2.96	3.05	23	4.12
肾盂	Renal pelvis	11	1.01	0.38	1.49	0.05	0.08	0.81	0.79	5	0.90
输尿管	Ureter	1	0.09	0.03	0	0	0.03	0.10	0.10	1	0.18
膀胱	Bladder	59	5.39	2.04	3.00	0.12	0.48	4.44	4.34	47	8.42
其他的泌尿器官	Other urinary organs	0	0	0	0	0	0	0	0	0	0
眼	Eye	4	0.37	0.14	0.22	0.04	0.04	0.41	0.81	1	0.18
脑、神经系统	Brain, nervous system	83	7.59	2.87	10.36	0.45	0.65	6.61	6.71	39	6.99
甲状腺	Thyroid gland	180	16.45	6.22	23.42	0.97	1.14	14.27	12.39	44	7.88
肾上腺	Adrenal gland	2	0.18	0.07	0	0	0	0.12	0.09	0	0
其他的内分泌腺	Other endocrine gland	4	0.37	0.14	0.16	0.03	0.03	0.39	0.52	3	0.54
霍奇金病	Hodgkin disease	2	0.18	0.07	0.40	0.01	0.01	0.13	0.12	2	0.36
非霍奇金淋巴瘤	Non-Hodgkin lymphoma	70	6.40	2.42	8.84	0.35	0.60	5.54	5.47	48	8.60
免疫增生性疾病	Immunoproliferative disease	1	0.09	0.03	0.22	0.01	0.01	0.06	0.07	1	0.18
多发性骨髓瘤	Multiple myeloma	19	1.74	0.66	1.75	0.06	0.21	1.51	1.51	13	2.33
淋巴样白血病	Lymphoid leukemia	35	3.20	1.21	2.55	0.19	0.23	2.95	3.70	20	3.58
髓样白血病	Myeloid leukemia	50	4.57	1.73	5.28	0.26	0.44	4.19	4.17	30	5.37
白血病，未特指	Leukemia unspecified	9	0.82	0.31	0.84	0.05	0.06	0.72	0.87	4	0.72
其他的或未指明部位	Other and unspecified	75	6.86	2.59	7.96	0.30	0.65	5.60	5.67	44	7.88
所有部位	All sites	2 892	264.34	100.00	373.30	13.62	24.09	218.76	212.19	1 580	283.06
除C44外所有部位	All sites but C44	2 865	261.87	99.07	370.99	13.53	23.91	216.76	210.26	1 565	280.37

Table 5-22 Incidences of cancer in Zhuhai City, 2014

构成比 Proportion/%	35~64岁 截缩率 Truncated rate/10⁻⁵	累积率 Cum.rate/%		中标率 ASR China/10⁻⁵	世标率 ASR World/10⁻⁵	例数 Cases	粗率 Crude rate/10⁻⁵	女性 Female 构成比 Proportion/%	35~64岁 截缩率 Truncated rate/10⁻⁵	累积率 Cum.rate/%		中标率 ASR China/10⁻⁵	世标率 ASR World/10⁻⁵	ICD 10
		0~64岁	0~74岁							0~64岁	0~74岁			
0	0	0	0	0	0	0	0	0	0	0	0	0	0	C00
0.76	4.49	0.17	0.20	1.68	1.75	7	1.31	0.53	3.17	0.10	0.10	1.01	0.98	C01-C02
0.44	2.19	0.07	0.07	0.97	0.95	3	0.56	0.23	1.39	0.05	0.05	0.46	0.43	C03-C06
0.32	1.78	0.06	0.09	0.70	0.75	6	1.12	0.46	2.33	0.09	0.09	0.74	0.82	C07-C08
0	0	0	0	0	0	2	0.37	0.15	1.02	0.04	0.04	0.28	0.32	C09
0.06	0	0	0.03	0.19	0.20	0	0	0	0	0	0	0	0	C10
7.78	39.65	1.35	1.71	17.97	16.58	51	9.52	3.89	17.25	0.60	0.80	7.53	7.17	C11
0.32	2.31	0.08	0.08	0.67	0.72	2	0.37	0.15	0.83	0.02	0.02	0.28	0.26	C12-C13
0	0	0	0	0	0	0	0	0	0	0	0	0	0	C14
3.80	14.25	0.50	1.35	9.33	9.58	16	2.99	1.22	2.50	0.09	0.41	2.62	2.57	C15
4.94	21.54	0.77	1.37	11.48	11.28	46	8.58	3.51	10.96	0.40	0.86	6.92	6.73	C16
0.95	4.34	0.13	0.19	2.06	1.93	9	1.68	0.69	1.77	0.06	0.16	1.29	1.27	C17
6.52	21.68	0.75	2.04	15.65	15.54	61	11.38	4.65	14.81	0.53	1.14	9.26	9.13	C18
4.30	17.59	0.63	1.28	10.17	9.86	60	11.20	4.57	14.45	0.52	0.84	9.05	8.27	C19-C20
0.13	0.83	0.03	0.03	0.25	0.26	2	0.37	0.15	0.38	0.01	0.01	0.29	0.24	C21
15.76	74.23	2.63	4.36	36.70	35.72	46	8.58	3.51	9.63	0.32	0.72	6.78	6.59	C22
1.01	2.50	0.09	0.28	2.46	2.40	15	2.80	1.14	3.23	0.10	0.18	2.17	1.95	C23-C24
1.71	7.52	0.25	0.57	4.11	4.12	16	2.99	1.22	4.33	0.15	0.22	2.20	2.28	C25
0.25	1.22	0.05	0.05	0.60	0.51	3	0.56	0.23	0.38	0.01	0.06	0.46	0.41	C30-C31
0.70	3.01	0.11	0.21	1.61	1.57	0	0	0	0	0	0	0	0	C32
21.08	80.62	2.85	6.10	49.85	49.22	182	33.96	13.87	45.38	1.60	3.44	27.39	26.96	C33-C34
0.51	2.39	0.09	0.12	1.12	1.10	2	0.37	0.15	0.38	0.01	0.01	0.25	0.21	C37-C38
0.63	0.67	0.06	0.06	1.65	1.41	7	1.31	0.53	0.38	0.06	0.10	1.70	1.48	C40-C41
0.13	0.37	0.01	0.04	0.32	0.32	5	0.93	0.38	1.22	0.05	0.10	0.86	0.70	C43
0.95	1.94	0.08	0.17	2.30	2.10	12	2.24	0.91	2.66	0.09	0.21	1.70	1.74	C44
0	0	0	0	0	0	2	0.37	0.15	1.01	0.04	0.04	0.29	0.31	C45
0	0	0	0	0	0	0	0	0	0	0	0	0	0	C46
0.57	1.41	0.09	0.17	1.54	1.38	9	1.68	0.69	1.52	0.11	0.11	1.62	1.87	C47；C49
0.32	1.16	0.04	0.04	0.65	0.57	237	44.23	18.06	79.01	2.47	3.29	34.03	30.93	C50
0	0	0	0	0	0	1	0.19	0.08	0	0	0.03	0.19	0.20	C51
0	0	0	0	0	0	0	0	0	0	0	0	0	0	C52
0	0	0	0	0	0	82	15.30	6.25	27.20	0.94	1.18	12.17	11.11	C53
0	0	0	0	0	0	56	10.45	4.27	21.65	0.69	0.82	7.64	7.44	C54
0	0	0	0	0	0	1	0.19	0.08	0.38	0.01	0.01	0.17	0.12	C55
0	0	0	0	0	0	50	9.33	3.81	13.99	0.55	0.79	7.61	7.25	C56
0	0	0	0	0	0	2	0.37	0.15	1.02	0.04	0.04	0.28	0.32	C57
0	0	0	0	0	0	1	0.19	0.08	0	0	0.01	0.22	0.19	C58
0.19	1.35	0.05	0.05	0.40	0.42	0	0	0	0	0	0	0	0	C60
4.94	5.16	0.20	1.53	12.55	11.86	0	0	0	0	0	0	0	0	C61
0.32	0.93	0.06	0.06	0.85	0.75	0	0	0	0	0	0	0	0	C62
0.06	0	0	0	0.10	0.15	0	0	0	0	0	0	0	0	C63
1.46	7.47	0.28	0.43	3.36	3.55	15	2.80	1.14	4.56	0.20	0.27	2.56	2.53	C64
0.32	0.98	0.04	0.09	0.77	0.74	6	1.12	0.46	2.02	0.07	0.07	0.85	0.84	C65
0.06	0	0	0.05	0.21	0.20	0	0	0	0	0	0	0	0	C66
2.97	4.58	0.16	0.76	7.08	6.93	12	2.24	0.91	1.34	0.07	0.21	1.84	1.83	C67
0	0	0	0	0	0	0	0	0	0	0	0	0	0	C68
0.06	0.43	0.02	0.02	0.12	0.13	3	0.56	0.23	0	0.07	0.07	0.74	1.60	C69
2.47	8.90	0.41	0.58	6.27	6.47	44	8.21	3.35	11.92	0.49	0.72	6.95	6.91	C70-C72
2.78	12.51	0.46	0.52	7.02	5.84	136	25.38	10.37	34.30	1.51	1.77	21.65	19.12	C73
0	0	0	0	0	0	2	0.37	0.15	0	0	0	0.23	0.18	C74
0.19	0	0.04	0.04	0.62	0.88	1	0.19	0.08	0.31	0.01	0.01	0.11	0.10	C75
0.13	0.77	0.02	0.02	0.26	0.24	0	0	0	0	0	0	0	0	C81
3.04	11.47	0.45	0.87	7.50	7.54	22	4.11	1.68	6.11	0.25	0.32	3.50	3.32	C82-C85；C96
0.06	0.43	0.02	0.02	0.12	0.13	0	0	0	0	0	0	0	0	C88
0.82	2.12	0.07	0.25	2.03	1.99	6	1.12	0.46	1.34	0.05	0.17	0.97	1.02	C90
1.27	1.97	0.21	0.27	3.56	4.44	15	2.80	1.14	3.19	0.18	0.18	2.31	2.91	C91
1.90	6.79	0.32	0.48	4.85	4.65	20	3.73	1.52	3.75	0.20	0.40	3.54	3.71	C92-C94
0.25	0.77	0.05	0.05	0.68	0.94	5	0.93	0.38	0.92	0.05	0.08	0.75	0.77	C95
2.78	8.11	0.30	0.83	6.60	6.87	31	5.79	2.36	7.78	0.30	0.46	4.64	4.52	O&U
100.00	382.46	14.01	27.55	238.97	234.53	1 312	244.84	100.00	361.75	13.17	20.58	198.10	189.61	ALL
99.05	380.52	13.92	27.38	236.67	232.43	1 300	242.60	99.09	359.10	13.08	20.37	196.40	187.87	ALLbC44

表5-23 珠海市恶性肿瘤死亡主要指标——2014年

部位	Site	合计 Both sexes								男性 Male	
		例数 Cases	粗率 Crude rate/10^{-5}	构成比 Proportion/%	35~64岁 截缩率 Truncated rate/10^{-5}	累积率 Cum.rate/% 0~64岁	0~74岁	中标率 ASR China/10^{-5}	世标率 ASR World/10^{-5}	例数 Cases	粗率 Crude rate/10^{-5}
唇	Lip	0	0	0	0	0	0	0	0	0	0
舌	Tongue	3	0.27	0.24	0.38	0.01	0.03	0.21	0.22	1	0.18
口	Mouth	0	0	0	0	0	0	0	0	0	0
唾液腺	Salivary gland	1	0.09	0.08	0.19	0	0	0.07	0.06	0	0
扁桃体	Tonsil	0	0	0	0	0	0	0	0	0	0
其他的口咽	Other oropharynx	0	0	0	0	0	0	0	0	0	0
鼻咽	Nasopharynx	66	6.03	5.28	9.95	0.34	0.56	4.75	4.64	49	8.78
喉咽	Hypopharynx	2	0.18	0.16	0.50	0.02	0.02	0.14	0.16	2	0.36
咽，部位不明	Pharynx unspecified	3	0.27	0.24	0.49	0.02	0.02	0.18	0.21	3	0.54
食管	Esophagus	44	4.02	3.52	5.29	0.19	0.42	3.30	3.30	32	5.73
胃	Stomach	58	5.30	4.64	6.53	0.24	0.51	4.24	4.23	33	5.91
小肠	Small intestine	16	1.46	1.28	1.35	0.05	0.12	1.19	1.14	8	1.43
结肠	Colon	75	6.86	6.00	5.04	0.18	0.69	5.65	5.53	48	8.60
直肠	Rectum	41	3.75	3.28	4.33	0.16	0.31	2.97	2.86	31	5.55
肛门	Anus	4	0.37	0.32	0.38	0.01	0.04	0.26	0.28	3	0.54
肝脏	Liver	208	19.01	16.64	24.50	0.85	1.91	15.82	15.25	168	30.10
胆囊及其他	Gallbladder etc.	20	1.83	1.60	1.55	0.05	0.10	1.39	1.31	11	1.97
胰腺	Pancreas	35	3.20	2.80	4.82	0.18	0.26	2.58	2.55	19	3.40
鼻、鼻窦及其他	Nose, sinuses etc.	0	0	0	0	0	0	0	0	0	0
喉	Larynx	7	0.64	0.56	1.39	0.05	0.07	0.54	0.53	7	1.25
气管、支气管、肺	Trachea, bronchus and lung	335	30.62	26.80	33.57	1.19	2.91	24.54	24.42	224	40.13
其他的胸腔器官	Other thoracic organs	5	0.46	0.40	0.60	0.02	0.03	0.38	0.33	4	0.72
骨	Bone	9	0.82	0.72	0.22	0.01	0.07	0.69	0.66	5	0.90
皮肤的黑色素瘤	Melanoma of skin	1	0.09	0.08	0	0.01	0.01	0.10	0.09	1	0.18
其他的皮肤	Other skin	4	0.37	0.32	0.22	0.01	0.01	0.24	0.23	4	0.72
间皮瘤	Mesothelioma	2	0.18	0.16	0	0	0.02	0.17	0.16	1	0.18
卡波西肉瘤	Kaposi sarcoma	0	0	0	0	0	0	0	0	0	0
周围神经、结缔组织、软组织	Peripheral nerve, connective and soft tissue	4	0.37	0.32	0.19	0.03	0.03	0.45	0.41	3	0.54
乳房	Breast	38	3.47	3.04	5.63	0.18	0.32	2.72	2.67	1	0.18
外阴	Vulva	2	0.18	0.16	0	0	0.05	0.21	0.20	0	0
阴道	Vagina	0	0	0	0	0	0	0	0	0	0
子宫颈	Cervix uteri	14	1.28	1.12	2.47	0.08	0.11	1.00	0.97	0	0
子宫体	Corpus uteri	7	0.64	0.56	0.56	0.02	0.06	0.54	0.49	0	0
子宫，部位不明	Uterus unspecified	5	0.46	0.40	1.16	0.04	0.04	0.33	0.36	0	0
卵巢	Ovary	15	1.37	1.20	1.71	0.05	0.16	1.20	1.14	0	0
其他的女性生殖器	Other female genital organs	0	0	0	0	0	0	0	0	0	0
胎盘	Placenta	0	0	0	0	0	0	0	0	0	0
阴茎	Penis	0	0	0	0	0	0	0	0	0	0
前列腺	Prostate	20	1.83	1.60	0	0	0.18	1.42	1.49	20	3.58
睾丸	Testis	0	0	0	0	0	0	0	0	0	0
其他的男性生殖器	Other male genital organs	0	0	0	0	0	0	0	0	0	0
肾	Kidney	8	0.73	0.64	1.27	0.04	0.04	0.53	0.50	6	1.07
肾盂	Renal pelvis	1	0.09	0.08	0.22	0.01	0.01	0.06	0.07	1	0.18
输尿管	Ureter	2	0.18	0.16	0	0	0.05	0.21	0.20	2	0.36
膀胱	Bladder	20	1.83	1.60	1.31	0.05	0.17	1.41	1.45	17	3.05
其他的泌尿器官	Other urinary organs	0	0	0	0	0	0	0	0	0	0
眼	Eye	0	0	0	0	0	0	0	0	0	0
脑、神经系统	Brain, nervous system	40	3.66	3.20	3.87	0.19	0.36	3.31	3.62	24	4.30
甲状腺	Thyroid gland	4	0.37	0.32	0	0	0.02	0.29	0.25	1	0.18
肾上腺	Adrenal gland	4	0.37	0.32	0	0	0.05	0.32	0.29	2	0.36
其他的内分泌腺	Other endocrine gland	2	0.18	0.16	0	0.02	0.02	0.22	0.34	2	0.36
霍奇金病	Hodgkin disease	1	0.09	0.08	0.20	0.01	0.01	0.09	0.06	0	0
非霍奇金淋巴瘤	Non-Hodgkin lymphoma	19	1.74	1.52	1.99	0.07	0.16	1.43	1.39	13	2.33
免疫增生性疾病	Immunoproliferative disease	0	0	0	0	0	0	0	0	0	0
多发性骨髓瘤	Multiple myeloma	7	0.64	0.56	1.16	0.04	0.08	0.54	0.56	6	1.07
淋巴样白血病	Lymphoid leukemia	15	1.37	1.20	0.83	0.05	0.08	1.24	1.30	6	1.07
髓样白血病	Myeloid leukemia	20	1.83	1.60	2.06	0.07	0.25	1.70	1.62	11	1.97
白血病，未特指	Leukemia unspecified	13	1.19	1.04	1.53	0.07	0.08	0.93	0.90	6	1.07
其他的或未指明部位	Other and unspecified	50	4.57	4.00	4.82	0.16	0.36	3.51	3.55	34	6.09
所有部位	All sites	1 250	114.25	100.00	132.30	4.76	10.79	93.06	92.01	809	144.93
除C44外所有部位	All sites but C44	1 246	113.89	99.68	132.08	4.75	10.79	92.83	91.77	805	144.21

Table 5-23 Mortalities of cancer in Zhuhai City, 2014

构成比 Proportion/%	35~64岁 截缩率 Truncated rate/10⁻⁵	累积率 Cum.rate/%		中标率 ASR China/10⁻⁵	世标率 ASR World/10⁻⁵	例数 Cases	粗率 Crude rate/10⁻⁵	构成比 Proportion/%	35~64岁 截缩率 Truncated rate/10⁻⁵	累积率 Cum.rate/%		中标率 ASR China/10⁻⁵	世标率 ASR World/10⁻⁵	ICD 10
		0~64岁	0~74岁							0~64岁	0~74岁			
0	0	0	0	0	0	0	0	0	0	0	0	0	0	C00
0.12	0.33	0.01	0.01	0.11	0.10	2	0.37	0.45	0.46	0.02	0.05	0.32	0.34	C01~C02
0	0	0	0	0	0	0	0	0	0	0	0	0	0	C03~C06
0	0	0	0	0	0	1	0.19	0.23	0.38	0.01	0.01	0.13	0.12	C07~C08
0	0	0	0	0	0	0	0	0	0	0	0	0	0	C09
0	0	0	0	0	0	0	0	0	0	0	0	0	0	C10
6.06	14.74	0.50	0.80	6.99	6.77	17	3.17	3.85	4.94	0.17	0.30	2.44	2.44	C11
0.25	0.98	0.04	0.04	0.27	0.30	0	0	0	0	0	0	0	0	C12~C13
0.37	0.96	0.03	0.03	0.37	0.45	0	0	0	0	0	0	0	0	C14
3.96	7.50	0.27	0.62	4.76	4.76	12	2.24	2.72	2.96	0.11	0.23	1.81	1.82	C15
4.08	7.25	0.26	0.54	4.80	4.79	25	4.67	5.67	5.82	0.22	0.47	3.70	3.70	C16
0.99	1.82	0.06	0.09	1.14	1.09	8	1.49	1.81	0.88	0.03	0.15	1.23	1.18	C17
5.93	7.19	0.23	0.95	7.19	7.09	27	5.04	6.12	2.74	0.12	0.44	4.12	3.97	C18
3.83	7.19	0.26	0.51	4.44	4.45	10	1.87	2.27	1.34	0.06	0.11	1.51	1.29	C19~C20
0.37	0.43	0.02	0.07	0.43	0.48	1	0.19	0.23	0.31	0.01	0.01	0.11	0.10	C21
20.77	43.21	1.50	3.04	25.21	24.31	40	7.46	9.07	5.09	0.17	0.76	6.23	5.95	C22
1.36	1.76	0.06	0.09	1.61	1.45	9	1.68	2.04	1.37	0.05	0.10	1.13	1.13	C23~C24
2.35	6.00	0.23	0.33	2.80	2.85	16	2.99	3.63	3.60	0.12	0.19	2.32	2.20	C25
0	0	0	0	0	0	0	0	0	0	0	0	0	0	C30~C31
0.87	2.77	0.10	0.15	1.07	1.06	0	0	0	0	0	0	0	0	C32
27.69	46.84	1.66	4.08	33.40	33.31	111	20.71	25.17	19.99	0.70	1.72	15.63	15.52	C33~C34
0.49	1.21	0.03	0.07	0.64	0.58	1	0.19	0.23	0	0	0	0.12	0.09	C37~C38
0.62	0	0.01	0.08	0.78	0.76	4	0.75	0.91	0.46	0.02	0.07	0.61	0.56	C40~C41
0.12	0	0.01	0.01	0.19	0.16	0	0	0	0	0	0	0	0	C43
0.49	0.43	0.02	0.02	0.49	0.49	0	0	0	0	0	0	0	0	C44
0.12	0	0	0	0.15	0.12	1	0.19	0.23	0	0	0.03	0.19	0.20	C45
0	0	0	0	0	0	0	0	0	0	0	0	0	0	C46
0.37	0	0.04	0.04	0.71	0.65	1	0.19	0.23	0.38	0.01	0.01	0.13	0.12	C47；C49
0.12	0.37	0.01	0.01	0.13	0.11	37	6.90	8.39	11.02	0.36	0.65	5.34	5.26	C50
0	0	0	0	0	0	2	0.37	0.45	0	0	0.10	0.41	0.40	C51
0	0	0	0	0	0	0	0	0	0	0	0	0	0	C52
0	0	0	0	0	0	14	2.61	3.17	5.02	0.17	0.22	2.02	1.97	C53
0	0	0	0	0	0	7	1.31	1.59	1.14	0.03	0.12	1.09	1.00	C54
0	0	0	0	0	0	5	0.93	1.13	2.39	0.09	0.09	0.69	0.74	C55
0	0	0	0	0	0	15	2.80	3.40	3.34	0.10	0.32	2.36	2.23	C56
0	0	0	0	0	0	0	0	0	0	0	0	0	0	C57
0	0	0	0	0	0	0	0	0	0	0	0	0	0	C58
0	0	0	0	0	0	0	0	0	0	0	0	0	0	C60
2.47	0	0	0.37	2.98	3.19	0	0	0	0	0	0	0	0	C61
0	0	0	0	0	0	0	0	0	0	0	0	0	0	C62
0	0	0	0	0	0	0	0	0	0	0	0	0	0	C63
0.74	1.60	0.05	0.05	0.78	0.71	2	0.37	0.45	0.91	0.03	0.03	0.27	0.28	C64
0.12	0.43	0.02	0.02	0.12	0.13	0	0	0	0	0	0	0	0	C65
0.25	0	0	0.10	0.41	0.40	0	0	0	0	0	0	0	0	C66
2.10	2.60	0.10	0.28	2.47	2.57	3	0.56	0.68	0	0	0.05	0.39	0.39	C67
0	0	0	0	0	0	0	0	0	0	0	0	0	0	C68
0	0	0	0	0	0	0	0	0	0	0	0	0	0	C69
2.97	4.08	0.20	0.37	3.91	3.97	16	2.99	3.63	3.68	0.18	0.35	2.71	3.27	C70~C72
0.12	0	0	0	0.15	0.12	3	0.56	0.68	0	0	0.03	0.42	0.38	C73
0.25	0	0	0.10	0.41	0.40	2	0.37	0.45	0	0	0	0.23	0.18	C74
0.25	0	0.03	0.03	0.40	0.64	0	0	0	0	0	0	0	0	C75
0	0	0	0	0	0	1	0.19	0.23	0.38	0.01	0.01	0.17	0.12	C81
1.61	2.55	0.09	0.20	1.93	1.84	6	1.12	1.36	1.39	0.05	0.11	0.91	0.92	C82~C85；C96
0	0	0	0	0	0	0	0	0	0	0	0	0	0	C88
0.74	1.72	0.06	0.14	0.92	0.93	1	0.19	0.23	0.56	0.02	0.02	0.15	0.17	C90
0.74	0.86	0.05	0.09	1.02	1.32	9	1.68	2.04	0.84	0.05	0.08	1.51	1.33	C91
1.36	2.12	0.07	0.30	1.82	1.78	9	1.68	2.04	1.95	0.08	0.19	1.56	1.45	C92~C94
0.74	0.81	0.04	0.07	0.90	0.82	7	1.31	1.59	2.31	0.10	0.10	0.96	0.99	C95
4.20	6.64	0.23	0.53	5.00	5.04	16	2.99	3.63	2.94	0.10	0.10	2.02	2.08	O&U
100.00	174.39	6.27	14.21	120.89	119.97	441	82.30	100.00	88.58	3.19	7.31	64.94	63.91	ALL
99.51	173.96	6.25	14.20	120.40	119.48	441	82.30	100.00	88.58	3.19	7.31	64.94	63.91	ALLbC44

表5-24 韶关南雄市恶性肿瘤发病主要指标——2014年

部位	Site	合计 Both sexes								男性 Male	
		例数 Cases	粗率 Crude rate/10⁻⁵	构成比 Proportion/%	35~64岁 截缩率 Truncated rate/10⁻⁵	累积率 Cum.rate/% 0~64岁	0~74岁	中标率 ASR China/10⁻⁵	世标率 ASR World/10⁻⁵	例数 Cases	粗率 Crude rate/10⁻⁵
唇	Lip	0	0	0	0	0	0	0	0	0	0
舌	Tongue	2	0.42	0.17	1.15	0.04	0.04	0.34	0.36	2	0.82
口	Mouth	3	0.63	0.26	1.54	0.04	0.04	0.54	0.48	2	0.82
唾液腺	Salivary gland	3	0.63	0.26	0.46	0.02	0.02	0.51	0.38	3	1.23
扁桃体	Tonsil	1	0.21	0.09	0.69	0.03	0.03	0.18	0.21	1	0.41
其他的口咽	Other oropharynx	0	0	0	0	0	0	0	0	0	0
鼻咽	Nasopharynx	67	13.99	5.82	30.72	1.06	1.21	11.95	11.49	46	18.87
喉咽	Hypopharynx	5	1.04	0.43	2.47	0.08	0.08	0.91	0.91	4	1.64
咽，部位不明	Pharynx unspecified	1	0.21	0.09	0	0	0	0.19	0.15	1	0.41
食管	Esophagus	21	4.39	1.82	7.58	0.28	0.49	3.50	3.76	20	8.20
胃	Stomach	83	17.33	7.20	26.51	0.88	1.74	13.87	13.83	53	21.74
小肠	Small intestine	1	0.21	0.09	0	0	0.04	0.17	0.16	1	0.41
结肠	Colon	60	12.53	5.21	17.69	0.60	1.22	10.22	9.90	38	15.58
直肠	Rectum	51	10.65	4.43	15.67	0.53	0.96	8.74	8.54	29	11.89
肛门	Anus	0	0	0	0	0	0	0	0	0	0
肝脏	Liver	230	48.03	19.97	90.49	2.90	4.04	39.90	38.15	192	78.74
胆囊及其他	Gallbladder etc.	16	3.34	1.39	4.57	0.16	0.29	2.67	2.61	12	4.92
胰腺	Pancreas	12	2.51	1.04	3.62	0.13	0.16	2.01	2.00	6	2.46
鼻、鼻窦及其他	Nose, sinuses etc.	3	0.63	0.26	1.14	0.05	0.05	0.61	0.49	2	0.82
喉	Larynx	15	3.13	1.30	5.34	0.20	0.20	2.68	2.53	14	5.74
气管、支气管、肺	Trachea, bronchus and lung	206	43.02	17.88	57.30	2.03	3.67	34.21	33.79	133	54.55
其他的胸腔器官	Other thoracic organs	4	0.84	0.35	1.00	0.03	0.10	0.68	0.65	4	1.64
骨	Bone	10	2.09	0.87	2.94	0.13	0.16	1.80	1.73	4	1.64
皮肤的黑色素瘤	Melanoma of skin	4	0.84	0.35	0.54	0.01	0.04	0.67	0.59	2	0.82
其他的皮肤	Other skin	12	2.51	1.04	4.31	0.16	0.31	1.98	2.10	5	2.05
间皮瘤	Mesothelioma	4	0.84	0.35	2.07	0.08	0.08	0.73	0.79	3	1.23
卡波西肉瘤	Kaposi sarcoma	0	0	0	0	0	0	0	0	0	0
周围神经、结缔组织、软组织	Peripheral nerve, connective and soft tissue	7	1.46	0.61	1.63	0.09	0.16	1.28	1.24	4	1.64
乳房	Breast	71	14.83	6.16	30.49	0.97	1.34	12.66	11.97	1	0.41
外阴	Vulva	1	0.21	0.09	0.69	0.03	0.03	0.18	0.21	0	0
阴道	Vagina	0	0	0	0	0	0	0	0	0	0
子宫颈	Cervix uteri	24	5.01	2.08	11.42	0.33	0.40	4.30	4.03	0	0
子宫体	Corpus uteri	26	5.43	2.26	12.48	0.38	0.45	4.70	4.21	0	0
子宫，部位不明	Uterus unspecified	1	0.21	0.09	0.54	0.01	0.01	0.19	0.17	0	0
卵巢	Ovary	24	5.01	2.08	10.30	0.37	0.48	4.27	4.24	0	0
其他的女性生殖器	Other female genital organs	0	0	0	0	0	0	0	0	0	0
胎盘	Placenta	0	0	0	0	0	0	0	0	0	0
阴茎	Penis	2	0.42	0.17	0.54	0.02	0.02	0.24	0.30	2	0.82
前列腺	Prostate	14	2.92	1.22	2.07	0.08	0.19	2.29	2.12	14	5.74
睾丸	Testis	1	0.21	0.09	0	0.02	0.02	0.22	0.48	1	0.41
其他的男性生殖器	Other male genital organs	1	0.21	0.09	0.69	0.03	0.03	0.18	0.21	1	0.41
肾	Kidney	10	2.09	0.87	3.48	0.13	0.24	1.76	1.77	6	2.46
肾盂	Renal pelvis	1	0.21	0.09	0	0	0.04	0.17	0.16	1	0.41
输尿管	Ureter	0	0	0	0	0	0	0	0	0	0
膀胱	Bladder	14	2.92	1.22	2.46	0.09	0.36	2.30	2.35	12	4.92
其他的泌尿器官	Other urinary organs	1	0.21	0.09	0.45	0.01	0.01	0.20	0.14	0	0
眼	Eye	2	0.42	0.17	0.69	0.04	0.04	0.35	0.59	0	0
脑、神经系统	Brain, nervous system	40	8.35	3.47	10.80	0.44	0.61	7.08	7.28	15	6.15
甲状腺	Thyroid gland	19	3.97	1.65	7.91	0.29	0.29	3.45	3.23	4	1.64
肾上腺	Adrenal gland	0	0	0	0	0	0	0	0	0	0
其他的内分泌腺	Other endocrine gland	1	0.21	0.09	0	0.01	0.01	0.22	0.19	0	0
霍奇金病	Hodgkin disease	1	0.21	0.09	0	0.02	0.02	0.27	0.37	1	0.41
非霍奇金淋巴瘤	Non-Hodgkin lymphoma	22	4.59	1.91	9.25	0.34	0.48	3.96	4.22	12	4.92
免疫增生性疾病	Immunoproliferative disease	0	0	0	0	0	0	0	0	0	0
多发性骨髓瘤	Multiple myeloma	6	1.25	0.52	1.10	0.04	0.11	0.98	0.93	4	1.64
淋巴样白血病	Lymphoid leukemia	6	1.25	0.52	1.23	0.08	0.12	1.28	1.26	3	1.23
髓样白血病	Myeloid leukemia	15	3.13	1.30	6.41	0.26	0.34	2.66	3.05	7	2.87
白血病，未特指	Leukemia unspecified	3	0.63	0.26	0.92	0.02	0.06	0.48	0.45	1	0.41
其他的或未指明部位	Other and unspecified	25	5.22	2.17	7.71	0.27	0.45	4.08	4.02	13	5.33
所有部位	All sites	1 152	240.57	100.00	401.10	13.81	21.30	198.83	194.82	679	278.48
除C44外所有部位	All sites but C44	1 140	238.06	98.96	396.78	13.65	20.99	196.84	192.72	674	276.43

Table 5-24　Incidences of cancer in Nanxiong-county-level City, 2014

						女性 Female								
构成比 Proportion/%	35~64岁 截缩率 Truncated rate/10⁻⁵	累积率 Cum.rate/% 0~64岁	0~74岁	中标率 ASR China/10⁻⁵	世标率 ASR World/10⁻⁵	例数 Cases	粗率 Crude rate/10⁻⁵	构成比 Proportion/%	35~64岁 截缩率 Truncated rate/10⁻⁵	累积率 Cum.rate/% 0~64岁	0~74岁	中标率 ASR China/10⁻⁵	世标率 ASR World/10⁻⁵	ICD 10
0	0	0	0	0	0	0	0	0	0	0	0	0	0	C00
0.29	2.34	0.08	0.08	0.68	0.73	0	0	0	0	0	0	0	0	C01-C02
0.29	1.95	0.05	0.05	0.68	0.61	1	0.43	0.21	1.09	0.03	0.03	0.39	0.34	C03-C06
0.44	0.90	0.04	0.04	1.14	0.84	0	0	0	0	0	0	0	0	C07-C08
0.15	1.45	0.06	0.06	0.38	0.45	0	0	0	0	0	0	0	0	C09
0	0	0	0	0	0	0	0	0	0	0	0	0	0	C10
6.77	44.97	1.56	1.69	16.77	16.41	21	8.93	4.44	17.27	0.59	0.76	7.72	7.12	C11
0.59	3.95	0.14	0.14	1.62	1.61	1	0.43	0.21	1.08	0.03	0.03	0.34	0.34	C12-C13
0.15	0	0	0	0.50	0.39	0	0	0	0	0	0	0	0	C14
2.95	15.79	0.59	1.11	7.70	8.37	1	0.43	0.21	0	0	0	0.18	0.14	C15
7.81	36.24	1.21	2.44	20.32	20.12	30	12.76	6.34	17.22	0.57	1.17	8.94	8.95	C16
0.15	0	0	0.11	0.46	0.44	0	0	0	0	0	0	0	0	C17
5.60	21.37	0.70	1.73	14.92	14.05	22	9.36	4.65	13.94	0.50	0.86	6.90	6.95	C18
4.27	20.68	0.68	1.34	10.95	10.76	22	9.36	4.65	10.76	0.39	0.67	6.93	6.73	C19-C20
0	0	0	0	0	0	0	0	0	0	0	0	0	0	C21
28.28	156.33	4.99	7.20	71.09	68.02	38	16.17	8.03	25.45	0.86	1.22	11.83	11.45	C22
1.77	8.26	0.29	0.42	4.45	4.34	4	1.70	0.85	1.08	0.03	0.15	1.22	1.17	C23-C24
0.88	4.52	0.16	0.16	2.35	2.05	6	2.55	1.27	2.65	0.10	0.16	1.53	1.75	C25
0.29	2.30	0.08	0.08	0.76	0.71	1	0.43	0.21	0	0.02	0.02	0.48	0.28	C30-C31
2.06	9.85	0.36	0.36	5.73	5.27	1	0.43	0.21	1.03	0.04	0.04	0.30	0.32	C32
19.59	77.84	2.83	5.76	53.15	52.63	73	31.06	15.43	38.55	1.30	2.18	21.68	21.20	C33-C34
0.59	1.95	0.05	0.23	1.50	1.44	0	0	0	0	0	0	0	0	C37-C38
0.59	3.49	0.12	0.19	1.37	1.47	6	2.55	1.27	2.41	0.14	0.14	2.17	1.97	C40-C41
0.29	1.06	0.03	0.09	0.74	0.72	2	0.85	0.42	0	0	0	0.48	0.38	C43
0.74	5.18	0.20	0.31	1.87	2.05	7	2.98	1.48	3.60	0.13	0.31	2.03	2.11	C44
0.44	4.34	0.17	0.17	1.13	1.34	1	0.43	0.21	0	0	0	0.30	0.23	C45
0	0	0	0	0	0	0	0	0	0	0	0	0	0	C46
0.59	2.29	0.14	0.14	1.55	1.45	3	1.28	0.63	1.03	0.04	0.16	0.88	0.92	C47; C49
0.15	0	0	0.06	0.36	0.39	70	29.78	14.80	60.70	1.93	2.52	24.55	23.08	C50
0	0	0	0	0	0	1	0.43	0.21	1.33	0.05	0.05	0.34	0.41	C51
0	0	0	0	0	0	0	0	0	0	0	0	0	0	C52
0	0	0	0	0	0	24	10.21	5.07	22.88	0.66	0.78	8.47	7.92	C53
0	0	0	0	0	0	26	11.06	5.50	24.92	0.75	0.87	9.35	8.32	C54
0	0	0	0	0	0	1	0.43	0.21	1.09	0.03	0.03	0.39	0.34	C55
0	0	0	0	0	0	24	10.21	5.07	20.22	0.72	0.90	8.26	8.20	C56
0	0	0	0	0	0	0	0	0	0	0	0	0	0	C57
0	0	0	0	0	0	0	0	0	0	0	0	0	0	C58
0.29	1.14	0.04	0.04	0.71	0.95	0	0	0	0	0	0	0	0	C60
2.06	4.34	0.17	0.45	5.96	5.39	0	0	0	0	0	0	0	0	C61
0.15	0	0.04	0.04	0.41	0.89	0	0	0	0	0	0	0	0	C62
0.15	1.45	0.06	0.06	0.38	0.45	0	0	0	0	0	0	0	0	C63
0.88	6.22	0.24	0.24	2.24	2.29	4	1.70	0.85	0.95	0.02	0.21	1.16	1.14	C64
0.15	0	0	0.11	0.46	0.44	0	0	0	0	0	0	0	0	C65
0	0	0	0	0	0	0	0	0	0	0	0	0	0	C66
1.77	5.09	0.18	0.71	4.70	4.69	2	0.85	0.42	0	0	0.11	0.64	0.69	C67
0	0	0	0	0	0	1	0.43	0.21	0.94	0.02	0.02	0.43	0.29	C68
0	0	0	0	0	0	2	0.85	0.42	1.33	0.08	0.08	0.71	1.21	C69
2.21	8.19	0.35	0.47	6.22	6.35	25	10.64	5.29	13.20	0.51	0.74	7.72	8.07	C70-C72
0.59	4.54	0.15	0.15	1.39	1.41	15	6.38	3.17	11.41	0.44	0.44	5.66	5.18	C73
0	0	0	0	0	0	0	0	0	0	0	0	0	0	C74
0	0	0	0	0	0	1	0.43	0.21	0	0.02	0.02	0.47	0.40	C75
0.15	0	0.03	0.03	0.50	0.69	0	0	0	0	0	0	0	0	C81
1.77	9.66	0.40	0.58	4.57	5.08	10	4.25	2.11	8.99	0.29	0.41	3.40	3.38	C82-C85; C96
0	0	0	0	0	0	0	0	0	0	0	0	0	0	C88
0.59	0	0	0.18	1.71	1.52	2	0.85	0.42	2.12	0.07	0.07	0.64	0.66	C90
0.44	1.14	0.10	0.10	1.40	1.39	3	1.28	0.63	1.33	0.05	0.11	0.91	0.90	C91
1.03	5.67	0.19	0.41	2.65	2.64	8	3.40	1.69	7.00	0.33	0.33	2.95	3.78	C92-C94
0.15	0.90	0.02	0.02	0.39	0.28	2	0.85	0.42	0.95	0.02	0.09	0.58	0.55	C95
1.91	6.47	0.22	0.58	4.87	4.67	12	5.11	2.54	8.77	0.30	0.36	3.51	3.52	O&U
100.00	481.86	16.73	28.13	260.61	255.79	473	201.24	100.00	325.29	11.08	16.11	154.45	150.36	ALL
99.26	476.68	16.53	27.82	258.74	253.74	466	198.26	98.52	321.69	10.95	15.80	152.42	148.26	ALLbC44

表5-25 韶关南雄市恶性肿瘤死亡主要指标——2014年

部位	Site	合计 Both sexes							男性 Male	
		例数 Cases	粗率 Crude rate/10⁻⁵	构成比 Proportion/%	35~64岁 截缩率 Truncated rate/10⁻⁵	累积率 Cum.rate/% 0~64岁	0~74岁	中标率 ASR China/10⁻⁵	世标率 ASR World/10⁻⁵	例数 Cases	粗率 Crude rate/10⁻⁵
唇	Lip	1	0.21	0.13	0	0	0	0.09	0.13	0	0
舌	Tongue	2	0.42	0.26	0.46	0.01	0.05	0.32	0.30	2	0.82
口	Mouth	4	0.84	0.52	1.68	0.06	0.06	0.73	0.67	2	0.82
唾液腺	Salivary gland	0	0	0	0	0	0	0	0	0	0
扁桃体	Tonsil	0	0	0	0	0	0	0	0	0	0
其他的口咽	Other oropharynx	0	0	0	0	0	0	0	0	0	0
鼻咽	Nasopharynx	33	6.89	4.31	10.82	0.40	0.58	5.73	5.47	24	9.84
喉咽	Hypopharynx	4	0.84	0.52	1.24	0.04	0.08	0.71	0.69	2	0.82
咽，部位不明	Pharynx unspecified	0	0	0	0	0	0	0	0	0	0
食管	Esophagus	15	3.13	1.96	5.25	0.20	0.32	2.47	2.67	14	5.74
胃	Stomach	64	13.36	8.36	19.25	0.69	1.25	10.43	10.70	46	18.87
小肠	Small intestine	3	0.63	0.39	1.09	0.04	0.08	0.48	0.50	3	1.23
结肠	Colon	21	4.39	2.74	4.16	0.15	0.48	3.73	3.57	15	6.15
直肠	Rectum	33	6.89	4.31	6.79	0.25	0.45	5.47	5.27	17	6.97
肛门	Anus	0	0	0	0	0	0	0	0	0	0
肝脏	Liver	232	48.45	30.29	87.77	2.96	4.34	40.00	39.02	190	77.92
胆囊及其他	Gallbladder etc.	14	2.92	1.83	3.94	0.13	0.27	2.30	2.25	13	5.33
胰腺	Pancreas	12	2.51	1.57	2.47	0.11	0.21	2.14	2.04	8	3.28
鼻、鼻窦及其他	Nose, sinuses etc.	0	0	0	0	0	0	0	0	0	0
喉	Larynx	1	0.21	0.13	0	0	0	0.19	0.15	1	0.41
气管、支气管、肺	Trachea, bronchus and lung	185	38.63	24.15	44.02	1.53	3.44	30.90	30.53	125	51.27
其他的胸腔器官	Other thoracic organs	1	0.21	0.13	0	0	0.03	0.17	0.18	1	0.41
骨	Bone	9	1.88	1.17	3.15	0.14	0.18	1.77	1.84	6	2.46
皮肤的黑色素瘤	Melanoma of skin	2	0.42	0.26	0.54	0.02	0.05	0.33	0.35	1	0.41
其他的皮肤	Other skin	2	0.42	0.26	0.54	0.01	0.01	0.32	0.26	1	0.41
间皮瘤	Mesothelioma	2	0.42	0.26	1.23	0.05	0.05	0.34	0.38	1	0.41
卡波西肉瘤	Kaposi sarcoma	0	0	0	0	0	0	0	0	0	0
周围神经、结缔组织、软组织	Peripheral nerve, connective and soft tissue	3	0.63	0.39	0.54	0.03	0.06	0.56	0.56	2	0.82
乳房	Breast	16	3.34	2.09	7.38	0.21	0.27	2.89	2.65	0	0
外阴	Vulva	0	0	0	0	0	0	0	0	0	0
阴道	Vagina	0	0	0	0	0	0	0	0	0	0
子宫颈	Cervix uteri	7	1.46	0.91	3.79	0.11	0.11	1.25	1.17	0	0
子宫体	Corpus uteri	2	0.42	0.26	0.55	0.02	0.06	0.34	0.33	0	0
子宫，部位不明	Uterus unspecified	1	0.21	0.13	0	0	0	0.19	0.15	0	0
卵巢	Ovary	8	1.67	1.04	3.72	0.13	0.17	1.43	1.46	0	0
其他的女性生殖器	Other female genital organs	0	0	0	0	0	0	0	0	0	0
胎盘	Placenta	0	0	0	0	0	0	0	0	0	0
阴茎	Penis	2	0.42	0.26	0.69	0.03	0.03	0.27	0.35	2	0.82
前列腺	Prostate	10	2.09	1.31	0.69	0.03	0.13	1.62	1.47	10	4.10
睾丸	Testis	0	0	0	0	0	0	0	0	0	0
其他的男性生殖器	Other male genital organs	0	0	0	0	0	0	0	0	0	0
肾	Kidney	5	1.04	0.65	1.10	0.03	0.14	0.85	0.87	3	1.23
肾盂	Renal pelvis	1	0.21	0.13	0	0	0.04	0.17	0.16	1	0.41
输尿管	Ureter	0	0	0	0	0	0	0	0	0	0
膀胱	Bladder	4	0.84	0.52	0	0	0.10	0.59	0.66	4	1.64
其他的泌尿器官	Other urinary organs	0	0	0	0	0	0	0	0	0	0
眼	Eye	0	0	0	0	0	0	0	0	0	0
脑、神经系统	Brain, nervous system	22	4.59	2.87	7.45	0.30	0.30	3.81	4.23	12	4.92
甲状腺	Thyroid gland	0	0	0	0	0	0	0	0	0	0
肾上腺	Adrenal gland	0	0	0	0	0	0	0	0	0	0
其他的内分泌腺	Other endocrine gland	0	0	0	0	0	0	0	0	0	0
霍奇金病	Hodgkin disease	0	0	0	0	0	0	0	0	0	0
非霍奇金淋巴瘤	Non-Hodgkin lymphoma	13	2.71	1.70	4.85	0.15	0.30	2.30	2.17	7	2.87
免疫增生性疾病	Immunoproliferative disease	0	0	0	0	0	0	0	0	0	0
多发性骨髓瘤	Multiple myeloma	6	1.25	0.78	1.79	0.06	0.10	1.06	1.03	4	1.64
淋巴样白血病	Lymphoid leukemia	3	0.63	0.39	0.54	0.03	0.03	0.57	0.50	1	0.41
髓样白血病	Myeloid leukemia	5	1.04	0.65	1.38	0.08	0.12	0.97	0.97	1	0.41
白血病，未特指	Leukemia unspecified	4	0.84	0.52	1.23	0.05	0.09	0.76	0.73	2	0.82
其他的或未指明部位	Other and unspecified	14	2.92	1.83	3.57	0.14	0.36	2.41	2.47	8	3.28
所有部位	All sites	766	159.96	100.00	233.67	8.19	14.34	130.65	128.91	529	216.96
除C44外所有部位	All sites but C44	764	159.54	99.74	233.14	8.18	14.33	130.33	128.64	528	216.55

Table 5-25 Mortalities of cancer in Nanxiong-county-level City, 2014

构成比 Proportion/%	35~64岁 截缩率 Truncated rate/10⁻⁵	累积率 Cum.rate/% 0~64岁	累积率 Cum.rate/% 0~74岁	中标率 ASR China/10⁻⁵	世标率 ASR World/10⁻⁵	例数 Cases	粗率 Crude rate/10⁻⁵	构成比 Proportion/%	35~64岁 截缩率 Truncated rate/10⁻⁵	累积率 Cum.rate/% 0~64岁	累积率 Cum.rate/% 0~74岁	中标率 ASR China/10⁻⁵	世标率 ASR World/10⁻⁵	ICD 10
0	0	0	0	0	0	1	0.43	0.42	0	0	0	0.11	0.17	C00
0.38	0.90	0.02	0.13	0.76	0.72	0	0	0	0	0	0	0	0	C01–C02
0.38	1.45	0.06	0.06	0.87	0.84	2	0.85	0.84	1.97	0.06	0.06	0.72	0.61	C03–C06
0	0	0	0	0	0	0	0	0	0	0	0	0	0	C07–C08
0	0	0	0	0	0	0	0	0	0	0	0	0	0	C09
0	0	0	0	0	0	0	0	0	0	0	0	0	0	C10
4.54	20.09	0.70	0.90	9.03	8.73	9	3.83	3.80	1.98	0.11	0.28	2.84	2.53	C11
0.38	1.45	0.06	0.06	0.87	0.84	2	0.85	0.84	1.08	0.03	0.10	0.60	0.59	C12–C13
0	0	0	0	0	0	0	0	0	0	0	0	0	0	C14
2.65	10.93	0.41	0.74	5.71	6.09	1	0.43	0.42	0	0	0	0.11	0.17	C15
8.70	33.56	1.21	2.04	17.22	17.77	18	7.66	7.59	5.86	0.20	0.57	4.93	4.97	C16
0.57	2.29	0.09	0.20	1.12	1.15	0	0	0	0	0	0	0	0	C17
2.84	7.03	0.25	0.77	6.04	5.81	6	2.55	2.53	1.33	0.05	0.24	1.73	1.64	C18
3.21	10.39	0.38	0.62	7.03	6.77	16	6.81	6.75	3.45	0.12	0.30	4.09	3.86	C19–C20
0	0	0	0	0	0	0	0	0	0	0	0	0	0	C21
35.92	152.19	5.07	7.59	70.84	68.77	42	17.87	17.72	24.77	0.90	1.51	12.69	12.81	C22
2.46	8.01	0.26	0.51	4.88	4.70	1	0.43	0.42	0	0	0.06	0.26	0.25	C23–C24
1.51	5.07	0.22	0.28	3.21	2.97	4	1.70	1.69	0	0	0.12	0.99	1.00	C25
0	0	0	0	0	0	0	0	0	0	0	0	0	0	C30–C31
0.19	0	0	0	0.50	0.39	0	0	0	0	0	0	0	0	C32
23.63	64.45	2.29	5.85	50.56	49.95	60	25.53	25.32	25.08	0.83	1.67	16.99	16.60	C33–C34
0.19	0	0	0.06	0.36	0.39	0	0	0	0	0	0	0	0	C37–C38
1.13	5.01	0.22	0.22	2.43	2.60	3	1.28	1.27	1.33	0.05	0.11	0.91	0.90	C40–C41
0.19	0	0	0.06	0.36	0.39	1	0.43	0.42	1.03	0.04	0.04	0.30	0.32	C43
0.19	1.06	0.03	0.03	0.38	0.33	1	0.43	0.42	0	0	0	0.18	0.14	C44
0.19	1.45	0.06	0.06	0.38	0.45	1	0.43	0.42	1.03	0.04	0.04	0.30	0.32	C45
0	0	0	0	0	0	0	0	0	0	0	0	0	0	C46
0.38	1.06	0.05	0.05	0.75	0.72	1	0.43	0.42	0	0	0.06	0.32	0.34	C47；C49
0	0	0	0	0	0	16	6.81	6.75	14.85	0.43	0.54	5.79	5.29	C50
0	0	0	0	0	0	0	0	0	0	0	0	0	0	C51
0	0	0	0	0	0	0	0	0	0	0	0	0	0	C52
0	0	0	0	0	0	7	2.98	2.95	7.52	0.23	0.23	2.49	2.33	C53
0	0	0	0	0	0	2	0.85	0.84	1.08	0.03	0.10	0.60	0.59	C54
0	0	0	0	0	0	1	0.43	0.42	0	0	0	0.30	0.23	C55
0	0	0	0	0	0	8	3.40	3.38	7.24	0.25	0.31	2.67	2.73	C56
0	0	0	0	0	0	0	0	0	0	0	0	0	0	C57
0	0	0	0	0	0	0	0	0	0	0	0	0	0	C58
0.38	1.45	0.06	0.06	0.76	1.04	0	0	0	0	0	0	0	0	C60
1.89	1.45	0.06	0.30	4.22	3.75	0	0	0	0	0	0	0	0	C61
0	0	0	0	0	0	0	0	0	0	0	0	0	0	C62
0	0	0	0	0	0	0	0	0	0	0	0	0	0	C63
0.57	1.13	0.03	0.21	1.17	1.18	2	0.85	0.84	1.08	0.03	0.09	0.66	0.68	C64
0.19	0	0	0.11	0.46	0.44	0	0	0	0	0	0	0	0	C65
0	0	0	0	0	0	0	0	0	0	0	0	0	0	C66
0.76	0	0	0.24	1.56	1.81	0	0	0	0	0	0	0	0	C67
0	0	0	0	0	0	0	0	0	0	0	0	0	0	C68
0	0	0	0	0	0	0	0	0	0	0	0	0	0	C69
2.27	10.12	0.36	0.36	4.46	4.72	10	4.25	4.22	4.77	0.25	0.25	3.18	3.71	C70–C72
0	0	0	0	0	0	0	0	0	0	0	0	0	0	C73
0	0	0	0	0	0	0	0	0	0	0	0	0	0	C74
0	0	0	0	0	0	0	0	0	0	0	0	0	0	C75
0	0	0	0	0	0	0	0	0	0	0	0	0	0	C81
1.32	5.44	0.19	0.41	2.73	2.58	6	2.55	2.53	4.35	0.12	0.24	2.04	1.94	C82–C85；C96
0	0	0	0	0	0	0	0	0	0	0	0	0	0	C88
0.76	1.13	0.03	0.10	1.71	1.51	2	0.85	0.84	2.36	0.09	0.09	0.64	0.73	C90
0.19	1.14	0.04	0.04	0.33	0.35	2	0.85	0.84	0	0.02	0.02	0.77	0.63	C91
0.19	0	0	0.11	0.46	0.44	4	1.70	1.69	2.65	0.15	0.15	1.63	1.62	C92–C94
0.38	1.06	0.05	0.05	0.80	0.69	2	0.85	0.84	1.33	0.05	0.11	0.60	0.66	C95
1.51	3.72	0.16	0.51	3.07	3.21	6	2.55	2.53	3.44	0.13	0.25	1.81	1.81	O&U
100.00	352.98	12.36	22.74	205.02	202.09	237	100.83	100.00	119.59	4.23	7.55	71.28	70.19	ALL
99.81	351.92	12.33	22.71	204.65	201.76	236	100.41	99.58	119.59	4.23	7.55	71.09	70.04	ALLbC44

表5-26　东莞市恶性肿瘤发病主要指标——2014年

部位	Site	合计 Both sexes								男性 Male	
		例数 Cases	粗率 Crude rate/10⁻⁵	构成比 Proportion/%	35~64岁 截缩率 Truncated rate/10⁻⁵	累积率 Cum.rate/% 0~64岁	0~74岁	中标率 ASR China/10⁻⁵	世标率 ASR World/10⁻⁵	例数 Cases	粗率 Crude rate/10⁻⁵
唇	Lip	3	0.16	0.06	0.15	0	0.03	0.15	0.15	2	0.21
舌	Tongue	17	0.90	0.36	1.34	0.04	0.10	0.70	0.74	9	0.94
口	Mouth	22	1.16	0.46	1.77	0.06	0.15	1.00	0.99	15	1.56
唾液腺	Salivary gland	13	0.69	0.27	0.90	0.03	0.05	0.58	0.52	6	0.62
扁桃体	Tonsil	4	0.21	0.08	0.26	0.01	0.01	0.18	0.16	4	0.42
其他的口咽	Other oropharynx	1	0.05	0.02	0	0	0.01	0.05	0.05	1	0.10
鼻咽	Nasopharynx	234	12.33	4.90	20.65	0.74	1.10	10.51	9.75	170	17.69
喉咽	Hypopharynx	9	0.47	0.19	0.95	0.03	0.04	0.39	0.36	5	0.52
咽,部位不明	Pharynx unspecified	5	0.26	0.10	0.56	0.02	0.03	0.21	0.22	5	0.52
食管	Esophagus	65	3.43	1.36	3.57	0.13	0.35	2.60	2.60	42	4.37
胃	Stomach	206	10.86	4.31	11.00	0.39	0.97	8.07	7.96	116	12.07
小肠	Small intestine	23	1.21	0.48	1.32	0.05	0.10	0.86	0.85	16	1.66
结肠	Colon	377	19.87	7.89	21.33	0.76	1.80	14.80	14.57	196	20.39
直肠	Rectum	211	11.12	4.42	14.64	0.50	1.04	8.33	8.40	120	12.48
肛门	Anus	1	0.05	0.02	0	0	0	0.03	0.02	0	0
肝脏	Liver	534	28.14	11.18	43.03	1.47	2.58	21.76	21.59	442	45.99
胆囊及其他	Gallbladder etc.	68	3.58	1.42	3.35	0.12	0.27	2.58	2.49	27	2.81
胰腺	Pancreas	92	4.85	1.93	5.25	0.19	0.43	3.45	3.44	54	5.62
鼻、鼻窦及其他	Nose, sinuses etc.	10	0.53	0.21	1.09	0.04	0.05	0.39	0.42	7	0.73
喉	Larynx	35	1.84	0.73	1.70	0.06	0.23	1.50	1.52	34	3.54
气管、支气管、肺	Trachea, bronchus and lung	807	42.53	16.90	47.14	1.66	3.95	31.20	31.46	514	53.48
其他的胸腔器官	Other thoracic organs	18	0.95	0.38	1.37	0.05	0.11	0.82	0.78	11	1.14
骨	Bone	35	1.84	0.73	1.86	0.11	0.11	1.65	1.68	21	2.18
皮肤的黑色素瘤	Melanoma of skin	12	0.63	0.25	0.69	0.03	0.07	0.51	0.49	5	0.52
其他的皮肤	Other skin	77	4.06	1.61	2.72	0.11	0.35	3.08	3.03	37	3.85
间皮瘤	Mesothelioma	2	0.11	0.04	0.13	0	0	0.07	0.06	2	0.21
卡波西肉瘤	Kaposi sarcoma	1	0.05	0.02	0.14	0.01	0.01	0.04	0.04	0	0
周围神经、结缔组织、软组织	Peripheral nerve, connective and soft tissue	16	0.84	0.34	1.23	0.05	0.09	0.65	0.71	10	1.04
乳房	Breast	347	18.29	7.27	36.50	1.15	1.49	15.40	14.07	2	0.21
外阴	Vulva	5	0.26	0.10	0	0	0.04	0.24	0.21	0	0
阴道	Vagina	1	0.05	0.02	0.11	0	0	0.04	0.04	0	0
子宫颈	Cervix uteri	133	7.01	2.78	13.96	0.45	0.62	5.74	5.44	0	0
子宫体	Corpus uteri	68	3.58	1.42	7.32	0.25	0.34	2.86	2.85	0	0
子宫,部位不明	Uterus unspecified	15	0.79	0.31	1.58	0.06	0.06	0.63	0.59	0	0
卵巢	Ovary	67	3.53	1.40	5.25	0.20	0.33	3.01	2.85	0	0
其他的女性生殖器	Other female genital organs	5	0.26	0.10	0.27	0.01	0.02	0.22	0.19	0	0
胎盘	Placenta	3	0.16	0.06	0.26	0.01	0.01	0.16	0.12	0	0
阴茎	Penis	9	0.47	0.19	0.29	0.01	0.04	0.32	0.34	9	0.94
前列腺	Prostate	118	6.22	2.47	2.06	0.08	0.48	4.14	4.06	118	12.28
睾丸	Testis	4	0.21	0.08	0	0.01	0.01	0.22	0.19	4	0.42
其他的男性生殖器	Other male genital organs	2	0.11	0.04	0.26	0.01	0.01	0.08	0.08	2	0.21
肾	Kidney	75	3.95	1.57	5.77	0.21	0.33	3.17	3.22	50	5.20
肾盂	Renal pelvis	9	0.47	0.19	0.40	0.02	0.05	0.38	0.36	5	0.52
输尿管	Ureter	4	0.21	0.08	0.29	0.01	0.02	0.15	0.16	3	0.31
膀胱	Bladder	89	4.69	1.86	4.48	0.17	0.33	3.24	3.15	74	7.70
其他的泌尿器官	Other urinary organs	3	0.16	0.06	0.13	0	0	0.10	0.09	3	0.31
眼	Eye	3	0.16	0.06	0.26	0.01	0.01	0.14	0.21	2	0.21
脑、神经系统	Brain, nervous system	199	10.49	4.17	14.78	0.60	0.87	8.90	8.62	98	10.20
甲状腺	Thyroid gland	245	12.91	5.13	22.22	0.81	1.01	11.28	10.03	61	6.35
肾上腺	Adrenal gland	4	0.21	0.08	0.24	0.01	0.01	0.17	0.13	2	0.21
其他的内分泌腺	Other endocrine gland	8	0.42	0.17	0.13	0.03	0.05	0.52	0.62	6	0.62
霍奇金病	Hodgkin disease	7	0.37	0.15	0.69	0.03	0.03	0.35	0.33	4	0.42
非霍奇金淋巴瘤	Non-Hodgkin lymphoma	112	5.90	2.35	7.83	0.31	0.56	5.01	4.98	56	5.83
免疫增生性疾病	Immunoproliferative disease	0	0	0	0	0	0	0	0	0	0
多发性骨髓瘤	Multiple myeloma	35	1.84	0.73	2.52	0.09	0.17	1.36	1.40	21	2.18
淋巴样白血病	Lymphoid leukemia	44	2.32	0.92	1.28	0.15	0.21	2.46	3.10	27	2.81
髓样白血病	Myeloid leukemia	95	5.01	1.99	5.20	0.23	0.46	4.26	4.15	52	5.41
白血病,未特指	Leukemia unspecified	28	1.48	0.59	1.90	0.10	0.10	1.29	1.45	13	1.35
其他的或未指明部位	Other and unspecified	141	7.43	2.95	9.31	0.39	0.80	5.98	6.67	78	8.12
所有部位	All sites	4 776	251.69	100.00	333.44	12.11	22.40	197.97	194.75	2 561	266.45
除C44外所有部位	All sites but C44	4 699	247.63	98.39	330.72	12.00	22.05	194.89	191.73	2 524	262.60

Table 5-26 Incidences of cancer in Dongguan City, 2014

						女性 Female								
构成比 Proportion/%	35~64岁 截缩率 Truncated rate/10⁻⁵	累积率 Cum.rate/% 0~64岁	0~74岁	中标率 ASR China/10⁻⁵	世标率 ASR World/10⁻⁵	例数 Cases	粗率 Crude rate/10⁻⁵	构成比 Proportion/%	35~64岁 截缩率 Truncated rate/10⁻⁵	累积率 Cum.rate/% 0~64岁	0~74岁	中标率 ASR China/10⁻⁵	世标率 ASR World/10⁻⁵	ICD 10
0.08	0.30	0.01	0.04	0.21	0.20	1	0.11	0.05	0	0	0.02	0.10	0.09	C00
0.35	0.88	0.03	0.13	0.83	0.89	8	0.85	0.36	1.79	0.06	0.07	0.62	0.65	C01–C02
0.59	2.53	0.09	0.22	1.41	1.43	7	0.75	0.32	1.08	0.03	0.08	0.63	0.61	C03–C06
0.23	0.51	0.02	0.06	0.59	0.53	7	0.75	0.32	1.26	0.05	0.05	0.61	0.57	C07–C08
0.16	0.54	0.03	0.04	0.38	0.34	0	0	0	0	0	0	0	0	C09
0.04	0	0	0.02	0.10	0.11	0	0	0	0	0	0	0	0	C10
6.64	29.97	1.06	1.73	15.77	14.66	64	6.83	2.89	11.80	0.43	0.54	5.73	5.32	C11
0.20	1.12	0.04	0.04	0.40	0.40	4	0.43	0.18	0.80	0.02	0.04	0.39	0.34	C12–C13
0.20	1.16	0.04	0.06	0.44	0.47	0	0	0	0	0	0	0	0	C14
1.64	5.53	0.20	0.55	3.71	3.79	23	2.46	1.04	1.81	0.07	0.18	1.61	1.52	C15
4.53	13.37	0.48	1.18	9.81	9.69	90	9.61	4.06	8.90	0.32	0.80	6.62	6.51	C16
0.62	1.85	0.06	0.15	1.32	1.26	7	0.75	0.32	0.79	0.03	0.05	0.44	0.47	C17
7.65	23.84	0.85	2.09	16.86	16.68	181	19.33	8.17	19.05	0.68	1.55	13.05	12.78	C18
4.69	19.06	0.65	1.18	10.11	10.16	91	9.72	4.11	10.44	0.37	0.90	6.77	6.87	C19–C20
0	0	0	0	0	0	1	0.11	0.05	0	0	0	0.06	0.04	C21
17.26	78.76	2.66	4.43	38.05	37.51	92	9.82	4.15	9.28	0.36	0.90	6.99	7.24	C22
1.05	3.38	0.12	0.22	2.16	2.13	41	4.38	1.85	3.36	0.13	0.31	3.01	2.86	C23–C24
2.11	5.97	0.21	0.49	4.34	4.28	38	4.06	1.72	4.58	0.17	0.37	2.74	2.78	C25
0.27	1.70	0.06	0.09	0.61	0.64	3	0.32	0.14	0.53	0.02	0.02	0.19	0.20	C30–C31
1.33	3.55	0.13	0.48	3.12	3.17	1	0.11	0.05	0	0	0.02	0.09	0.09	C32
20.07	63.14	2.23	5.33	43.40	43.83	293	31.29	13.23	32.34	1.15	2.72	20.90	21.13	C33–C34
0.43	1.76	0.07	0.16	1.05	1.07	7	0.75	0.32	1.04	0.04	0.06	0.62	0.52	C37–C38
0.82	2.19	0.14	0.14	2.14	2.26	14	1.50	0.63	1.57	0.06	0.06	0.97	0.89	C40–C41
0.20	0.30	0.01	0.08	0.48	0.47	7	0.75	0.32	1.04	0.05	0.06	0.52	0.51	C43
1.44	1.77	0.07	0.40	3.26	3.20	40	4.27	1.81	3.64	0.14	0.31	2.96	2.90	C44
0.08	0.25	0.01	0.01	0.15	0.13	0	0	0	0	0	0	0	0	C45
0	0	0	0	0	0	1	0.11	0.05	0.27	0.01	0.01	0.07	0.08	C46
0.39	1.12	0.04	0.12	0.83	0.89	6	0.64	0.27	1.34	0.06	0.06	0.58	0.67	C47; C49
0.08	0.27	0.02	0.02	0.16	0.17	345	36.84	15.58	71.50	2.24	2.86	29.88	27.24	C50
0	0	0	0	0	0	5	0.53	0.23	0	0.01	0.08	0.46	0.39	C51
0	0	0	0	0	0	1	0.11	0.05	0.23	0.01	0.01	0.08	0.07	C52
0	0	0	0	0	0	133	14.20	6.00	27.29	0.88	1.19	11.11	10.51	C53
0	0	0	0	0	0	68	7.26	3.07	14.25	0.48	0.65	5.54	5.50	C54
0	0	0	0	0	0	15	1.60	0.68	3.06	0.11	0.12	1.20	1.14	C55
0	0	0	0	0	0	67	7.15	3.02	10.24	0.40	0.63	5.86	5.53	C56
0	0	0	0	0	0	5	0.53	0.23	0.53	0.02	0.05	0.41	0.36	C57
0	0	0	0	0	0	3	0.32	0.14	0.52	0.02	0.02	0.32	0.23	C58
0.35	0.61	0.02	0.08	0.73	0.78	0	0	0	0	0	0	0	0	C60
4.61	4.34	0.17	1.04	9.36	9.25	0	0	0	0	0	0	0	0	C61
0.16	0	0.02	0.02	0.43	0.37	0	0	0	0	0	0	0	0	C62
0.08	0.53	0.02	0.02	0.16	0.17	0	0	0	0	0	0	0	0	C63
1.95	7.63	0.29	0.49	4.48	4.40	25	2.67	1.13	4.05	0.15	0.18	1.98	2.16	C64
0.20	0.30	0.01	0.08	0.48	0.47	4	0.43	0.18	0.49	0.03	0.03	0.30	0.28	C65
0.12	0.61	0.02	0.05	0.27	0.30	1	0.11	0.05	0	0	0	0.04	0.03	C66
2.89	7.96	0.30	0.60	5.98	5.74	15	1.60	0.68	1.29	0.05	0.09	0.94	0.97	C67
0.12	0.27	0.01	0.01	0.21	0.19	0	0	0	0	0	0	0	0	C68
0.08	0.53	0.02	0.02	0.17	0.16	1	0.11	0.05	0	0.01	0.01	0.14	0.30	C69
3.83	14.52	0.58	0.92	9.10	8.81	101	10.79	4.56	15.07	0.61	0.82	8.80	8.48	C70–C72
2.38	11.08	0.39	0.54	5.95	5.24	184	19.65	8.31	32.90	1.21	1.45	16.40	14.64	C73
0.08	0.23	0.01	0.01	0.20	0.14	2	0.21	0.09	0.26	0.01	0.01	0.15	0.12	C74
0.23	0	0.04	0.07	0.78	0.98	2	0.21	0.09	0.26	0.01	0.03	0.19	0.17	C75
0.16	0.86	0.04	0.04	0.39	0.37	3	0.32	0.14	0.53	0.02	0.02	0.31	0.30	C81
2.19	7.55	0.30	0.59	5.07	5.10	56	5.98	2.53	8.07	0.34	0.54	5.08	4.98	C82–C85; C96
0	0	0	0	0	0	0	0	0	0	0	0	0	0	C88
0.82	3.23	0.11	0.24	1.83	1.80	14	1.50	0.63	1.81	0.07	0.11	0.93	1.01	C90
1.05	1.53	0.16	0.25	2.86	3.50	17	1.82	0.77	1.01	0.13	0.17	2.03	2.67	C91
2.03	5.09	0.24	0.48	4.96	4.74	43	4.59	1.94	5.36	0.22	0.44	3.60	3.55	C92–C94
0.51	1.68	0.10	0.10	1.21	1.39	15	1.60	0.68	2.10	0.11	0.11	1.39	1.51	C95
3.05	10.73	0.46	0.87	7.16	8.02	63	6.73	2.84	7.99	0.33	0.55	4.83	5.25	O&U
100.00	344.09	12.63	25.98	223.46	222.25	2 215	236.54	100.00	325.51	11.68	19.32	178.21	173.03	ALL
98.56	342.32	12.56	25.58	220.20	219.06	2 175	232.27	98.19	321.88	11.54	19.02	175.24	170.13	ALLbC44

表5-27 东莞市恶性肿瘤死亡主要指标——2014年

部位	Site	合计 Both sexes							男性 Male	
		例数 Cases	粗率 Crude rate/10^{-5}	构成比 Proportion/%	35~64岁 截缩率 Truncated rate/10^{-5}	累积率 Cum.rate/% 0~64岁	0~74岁	中标率 ASR China/10^{-5}	世标率 ASR World/10^{-5}	例数 Cases	粗率 Crude rate/10^{-5}
唇	Lip	0	0	0	0	0	0	0	0	0	0
舌	Tongue	8	0.42	0.32	0.65	0.03	0.03	0.36	0.32	7	0.73
口	Mouth	4	0.21	0.16	0.14	0.01	0.01	0.14	0.14	4	0.42
唾液腺	Salivary gland	7	0.37	0.28	0.56	0.02	0.02	0.23	0.25	5	0.52
扁桃体	Tonsil	1	0.05	0.04	0.13	0	0	0.04	0.04	1	0.10
其他的口咽	Other oropharynx	2	0.11	0.08	0.14	0.01	0.01	0.08	0.09	2	0.21
鼻咽	Nasopharynx	118	6.22	4.74	10.10	0.34	0.62	5.02	4.89	85	8.84
喉咽	Hypopharynx	0	0	0	0	0	0	0	0	0	0
咽，部位不明	Pharynx unspecified	2	0.11	0.08	0.15	0	0	0.08	0.07	1	0.10
食管	Esophagus	45	2.37	1.81	2.04	0.07	0.26	1.78	1.79	34	3.54
胃	Stomach	174	9.17	6.99	7.46	0.26	0.75	6.54	6.44	110	11.44
小肠	Small intestine	18	0.95	0.72	0.67	0.02	0.05	0.58	0.60	13	1.35
结肠	Colon	136	7.17	5.46	6.18	0.22	0.58	5.04	4.98	70	7.28
直肠	Rectum	110	5.80	4.42	5.18	0.19	0.40	4.01	3.86	66	6.87
肛门	Anus	13	0.69	0.52	0.51	0.01	0.07	0.53	0.51	8	0.83
肝脏	Liver	437	23.03	17.55	30.71	1.05	1.87	17.13	16.70	321	33.40
胆囊及其他	Gallbladder etc.	25	1.32	1.00	1.13	0.04	0.09	0.89	0.88	10	1.04
胰腺	Pancreas	76	4.01	3.05	2.55	0.10	0.37	2.86	2.83	42	4.37
鼻、鼻窦及其他	Nose, sinuses etc.	3	0.16	0.12	0.42	0.01	0.01	0.13	0.13	3	0.31
喉	Larynx	23	1.21	0.92	0	0	0.11	0.84	0.82	22	2.29
气管、支气管、肺	Trachea, bronchus and lung	638	33.62	25.62	30.80	1.11	2.91	23.89	24.04	423	44.01
其他的胸腔器官	Other thoracic organs	1	0.05	0.04	0	0	0	0.06	0.05	1	0.10
骨	Bone	9	0.47	0.36	0.29	0.02	0.02	0.37	0.35	4	0.42
皮肤的黑色素瘤	Melanoma of skin	2	0.11	0.08	0	0	0.03	0.10	0.10	1	0.10
其他的皮肤	Other skin	5	0.26	0.20	0.14	0.01	0.01	0.14	0.14	4	0.42
间皮瘤	Mesothelioma	1	0.05	0.04	0	0	0.01	0.05	0.05	1	0.10
卡波西肉瘤	Kaposi sarcoma	2	0.11	0.08	0.26	0.01	0.01	0.08	0.08	1	0.10
周围神经、结缔组织、软组织	Peripheral nerve, connective and soft tissue	4	0.21	0.16	0.37	0.01	0.01	0.15	0.13	3	0.31
乳房	Breast	68	3.58	2.73	6.11	0.21	0.26	2.76	2.66	0	0
外阴	Vulva	1	0.05	0.04	0	0	0.01	0.05	0.05	0	0
阴道	Vagina	1	0.05	0.04	0	0	0	0.02	0.03	0	0
子宫颈	Cervix uteri	31	1.63	1.24	2.42	0.08	0.16	1.29	1.25	0	0
子宫体	Corpus uteri	3	0.16	0.12	0	0	0	0.07	0.07	0	0
子宫，部位不明	Uterus unspecified	13	0.69	0.52	1.23	0.04	0.07	0.54	0.55	0	0
卵巢	Ovary	20	1.05	0.80	1.56	0.05	0.09	0.73	0.75	0	0
其他的女性生殖器	Other female genital organs	2	0.11	0.08	0.13	0	0	0.06	0.06	0	0
胎盘	Placenta	0	0	0	0	0	0	0	0	0	0
阴茎	Penis	2	0.11	0.08	0.14	0.01	0.01	0.06	0.07	2	0.21
前列腺	Prostate	38	2.00	1.53	0.56	0.02	0.07	1.13	1.11	38	3.95
睾丸	Testis	0	0	0	0	0	0	0	0	0	0
其他的男性生殖器	Other male genital organs	0	0	0	0	0	0	0	0	0	0
肾	Kidney	19	1.00	0.76	0.98	0.04	0.07	0.66	0.69	13	1.35
肾盂	Renal pelvis	8	0.42	0.32	0.28	0.01	0.02	0.26	0.25	5	0.52
输尿管	Ureter	0	0	0	0	0	0	0	0	0	0
膀胱	Bladder	32	1.69	1.29	0.94	0.03	0.07	0.95	0.95	24	2.50
其他的泌尿器官	Other urinary organs	0	0	0	0	0	0	0	0	0	0
眼	Eye	3	0.16	0.12	0	0	0.02	0.16	0.16	2	0.21
脑、神经系统	Brain, nervous system	64	3.37	2.57	3.91	0.14	0.32	2.68	2.63	37	3.85
甲状腺	Thyroid gland	9	0.47	0.36	0.44	0.02	0.04	0.34	0.36	5	0.52
肾上腺	Adrenal gland	2	0.11	0.08	0.13	0	0	0.05	0.07	2	0.21
其他的内分泌腺	Other endocrine gland	4	0.21	0.16	0.13	0	0.02	0.17	0.16	2	0.21
霍奇金病	Hodgkin disease	0	0	0	0	0	0	0	0	0	0
非霍奇金淋巴瘤	Non-Hodgkin lymphoma	40	2.11	1.61	2.51	0.08	0.22	1.64	1.63	25	2.60
免疫增生性疾病	Immunoproliferative disease	0	0	0	0	0	0	0	0	0	0
多发性骨髓瘤	Multiple myeloma	15	0.79	0.60	0.82	0.03	0.08	0.58	0.59	12	1.25
淋巴样白血病	Lymphoid leukemia	18	0.95	0.72	0.66	0.02	0.08	0.72	0.66	8	0.83
髓样白血病	Myeloid leukemia	22	1.16	0.88	1.09	0.06	0.10	1.02	1.07	15	1.56
白血病，未特指	Leukemia unspecified	29	1.53	1.16	1.18	0.06	0.11	1.15	1.31	14	1.46
其他的或未指明部位	Other and unspecified	182	9.59	7.31	10.15	0.37	0.80	6.98	6.97	115	11.96
所有部位	All sites	2 490	131.22	100.00	135.94	4.84	10.92	95.21	94.37	1 561	162.41
除C44外所有部位	All sites but C44	2 485	130.96	99.80	135.80	4.83	10.91	95.07	94.24	1 557	161.99

Table 5-27　Mortalities of cancer in Dongguan City, 2014

构成比 Proportion/%	35~64岁 截缩率 Truncated rate/10⁻⁵	累积率 Cum.rate/% 0~64岁	累积率 Cum.rate/% 0~74岁	中标率 ASR China/10⁻⁵	世标率 ASR World/10⁻⁵	例数 Cases	粗率 Crude rate/10⁻⁵	构成比 Proportion/%	35~64岁 截缩率 Truncated rate/10⁻⁵	累积率 Cum.rate/% 0~64岁	累积率 Cum.rate/% 0~74岁	中标率 ASR China/10⁻⁵	世标率 ASR World/10⁻⁵	ICD 10
0	0	0	0	0	0	0	0	0	0	0	0	0	0	C00
0.45	1.11	0.05	0.07	0.67	0.59	1	0.11	0.11	0.23	0.01	0.01	0.08	0.07	C01–C02
0.26	0.31	0.01	0.03	0.31	0.30	0	0	0	0	0	0	0	0	C03–C06
0.32	0.86	0.03	0.03	0.37	0.40	2	0.21	0.22	0.29	0.01	0.01	0.12	0.13	C07–C08
0.06	0.27	0.01	0.01	0.08	0.08	0	0	0	0	0	0	0	0	C09
0.13	0.31	0.01	0.03	0.18	0.20	0	0	0	0	0	0	0	0	C10
5.45	14.22	0.48	0.94	7.61	7.38	33	3.52	3.55	6.22	0.21	0.34	2.72	2.68	C11
0	0	0	0	0	0	0	0	0	0	0	0	0	0	C12–C13
0.06	0.30	0.01	0.01	0.10	0.09	1	0.11	0.11	0	0	0	0.06	0.04	C14
2.18	3.70	0.14	0.41	2.92	3.01	11	1.17	1.18	0.53	0.02	0.12	0.79	0.76	C15
7.05	8.86	0.33	1.04	9.15	9.14	64	6.83	6.89	6.26	0.21	0.50	4.45	4.33	C16
0.83	1.39	0.05	0.10	1.02	1.07	5	0.53	0.54	0	0	0	0.21	0.20	C17
4.48	7.69	0.27	0.71	5.85	5.77	66	7.05	7.10	4.78	0.17	0.47	4.34	4.28	C18
4.23	6.79	0.24	0.48	5.17	4.98	44	4.70	4.74	3.68	0.14	0.33	3.07	2.92	C19–C20
0.51	0.53	0.02	0.09	0.67	0.68	5	0.53	0.54	0.51	0.01	0.06	0.43	0.39	C21
20.56	53.49	1.82	3.00	27.46	26.82	116	12.39	12.49	9.22	0.32	0.84	7.63	7.42	C22
0.64	1.19	0.05	0.06	0.75	0.73	15	1.60	1.61	1.08	0.04	0.12	1.00	0.99	C23–C24
2.69	3.59	0.13	0.44	3.45	3.47	34	3.63	3.66	1.57	0.06	0.31	2.37	2.30	C25
0.19	0.88	0.03	0.03	0.27	0.27	0	0	0	0	0	0	0	0	C30–C31
1.41	0	0	0.24	1.86	1.77	1	0.11	0.11	0	0	0	0.03	0.04	C32
27.10	42.73	1.54	4.16	35.06	35.26	215	22.96	23.14	19.89	0.72	1.81	14.54	14.71	C33–C34
0.06	0	0.01	0.01	0.12	0.10	0	0	0	0	0	0	0	0	C37–C38
0.26	0	0.01	0.01	0.35	0.31	5	0.53	0.54	0.55	0.03	0.03	0.38	0.39	C40–C41
0.06	0	0	0.03	0.11	0.11	1	0.11	0.11	0	0	0.02	0.10	0.09	C43
0.26	0	0	0	0.25	0.24	1	0.11	0.11	0.27	0.01	0.01	0.07	0.08	C44
0.06	0	0	0.03	0.11	0.11	0	0	0	0	0	0	0	0	C45
0.06	0.23	0.01	0.01	0.08	0.07	1	0.11	0.11	0.27	0.01	0.01	0.07	0.08	C46
0.19	0.50	0.02	0.02	0.22	0.20	1	0.11	0.11	0.26	0.01	0.01	0.09	0.08	C47；C49
0	0	0	0	0	0	68	7.26	7.32	11.97	0.40	0.50	5.30	5.07	C50
0	0	0	0	0	0	1	0.11	0.11	0	0	0.02	0.10	0.09	C51
0	0	0	0	0	0	1	0.11	0.11	0	0	0	0.03	0.04	C52
0	0	0	0	0	0	31	3.31	3.34	4.69	0.16	0.31	2.45	2.37	C53
0	0	0	0	0	0	3	0.32	0.32	0	0	0	0.11	0.11	C54
0	0	0	0	0	0	13	1.39	1.40	2.39	0.08	0.14	1.04	1.05	C55
0	0	0	0	0	0	20	2.14	2.15	3.04	0.10	0.16	1.38	1.41	C56
0	0	0	0	0	0	2	0.21	0.22	0.25	0.01	0.01	0.11	0.11	C57
0	0	0	0	0	0	0	0	0	0	0	0	0	0	C58
0.13	0.31	0.01	0.01	0.13	0.18	0	0	0	0	0	0	0	0	C60
2.43	1.16	0.04	0.16	2.67	2.69	0	0	0	0	0	0	0	0	C61
0	0	0	0	0	0	0	0	0	0	0	0	0	0	C62
0	0	0	0	0	0	0	0	0	0	0	0	0	0	C63
0.83	1.46	0.06	0.11	1.00	1.10	6	0.64	0.65	0.56	0.02	0.03	0.39	0.38	C64
0.32	0.27	0.01	0.04	0.39	0.35	3	0.32	0.32	0.29	0.01	0.01	0.16	0.16	C65
0	0	0	0	0	0	0	0	0	0	0	0	0	0	C66
1.54	1.98	0.07	0.10	1.69	1.60	8	0.85	0.86	0	0	0.05	0.36	0.42	C67
0	0	0	0	0	0	0	0	0	0	0	0	0	0	C68
0.13	0	0.01	0.01	0.22	0.23	1	0.11	0.11	0	0	0.02	0.10	0.09	C69
2.37	5.72	0.20	0.36	3.20	3.20	27	2.88	2.91	2.26	0.09	0.28	2.28	2.20	C70–C72
0.32	0.30	0.01	0.04	0.43	0.41	4	0.43	0.43	0.55	0.02	0.04	0.25	0.30	C73
0.13	0.27	0.01	0.01	0.13	0.17	0	0	0	0	0	0	0	0	C74
0.13	0	0	0.04	0.21	0.21	2	0.21	0.22	0.26	0.01	0.01	0.15	0.12	C75
0	0	0	0	0	0	0	0	0	0	0	0	0	0	C81
1.60	3.86	0.13	0.27	2.11	2.09	15	1.60	1.61	1.29	0.04	0.18	1.22	1.22	C82–C85；C96
0	0	0	0	0	0	0	0	0	0	0	0	0	0	C88
0.77	0.79	0.03	0.13	1.02	0.98	3	0.32	0.32	0.82	0.03	0.03	0.21	0.25	C90
0.51	1.08	0.04	0.08	0.74	0.67	10	1.07	1.08	0.26	0.01	0.08	0.67	0.62	C91
0.96	1.98	0.09	0.11	1.37	1.46	7	0.75	0.75	0.25	0.03	0.08	0.70	0.69	C92–C94
0.90	1.61	0.06	0.06	1.10	1.08	15	1.60	1.61	0.76	0.06	0.15	1.28	1.71	C95
7.37	13.35	0.48	1.12	9.73	9.73	67	7.15	7.21	7.25	0.27	0.51	4.70	4.65	O&U
100.00	183.08	6.50	14.63	130.31	129.33	929	99.21	100.00	92.45	3.31	7.61	65.51	65.04	ALL
99.74	183.08	6.50	14.63	130.06	129.10	928	99.10	99.89	92.18	3.30	7.60	65.43	64.95	ALLbC44

表5-28 佛山市顺德区恶性肿瘤发病主要指标——2014年

部位	Site	合计 Both sexes								男性 Male	
		例数 Cases	粗率 Crude rate/10^{-5}	构成比 Proportion/%	35~64岁 截缩率 Truncated rate/10^{-5}	累积率 Cum.rate/% 0~64岁	0~74岁	中标率 ASR China/10^{-5}	世标率 ASR World/10^{-5}	例数 Cases	粗率 Crude rate/10^{-5}
唇	Lip	3	0.24	0.08	0	0	0	0.12	0.12	2	0.32
舌	Tongue	26	2.05	0.73	3.59	0.12	0.16	1.41	1.42	18	2.85
口	Mouth	13	1.02	0.37	1.44	0.05	0.10	0.78	0.77	9	1.43
唾液腺	Salivary gland	7	0.55	0.20	0.36	0.01	0.05	0.37	0.38	4	0.63
扁桃体	Tonsil	3	0.24	0.08	0.38	0.02	0.02	0.20	0.30	2	0.32
其他的口咽	Other oropharynx	3	0.24	0.08	0.36	0.01	0.01	0.16	0.15	3	0.48
鼻咽	Nasopharynx	126	9.91	3.54	15.97	0.58	0.81	7.60	7.16	82	13.00
喉咽	Hypopharynx	11	0.87	0.31	1.42	0.05	0.08	0.60	0.61	11	1.74
咽，部位不明	Pharynx unspecified	11	0.87	0.31	1.42	0.05	0.06	0.59	0.58	10	1.59
食管	Esophagus	132	10.39	3.71	14.61	0.50	0.87	7.13	7.21	123	19.50
胃	Stomach	121	9.52	3.40	10.51	0.38	0.70	6.72	6.58	76	12.05
小肠	Small intestine	20	1.57	0.56	1.94	0.06	0.12	1.10	1.07	10	1.59
结肠	Colon	256	20.14	7.20	20.21	0.72	1.61	14.02	13.64	125	19.81
直肠	Rectum	160	12.59	4.50	14.37	0.53	0.98	8.67	8.51	88	13.95
肛门	Anus	9	0.71	0.25	0.70	0.02	0.08	0.50	0.51	5	0.79
肝脏	Liver	485	38.16	13.64	53.40	1.85	3.09	27.24	26.56	420	66.57
胆囊及其他	Gallbladder etc.	59	4.64	1.66	3.68	0.14	0.40	3.10	3.09	41	6.50
胰腺	Pancreas	56	4.41	1.57	5.56	0.19	0.33	3.00	2.97	31	4.91
鼻、鼻窦及其他	Nose, sinuses etc.	7	0.55	0.20	0.55	0.02	0.02	0.44	0.36	4	0.63
喉	Larynx	31	2.44	0.87	3.18	0.12	0.16	1.55	1.59	30	4.76
气管、支气管、肺	Trachea, bronchus and lung	608	47.84	17.09	47.00	1.66	3.90	32.61	32.17	393	62.29
其他的胸腔器官	Other thoracic organs	9	0.71	0.25	0.71	0.03	0.06	0.65	0.61	5	0.79
骨	Bone	17	1.34	0.48	1.62	0.08	0.12	1.14	1.15	10	1.59
皮肤的黑色素瘤	Melanoma of skin	7	0.55	0.20	0.36	0.02	0.05	0.44	0.39	3	0.48
其他的皮肤	Other skin	39	3.07	1.10	3.07	0.11	0.19	2.13	2.01	17	2.69
间皮瘤	Mesothelioma	3	0.24	0.08	0.18	0	0.01	0.17	0.15	1	0.16
卡波西肉瘤	Kaposi sarcoma	0	0	0	0	0	0	0	0	0	0
周围神经、结缔组织、软组织	Peripheral nerve, connective and soft tissue	11	0.87	0.31	1.41	0.05	0.06	0.67	0.62	8	1.27
乳房	Breast	291	22.90	8.18	39.36	1.28	1.80	17.36	16.24	1	0.16
外阴	Vulva	4	0.31	0.11	0.35	0.01	0.02	0.18	0.21	0	0
阴道	Vagina	1	0.08	0.03	0.18	0.01	0.01	0.05	0.05	0	0
子宫颈	Cervix uteri	68	5.35	1.91	9.92	0.32	0.43	3.97	3.79	0	0
子宫体	Corpus uteri	73	5.74	2.05	10.27	0.33	0.46	4.30	4.08	0	0
子宫，部位不明	Uterus unspecified	9	0.71	0.25	1.48	0.05	0.05	0.56	0.56	0	0
卵巢	Ovary	40	3.15	1.12	4.59	0.17	0.22	2.67	2.33	0	0
其他的女性生殖器	Other female genital organs	5	0.39	0.14	0.73	0.03	0.03	0.30	0.31	0	0
胎盘	Placenta	0	0	0	0	0	0	0	0	0	0
阴茎	Penis	1	0.08	0.03	0	0	0.02	0.07	0.07	1	0.16
前列腺	Prostate	55	4.33	1.55	1.05	0.04	0.38	2.91	2.89	55	8.72
睾丸	Testis	4	0.31	0.11	0.40	0.02	0.03	0.38	0.45	4	0.63
其他的男性生殖器	Other male genital organs	2	0.16	0.06	0.19	0.01	0.02	0.13	0.13	2	0.32
肾	Kidney	20	1.57	0.56	2.33	0.09	0.11	1.12	1.11	10	1.59
肾盂	Renal pelvis	4	0.31	0.11	0.52	0.02	0.02	0.20	0.20	2	0.32
输尿管	Ureter	6	0.47	0.17	0.35	0.01	0.04	0.32	0.31	3	0.48
膀胱	Bladder	42	3.30	1.18	2.68	0.10	0.25	2.19	2.19	30	4.76
其他的泌尿器官	Other urinary organs	4	0.31	0.11	0.36	0.01	0.02	0.21	0.21	2	0.32
眼	Eye	0	0	0	0	0	0	0	0	0	0
脑、神经系统	Brain, nervous system	143	11.25	4.02	12.32	0.47	0.91	8.51	8.24	60	9.51
甲状腺	Thyroid gland	107	8.42	3.01	14.09	0.50	0.60	7.22	6.36	21	3.33
肾上腺	Adrenal gland	3	0.24	0.08	0.19	0.01	0.02	0.20	0.29	1	0.16
其他的内分泌腺	Other endocrine gland	1	0.08	0.03	0.18	0.01	0.01	0.05	0.05	1	0.16
霍奇金病	Hodgkin disease	1	0.08	0.03	0	0	0	0.09	0.07	0	0
非霍奇金淋巴瘤	Non-Hodgkin lymphoma	81	6.37	2.28	8.04	0.31	0.51	4.88	4.78	41	6.50
免疫增生性疾病	Immunoproliferative disease	1	0.08	0.03	0.19	0.01	0.01	0.06	0.06	0	0
多发性骨髓瘤	Multiple myeloma	13	1.02	0.37	1.07	0.04	0.12	0.73	0.75	6	0.95
淋巴样白血病	Lymphoid leukemia	23	1.81	0.65	1.58	0.10	0.18	1.78	1.57	16	2.54
髓样白血病	Myeloid leukemia	74	5.82	2.08	5.88	0.30	0.44	4.99	4.57	39	6.18
白血病，未特指	Leukemia unspecified	6	0.47	0.17	0.34	0.02	0.04	0.42	0.41	2	0.32
其他的或未指明部位	Other and unspecified	242	19.04	6.80	23.12	0.81	1.66	13.61	13.56	138	21.87
所有部位	All sites	3 557	279.89	100.00	349.71	12.46	22.54	202.54	196.49	1 966	311.62
除C44外所有部位	All sites but C44	3 518	276.82	98.90	346.63	12.35	22.34	200.41	194.48	1 949	308.92

Table 5-28　Incidences of cancer in Shunde District, 2014

								女性 Female						
构成比 Proportion/%	35~64岁 截缩率 Truncated rate/10⁻⁵	累积率 Cum.rate/% 0~64岁	0~74岁	中标率 ASR China/10⁻⁵	世标率 ASR World/10⁻⁵	例数 Cases	粗率 Crude rate/10⁻⁵	构成比 Proportion/%	35~64岁 截缩率 Truncated rate/10⁻⁵	累积率 Cum.rate/% 0~64岁	0~74岁	中标率 ASR China/10⁻⁵	世标率 ASR World/10⁻⁵	ICD 10
0.10	0	0	0	0.22	0.25	1	0.16	0.06	0	0	0	0.07	0.05	C00
0.92	5.63	0.20	0.24	2.00	2.10	8	1.25	0.50	1.80	0.05	0.08	0.89	0.81	C01–C02
0.46	2.26	0.09	0.17	1.13	1.17	4	0.63	0.25	0.74	0.02	0.05	0.46	0.42	C03–C06
0.20	0.39	0.02	0.06	0.47	0.48	3	0.47	0.19	0.36	0.01	0.04	0.30	0.30	C07–C08
0.10	0.76	0.02	0.02	0.24	0.23	1	0.16	0.06	0	0.02	0.02	0.18	0.39	C09
0.15	0.74	0.02	0.02	0.35	0.33	0	0	0	0	0	0	0	0	C10
4.17	22.33	0.77	1.11	10.15	9.66	44	6.88	2.77	10.02	0.40	0.55	5.39	5.01	C11
0.56	2.98	0.10	0.17	1.30	1.31	0	0	0	0	0	0	0	0	C12–C13
0.51	2.96	0.10	0.13	1.13	1.14	1	0.16	0.06	0	0	0	0.09	0.07	C14
6.26	29.30	1.01	1.81	14.48	14.73	9	1.41	0.57	0.98	0.03	0.06	0.82	0.77	C15
3.87	14.35	0.54	1.14	9.37	9.30	45	7.03	2.83	7.25	0.25	0.52	4.63	4.42	C16
0.51	2.87	0.09	0.13	1.22	1.15	10	1.56	0.63	1.01	0.03	0.12	0.94	0.94	C17
6.36	22.33	0.79	1.74	15.50	15.06	131	20.47	8.23	18.22	0.65	1.50	12.82	12.51	C18
4.48	17.61	0.65	1.21	10.76	10.53	72	11.25	4.53	11.50	0.42	0.79	7.03	6.97	C19–C20
0.25	0.75	0.03	0.11	0.66	0.65	4	0.63	0.25	0.68	0.02	0.05	0.38	0.40	C21
21.36	101.57	3.51	5.83	51.11	50.13	65	10.16	4.09	8.97	0.34	0.74	6.71	6.44	C22
2.09	6.05	0.23	0.67	5.09	5.15	18	2.81	1.13	1.64	0.06	0.18	1.63	1.58	C23–C24
1.58	6.72	0.22	0.41	3.77	3.68	25	3.91	1.57	4.44	0.15	0.27	2.34	2.37	C25
0.20	0.80	0.03	0.03	0.51	0.50	3	0.47	0.19	0.36	0.02	0.02	0.42	0.30	C30–C31
1.53	6.37	0.23	0.34	3.38	3.44	1	0.16	0.06	0.32	0.01	0.01	0.08	0.10	C32
19.99	69.71	2.49	5.69	47.50	47.49	215	33.60	13.51	26.96	0.94	2.43	21.10	20.34	C33–C34
0.25	1.10	0.04	0.08	0.67	0.65	4	0.63	0.25	0.36	0.03	0.04	0.68	0.61	C37–C38
0.51	2.30	0.09	0.16	1.23	1.29	7	1.09	0.44	1.07	0.08	0.09	1.16	1.13	C40–C41
0.15	0.39	0.03	0.05	0.44	0.38	4	0.63	0.25	0.36	0.01	0.06	0.42	0.39	C43
0.86	2.58	0.11	0.17	2.13	2.05	22	3.44	1.38	3.57	0.12	0.21	2.14	2.02	C44
0.05	0	0	0.02	0.12	0.13	2	0.31	0.13	0.36	0.01	0.01	0.22	0.18	C45
0	0	0	0	0	0	0	0	0	0	0	0	0	0	C46
0.41	2.20	0.07	0.11	0.97	0.94	3	0.47	0.19	0.72	0.03	0.03	0.43	0.37	C47；C49
0.05	0	0	0	0.10	0.15	290	45.32	18.23	76.63	2.48	3.40	33.18	30.91	C50
0	0	0	0	0	0	4	0.63	0.25	0.65	0.03	0.04	0.31	0.37	C51
0	0	0	0	0	0	1	0.16	0.06	0.32	0.01	0.01	0.08	0.10	C52
0	0	0	0	0	0	68	10.63	4.27	19.33	0.62	0.81	7.64	7.27	C53
0	0	0	0	0	0	73	11.41	4.59	20.19	0.65	0.88	8.33	7.87	C54
0	0	0	0	0	0	9	1.41	0.57	2.86	0.11	0.11	1.12	1.11	C55
0	0	0	0	0	0	40	6.25	2.51	8.97	0.34	0.42	5.16	4.48	C56
0	0	0	0	0	0	5	0.78	0.31	1.43	0.06	0.06	0.61	0.61	C57
0	0	0	0	0	0	0	0	0	0	0	0	0	0	C58
0.05	0	0	0.04	0.17	0.16	0	0	0	0	0	0	0	0	C60
2.80	2.33	0.09	0.88	7.11	7.20	0	0	0	0	0	0	0	0	C61
0.20	0.82	0.05	0.05	0.76	0.88	0	0	0	0	0	0	0	0	C62
0.10	0.38	0.01	0.05	0.29	0.28	0	0	0	0	0	0	0	0	C63
0.51	2.62	0.10	0.12	1.19	1.22	10	1.56	0.63	2.07	0.07	0.11	1.01	0.97	C64
0.10	0.39	0.02	0.02	0.22	0.22	2	0.31	0.13	0.66	0.02	0.02	0.21	0.21	C65
0.15	0.75	0.03	0.03	0.33	0.33	3	0.47	0.19	0	0	0.05	0.29	0.28	C66
1.53	4.94	0.18	0.41	3.77	3.55	12	1.88	0.75	0.66	0.03	0.11	0.90	1.02	C67
0.10	0.36	0.01	0.01	0.25	0.21	2	0.31	0.13	0.32	0.01	0.03	0.18	0.20	C68
0	0	0	0	0	0	0	0	0	0	0	0	0	0	C69
3.05	11.49	0.45	0.86	7.77	7.64	83	12.97	5.22	13.13	0.49	0.95	9.19	8.84	C70–C72
1.07	5.50	0.19	0.29	2.96	2.57	86	13.44	5.41	22.49	0.80	0.90	11.41	10.08	C73
0.05	0.38	0.01	0.01	0.12	0.12	2	0.31	0.13	0	0.02	0.03	0.27	0.49	C74
0.05	0.39	0.02	0.02	0.10	0.12	0	0	0	0	0	0	0	0	C75
0	0	0	0	0	0	1	0.16	0.06	0	0.01	0.01	0.17	0.15	C81
2.09	8.53	0.33	0.62	5.38	5.33	40	6.25	2.51	7.60	0.29	0.43	4.46	4.27	C82–C85；C96
0	0	0	0	0	0	1	0.16	0.06	0.38	0.01	0.01	0.12	0.12	C88
0.31	1.13	0.04	0.12	0.73	0.77	7	1.09	0.44	1.03	0.04	0.11	0.71	0.72	C90
0.81	2.53	0.14	0.30	2.42	2.27	7	1.09	0.44	0.70	0.06	0.09	1.22	0.95	C91
1.98	6.60	0.29	0.48	5.45	5.04	35	5.47	2.20	5.08	0.31	0.42	4.68	4.31	C92–C94
0.10	0.36	0.01	0.01	0.19	0.19	2	0.31	0.13	0.33	0.03	0.03	0.16	0.15	C95
7.02	29.07	1.06	2.31	17.16	17.37	104	16.25	6.54	18.01	0.60	1.14	10.73	10.44	O&U
100.00	403.63	14.50	28.29	242.45	239.59	1 591	248.61	100.00	304.55	10.79	18.01	173.92	165.20	ALL
99.14	401.05	14.39	28.12	240.32	237.54	1 569	245.17	98.62	300.98	10.67	17.80	171.78	163.18	ALLbC44

表5-29 佛山市顺德区恶性肿瘤死亡主要指标——2014年

部位	Site	合计 Both sexes							男性 Male	
		例数 Cases	粗率 Crude rate/10⁻⁵	构成比 Proportion/%	35~64岁 截缩率 Truncated rate/10⁻⁵	累积率 Cum.rate/%		中标率 ASR China/10⁻⁵	世标率 ASR World/10⁻⁵	例数 Cases	粗率 Crude rate/10⁻⁵
						0~64岁	0~74岁				
唇	Lip	0	0	0	0	0	0	0	0	0	0
舌	Tongue	4	0.31	0.19	0.35	0.01	0.01	0.20	0.18	2	0.32
口	Mouth	5	0.39	0.23	0.52	0.02	0.04	0.25	0.28	4	0.63
唾液腺	Salivary gland	2	0.16	0.09	0.18	0	0	0.11	0.09	0	0
扁桃体	Tonsil	0	0	0	0	0	0	0	0	0	0
其他的口咽	Other oropharynx	4	0.31	0.19	0.55	0.02	0.02	0.22	0.21	4	0.63
鼻咽	Nasopharynx	105	8.26	4.86	13.78	0.47	0.68	6.00	5.79	77	12.20
喉咽	Hypopharynx	3	0.24	0.14	0.36	0.01	0.02	0.16	0.17	3	0.48
咽，部位不明	Pharynx unspecified	6	0.47	0.28	0.35	0.01	0.02	0.25	0.29	4	0.63
食管	Esophagus	125	9.84	5.79	12.17	0.41	0.86	6.88	6.79	107	16.96
胃	Stomach	86	6.77	3.98	7.27	0.24	0.64	4.85	4.74	57	9.03
小肠	Small intestine	12	0.94	0.56	0.86	0.03	0.07	0.67	0.62	5	0.79
结肠	Colon	99	7.79	4.58	6.93	0.25	0.57	5.27	5.14	56	8.88
直肠	Rectum	89	7.00	4.12	6.75	0.25	0.52	4.72	4.65	56	8.88
肛门	Anus	3	0.24	0.14	0.19	0.01	0.01	0.21	0.15	2	0.32
肝脏	Liver	510	40.13	23.61	55.37	1.89	3.32	28.64	27.95	422	66.89
胆囊及其他	Gallbladder etc.	17	1.34	0.79	0.54	0.02	0.04	0.82	0.75	9	1.43
胰腺	Pancreas	36	2.83	1.67	3.93	0.13	0.22	1.93	1.92	24	3.80
鼻、鼻窦及其他	Nose, sinuses etc.	3	0.24	0.14	0.52	0.02	0.02	0.14	0.16	3	0.48
喉	Larynx	14	1.10	0.65	1.25	0.05	0.11	0.78	0.77	13	2.06
气管、支气管、肺	Trachea, bronchus and lung	584	45.95	27.04	44.36	1.55	3.63	30.62	30.63	400	63.40
其他的胸腔器官	Other thoracic organs	7	0.55	0.32	0.54	0.02	0.05	0.42	0.39	5	0.79
骨	Bone	20	1.57	0.93	1.41	0.07	0.10	1.27	1.15	13	2.06
皮肤的黑色素瘤	Melanoma of skin	2	0.16	0.09	0	0	0.03	0.12	0.13	2	0.32
其他的皮肤	Other skin	0	0	0	0	0	0	0	0	0	0
间皮瘤	Mesothelioma	2	0.16	0.09	0.17	0.01	0.02	0.12	0.12	2	0.32
卡波西肉瘤	Kaposi sarcoma	0	0	0	0	0	0	0	0	0	0
周围神经、结缔组织、软组织	Peripheral nerve, connective and soft tissue	1	0.08	0.05	0.18	0	0	0.06	0.06	1	0.16
乳房	Breast	65	5.11	3.01	8.69	0.29	0.35	3.57	3.48	1	0.16
外阴	Vulva	1	0.08	0.05	0.19	0.01	0.01	0.06	0.06	0	0
阴道	Vagina	3	0.24	0.14	0.54	0.02	0.02	0.19	0.17	0	0
子宫颈	Cervix uteri	35	2.75	1.62	4.98	0.15	0.20	1.97	1.90	0	0
子宫体	Corpus uteri	8	0.63	0.37	0.89	0.03	0.04	0.44	0.43	0	0
子宫，部位不明	Uterus unspecified	13	1.02	0.60	1.27	0.04	0.09	0.70	0.70	0	0
卵巢	Ovary	17	1.34	0.79	1.63	0.05	0.10	0.94	0.91	0	0
其他的女性生殖器	Other female genital organs	0	0	0	0	0	0	0	0	0	0
胎盘	Placenta	0	0	0	0	0	0	0	0	0	0
阴茎	Penis	0	0	0	0	0	0	0	0	0	0
前列腺	Prostate	13	1.02	0.60	0.34	0.01	0.08	0.69	0.66	13	2.06
睾丸	Testis	0	0	0	0	0	0	0	0	0	0
其他的男性生殖器	Other male genital organs	0	0	0	0	0	0	0	0	0	0
肾	Kidney	5	0.39	0.23	0.35	0.01	0.03	0.28	0.25	3	0.48
肾盂	Renal pelvis	1	0.08	0.05	0.18	0.01	0.01	0.05	0.05	1	0.16
输尿管	Ureter	1	0.08	0.05	0	0	0.02	0.07	0.07	0	0
膀胱	Bladder	26	2.05	1.20	0.35	0.01	0.13	1.27	1.25	18	2.85
其他的泌尿器官	Other urinary organs	0	0	0	0	0	0	0	0	0	0
眼	Eye	1	0.08	0.05	0	0.01	0.01	0.08	0.18	0	0
脑、神经系统	Brain, nervous system	40	3.15	1.85	3.28	0.14	0.25	2.35	2.56	19	3.01
甲状腺	Thyroid gland	8	0.63	0.37	0.88	0.03	0.05	0.40	0.42	2	0.32
肾上腺	Adrenal gland	4	0.31	0.19	0.36	0.01	0.02	0.21	0.20	2	0.32
其他的内分泌腺	Other endocrine gland	4	0.31	0.19	0.52	0.02	0.02	0.20	0.21	2	0.32
霍奇金病	Hodgkin disease	1	0.08	0.05	0	0	0.01	0.05	0.06	0	0
非霍奇金淋巴瘤	Non-Hodgkin lymphoma	24	1.89	1.11	1.92	0.09	0.17	1.43	1.51	15	2.38
免疫增生性疾病	Immunoproliferative disease	0	0	0	0	0	0	0	0	0	0
多发性骨髓瘤	Multiple myeloma	9	0.71	0.42	1.08	0.04	0.06	0.56	0.50	2	0.32
淋巴样白血病	Lymphoid leukemia	11	0.87	0.51	0.70	0.04	0.08	0.86	0.79	5	0.79
髓样白血病	Myeloid leukemia	13	1.02	0.60	1.07	0.05	0.08	0.82	0.80	7	1.11
白血病，未特指	Leukemia unspecified	14	1.10	0.65	0.89	0.08	0.10	1.18	1.06	10	1.59
其他的或未指明部位	Other and unspecified	104	8.18	4.81	8.72	0.32	0.54	5.57	5.60	68	10.78
所有部位	All sites	2 160	169.96	100.00	197.36	6.95	13.45	118.63	116.94	1 439	228.09
除C44外所有部位	All sites but C44	2 160	169.96	100.00	197.36	6.95	13.45	118.63	116.94	1 439	228.09

Table 5-29 Mortalities of cancer in Shunde District, 2014

构成比 Proportion/%	35~64岁截缩率 Truncated rate/10⁻⁵	累积率 Cum.rate/%		中标率 ASR China/10⁻⁵	世标率 ASR World/10⁻⁵	例数 Cases	粗率 Crude rate/10⁻⁵	构成比 Proportion/%	35~64岁截缩率 Truncated rate/10⁻⁵	累积率 Cum.rate/%		中标率 ASR China/10⁻⁵	世标率 ASR World/10⁻⁵	ICD 10
		0~64岁	0~74岁							0~64岁	0~74岁			
0	0	0	0	0	0	0	0	0	0	0	0	0	0	C00
0.14	0.72	0.02	0.02	0.23	0.22	2	0.31	0.28	0	0	0	0.14	0.11	C01-C02
0.28	0.78	0.03	0.07	0.44	0.50	1	0.16	0.14	0.33	0.01	0.01	0.10	0.10	C03-C06
0	0	0	0	0	0	2	0.31	0.28	0.36	0.01	0.01	0.20	0.17	C07-C08
0	0	0	0	0	0	0	0	0	0	0	0	0	0	C09
0.28	1.15	0.04	0.04	0.46	0.45	0	0	0	0	0	0	0	0	C10
5.35	23.14	0.79	1.10	9.46	9.17	28	4.38	3.88	5.16	0.18	0.31	2.82	2.70	C11
0.21	0.74	0.03	0.05	0.35	0.36	0	0	0	0	0	0	0	0	C12-C13
0.28	0.75	0.03	0.05	0.43	0.52	2	0.31	0.28	0	0	0	0.11	0.12	C14
7.44	23.67	0.80	1.67	12.97	12.84	18	2.81	2.50	1.39	0.05	0.17	1.58	1.52	C15
3.96	9.99	0.34	1.08	7.34	7.19	29	4.53	4.02	4.95	0.16	0.30	2.84	2.76	C16
0.35	1.08	0.03	0.07	0.63	0.59	7	1.09	0.97	0.66	0.02	0.07	0.68	0.62	C17
3.89	8.97	0.35	0.79	6.88	6.61	43	6.72	5.96	5.20	0.16	0.40	3.95	3.86	C18
3.89	10.16	0.37	0.91	6.85	6.93	33	5.16	4.58	3.75	0.13	0.21	2.97	2.77	C19-C20
0.14	0.38	0.02	0.02	0.34	0.24	1	0.16	0.14	0	0	0	0.07	0.05	C21
29.33	104.45	3.55	6.04	51.54	50.42	88	13.75	12.21	9.91	0.37	0.99	8.77	8.56	C22
0.63	0.36	0.01	0.03	1.08	0.96	8	1.25	1.11	0.70	0.02	0.04	0.66	0.63	C23-C24
1.67	5.97	0.20	0.27	2.79	2.77	12	1.88	1.66	2.02	0.07	0.17	1.18	1.20	C25
0.21	1.14	0.04	0.04	0.31	0.35	0	0	0	0	0	0	0	0	C30-C31
0.90	2.63	0.10	0.20	1.57	1.55	1	0.16	0.14	0	0	0.03	0.13	0.12	C32
27.80	68.77	2.42	5.78	47.99	48.08	184	28.75	25.52	22.36	0.77	1.86	16.67	16.59	C33-C34
0.35	0.77	0.02	0.09	0.70	0.63	2	0.31	0.28	0.33	0.01	0.03	0.19	0.20	C37-C38
0.90	2.18	0.10	0.14	1.71	1.69	7	1.09	0.97	0.75	0.04	0.06	0.93	0.72	C40-C41
0.14	0	0	0.06	0.29	0.29	0	0	0	0	0	0	0	0	C43
0	0	0	0	0	0	0	0	0	0	0	0	0	0	C44
0.14	0.36	0.01	0.05	0.27	0.27	0	0	0	0	0	0	0	0	C45
0	0	0	0	0	0	0	0	0	0	0	0	0	0	C46
0.07	0.36	0.01	0.01	0.13	0.11	0	0	0	0	0	0	0	0	C47; C49
0.07	0	0	0.02	0.12	0.13	64	10.00	8.88	16.79	0.56	0.65	6.65	6.43	C50
0	0	0	0	0	0	1	0.16	0.14	0.38	0.01	0.01	0.12	0.12	C51
0	0	0	0	0	0	3	0.47	0.42	1.04	0.04	0.04	0.36	0.32	C52
0	0	0	0	0	0	35	5.47	4.85	9.75	0.30	0.39	3.79	3.65	C53
0	0	0	0	0	0	8	1.25	1.11	1.75	0.05	0.08	0.83	0.80	C54
0	0	0	0	0	0	13	2.03	1.80	2.42	0.08	0.16	1.28	1.27	C55
0	0	0	0	0	0	17	2.66	2.36	3.19	0.10	0.18	1.73	1.67	C56
0	0	0	0	0	0	0	0	0	0	0	0	0	0	C57
0	0	0	0	0	0	0	0	0	0	0	0	0	0	C58
0	0	0	0	0	0	0	0	0	0	0	0	0	0	C60
0.90	0.72	0.02	0.19	1.66	1.59	0	0	0	0	0	0	0	0	C61
0	0	0	0	0	0	0	0	0	0	0	0	0	0	C62
0	0	0	0	0	0	0	0	0	0	0	0	0	0	C63
0.21	0.72	0.02	0.02	0.35	0.32	2	0.31	0.28	0	0	0.03	0.19	0.18	C64
0.07	0.39	0.02	0.02	0.10	0.12	0	0	0	0	0	0	0	0	C65
0	0	0	0	0	0	1	0.16	0.14	0	0	0.03	0.13	0.12	C66
1.25	0.78	0.03	0.23	2.32	2.09	8	1.25	1.11	0	0	0.05	0.52	0.61	C67
0	0	0	0	0	0	0	0	0	0	0	0	0	0	C68
0	0	0	0	0	0	1	0.16	0.14	0	0.02	0.02	0.18	0.39	C69
1.32	4.21	0.16	0.25	2.44	2.58	21	3.28	2.91	2.45	0.12	0.25	2.28	2.58	C70-C72
0.14	0.72	0.02	0.02	0.21	0.22	6	0.94	0.83	1.03	0.04	0.07	0.53	0.56	C73
0.14	0.74	0.02	0.02	0.23	0.23	2	0.31	0.28	0	0	0.02	0.16	0.16	C74
0.14	0.72	0.02	0.02	0.21	0.22	2	0.31	0.28	0.36	0.01	0.01	0.17	0.18	C75
0	0	0	0	0	0	1	0.16	0.14	0	0	0.02	0.09	0.10	C81
1.04	3.02	0.12	0.23	1.81	1.98	9	1.41	1.25	0.98	0.06	0.12	1.13	1.13	C82-C85; C96
0	0	0	0	0	0	0	0	0	0	0	0	0	0	C88
0.14	0.73	0.02	0.02	0.25	0.23	7	1.09	0.97	1.35	0.06	0.09	0.81	0.73	C90
0.35	0.78	0.04	0.12	0.75	0.69	6	0.94	0.83	0.69	0.05	0.05	1.08	0.98	C91
0.49	1.47	0.04	0.08	0.92	0.86	6	0.94	0.83	0.65	0.06	0.07	0.81	0.84	C92-C94
0.69	1.50	0.11	0.15	1.58	1.46	4	0.63	0.55	0.38	0.05	0.05	0.84	0.73	C95
4.73	14.65	0.52	0.83	8.11	8.15	36	5.63	4.99	3.39	0.15	0.29	3.51	3.45	O&U
100.00	299.68	10.52	20.83	175.81	173.64	721	112.66	100.00	104.47	3.76	7.34	71.17	69.79	ALL
100.00	299.68	10.52	20.83	175.81	173.64	721	112.66	100.00	104.47	3.76	7.34	71.17	69.79	ALLbC44

表5-30 肇庆市端州区恶性肿瘤发病主要指标——2014年

部位	Site	合计 Both sexes								男性 Male	
		例数 Cases	粗率 Crude rate/10⁻⁵	构成比 Proportion/%	35~64岁 截缩率 Truncated rate/10⁻⁵	累积率 Cum.rate/% 0~64岁	0~74岁	中标率 ASR China/10⁻⁵	世标率 ASR World/10⁻⁵	例数 Cases	粗率 Crude rate/10⁻⁵
唇	Lip	0	0	0	0	0	0	0	0	0	0
舌	Tongue	12	3.23	0.95	3.42	0.16	0.23	2.41	2.07	7	3.71
口	Mouth	7	1.89	0.56	3.29	0.10	0.10	1.15	1.11	6	3.18
唾液腺	Salivary gland	4	1.08	0.32	0.57	0.02	0.02	0.55	0.47	2	1.06
扁桃体	Tonsil	3	0.81	0.24	0.57	0.02	0.10	0.52	0.54	3	1.59
其他的口咽	Other oropharynx	1	0.27	0.08	0	0	0.03	0.18	0.19	1	0.53
鼻咽	Nasopharynx	54	14.56	4.28	18.38	0.62	1.12	10.30	9.59	40	21.21
喉咽	Hypopharynx	4	1.08	0.32	1.82	0.07	0.11	0.68	0.74	4	2.12
咽，部位不明	Pharynx unspecified	0	0	0	0	0	0	0	0	0	0
食管	Esophagus	30	8.09	2.38	9.52	0.34	0.61	5.02	5.00	26	13.79
胃	Stomach	55	14.83	4.36	13.48	0.50	1.16	8.97	9.16	37	19.62
小肠	Small intestine	8	2.16	0.63	2.93	0.12	0.15	1.53	1.53	5	2.65
结肠	Colon	80	21.57	6.34	15.27	0.51	1.59	13.12	12.89	49	25.98
直肠	Rectum	74	19.95	5.87	16.53	0.60	1.59	12.77	12.91	53	28.10
肛门	Anus	4	1.08	0.32	0.56	0.02	0.02	0.53	0.54	4	2.12
肝脏	Liver	145	39.09	11.50	50.83	1.79	2.90	26.95	26.34	112	59.39
胆囊及其他	Gallbladder etc.	15	4.04	1.19	2.27	0.07	0.34	2.46	2.36	9	4.77
胰腺	Pancreas	16	4.31	1.27	5.99	0.21	0.33	2.69	2.79	8	4.24
鼻、鼻窦及其他	Nose, sinuses etc.	4	1.08	0.32	1.13	0.06	0.06	0.82	0.83	3	1.59
喉	Larynx	7	1.89	0.56	2.45	0.07	0.15	1.37	1.24	7	3.71
气管、支气管、肺	Trachea, bronchus and lung	255	68.74	20.22	63.15	2.25	5.06	41.54	42.03	178	94.38
其他的胸腔器官	Other thoracic organs	6	1.62	0.48	1.24	0.06	0.13	1.18	1.22	4	2.12
骨	Bone	13	3.50	1.03	4.20	0.15	0.26	2.16	2.18	9	4.77
皮肤的黑色素瘤	Melanoma of skin	1	0.27	0.08	0	0	0.03	0.18	0.19	0	0
其他的皮肤	Other skin	13	3.50	1.03	1.14	0.04	0.15	1.91	1.81	8	4.24
间皮瘤	Mesothelioma	0	0	0	0	0	0	0	0	0	0
卡波西肉瘤	Kaposi sarcoma	0	0	0	0	0	0	0	0	0	0
周围神经、结缔组织、软组织	Peripheral nerve, connective and soft tissue	7	1.89	0.56	2.36	0.12	0.12	1.56	1.49	4	2.12
乳房	Breast	102	27.50	8.09	45.87	1.48	1.90	19.88	18.06	5	2.65
外阴	Vulva	2	0.54	0.16	1.24	0.04	0.04	0.35	0.38	0	0
阴道	Vagina	0	0	0	0	0	0	0	0	0	0
子宫颈	Cervix uteri	20	5.39	1.59	7.52	0.24	0.40	4.15	3.49	0	0
子宫体	Corpus uteri	20	5.39	1.59	10.29	0.33	0.40	3.68	3.55	0	0
子宫，部位不明	Uterus unspecified	2	0.54	0.16	1.12	0.03	0.03	0.38	0.35	0	0
卵巢	Ovary	11	2.97	0.87	3.39	0.12	0.27	2.15	2.09	0	0
其他的女性生殖器	Other female genital organs	2	0.54	0.16	0.68	0.03	0.06	0.36	0.40	0	0
胎盘	Placenta	0	0	0	0	0	0	0	0	0	0
阴茎	Penis	0	0	0	0	0	0	0	0	0	0
前列腺	Prostate	33	8.90	2.62	3.62	0.13	0.60	5.28	4.98	33	17.50
睾丸	Testis	2	0.54	0.16	0.47	0.01	0.04	0.34	0.34	2	1.06
其他的男性生殖器	Other male genital organs	0	0	0	0	0	0	0	0	0	0
肾	Kidney	9	2.43	0.71	2.07	0.08	0.14	1.72	1.48	6	3.18
肾盂	Renal pelvis	3	0.81	0.24	0	0	0.11	0.54	0.56	1	0.53
输尿管	Ureter	1	0.27	0.08	0	0	0	0.14	0.11	1	0.53
膀胱	Bladder	15	4.04	1.19	1.82	0.09	0.34	2.58	2.43	14	7.42
其他的泌尿器官	Other urinary organs	2	0.54	0.16	0.56	0.02	0.06	0.35	0.35	2	1.06
眼	Eye	1	0.27	0.08	0	0.03	0.03	0.36	0.79	1	0.53
脑、神经系统	Brain, nervous system	75	20.22	5.95	20.85	0.73	1.49	12.89	12.60	34	18.03
甲状腺	Thyroid gland	39	10.51	3.09	14.29	0.67	0.77	9.33	7.97	10	5.30
肾上腺	Adrenal gland	2	0.54	0.16	0.47	0.01	0.01	0.28	0.24	1	0.53
其他的内分泌腺	Other endocrine gland	0	0	0	0	0	0	0	0	0	0
霍奇金病	Hodgkin disease	0	0	0	0	0	0	0	0	0	0
非霍奇金淋巴瘤	Non-Hodgkin lymphoma	15	4.04	1.19	2.58	0.09	0.24	2.44	2.31	8	4.24
免疫增生性疾病	Immunoproliferative disease	0	0	0	0	0	0	0	0	0	0
多发性骨髓瘤	Multiple myeloma	5	1.35	0.40	2.48	0.09	0.09	0.84	0.86	3	1.59
淋巴样白血病	Lymphoid leukemia	4	1.08	0.32	0.56	0.10	0.10	1.30	1.98	2	1.06
髓样白血病	Myeloid leukemia	17	4.58	1.35	4.26	0.17	0.24	3.43	2.97	6	3.18
白血病，未特指	Leukemia unspecified	3	0.81	0.24	0.68	0.03	0.07	0.47	0.47	1	0.53
其他的或未指明部位	Other and unspecified	58	15.64	4.60	12.95	0.47	1.16	9.63	9.77	30	15.91
所有部位	All sites	1 261	339.93	100.00	358.86	12.91	24.97	223.38	217.75	739	391.84
除C44外所有部位	All sites but C44	1 248	336.43	98.97	357.72	12.86	24.81	221.47	215.94	731	387.60

Table 5-30　Incidences of cancer in Duanzhou District, 2014

构成比 Proportion/%	35~64岁 截缩率 Truncated rate/10⁻⁵	累积率 Cum.rate/%		中标率 ASR China/10⁻⁵	世标率 ASR World/10⁻⁵	例数 Cases	粗率 Crude rate/10⁻⁵	构成比 Proportion/%	35~64岁 截缩率 Truncated rate/10⁻⁵	累积率 Cum.rate/%		中标率 ASR China/10⁻⁵	世标率 ASR World/10⁻⁵	ICD 10
		0~64岁	0~74岁							0~64岁	0~74岁			
0	0	0	0	0	0	0	0	0	0	0	0	0	0	C00
0.95	4.88	0.17	0.26	2.25	2.20	5	2.74	0.96	2.03	0.14	0.21	2.51	1.92	C01-C02
0.81	5.70	0.19	0.19	2.00	1.95	1	0.55	0.19	0.90	0.02	0.02	0.30	0.28	C03-C06
0.27	0	0	0	0.51	0.40	2	1.10	0.38	1.13	0.04	0.04	0.57	0.54	C07-C08
0.41	1.16	0.04	0.19	1.01	1.04	0	0	0	0	0	0	0	0	C09
0.14	0	0	0.06	0.34	0.36	0	0	0	0	0	0	0	0	C10
5.41	25.03	0.91	1.79	15.29	14.45	14	7.68	2.68	12.17	0.35	0.42	5.21	4.60	C11
0.54	3.72	0.14	0.23	1.37	1.48	0	0	0	0	0	0	0	0	C12-C13
0	0	0	0	0	0	0	0	0	0	0	0	0	0	C14
3.52	18.14	0.64	1.06	8.84	8.69	4	2.19	0.77	1.31	0.05	0.14	1.18	1.30	C15
5.01	17.43	0.64	1.51	11.86	11.67	18	9.87	3.45	9.73	0.37	0.80	5.96	6.53	C16
0.68	3.45	0.15	0.15	1.93	1.87	3	1.65	0.57	2.39	0.08	0.15	1.11	1.15	C17
6.63	16.55	0.55	1.74	15.30	15.25	31	17.00	5.94	13.98	0.46	1.42	10.85	10.48	C18
7.17	22.18	0.83	2.44	17.76	18.37	21	11.52	4.02	11.17	0.39	0.68	7.44	7.16	C19-C20
0.54	1.13	0.04	0.04	1.06	1.08	0	0	0	0	0	0	0	0	C21
15.16	93.34	3.23	4.58	42.45	42.01	33	18.10	6.32	10.48	0.42	1.24	11.86	10.88	C22
1.22	2.13	0.06	0.26	2.73	2.47	6	3.29	1.15	2.42	0.09	0.43	2.20	2.25	C23-C24
1.08	5.99	0.21	0.36	2.70	2.76	8	4.39	1.53	5.93	0.21	0.30	2.63	2.77	C25
0.41	2.29	0.08	0.08	0.97	0.92	1	0.55	0.19	0	0.05	0.05	0.76	0.82	C30-C31
0.95	5.13	0.15	0.29	2.77	2.49	0	0	0	0	0	0	0	0	C32
24.09	87.64	3.19	7.26	57.56	58.65	77	42.22	14.75	39.96	1.36	2.75	24.94	24.94	C33-C34
0.54	0	0.04	0.16	1.54	1.56	2	1.10	0.38	2.42	0.09	0.09	0.69	0.75	C37-C38
1.22	3.97	0.15	0.36	2.86	2.89	4	2.19	0.77	4.41	0.15	0.15	1.35	1.37	C40-C41
0	0	0	0	0	0	1	0.55	0.19	0	0	0.07	0.38	0.41	C43
1.08	1.16	0.04	0.13	2.19	2.05	5	2.74	0.96	1.13	0.04	0.18	1.64	1.59	C44
0	0	0	0	0	0	0	0	0	0	0	0	0	0	C45
0	0	0	0	0	0	0	0	0	0	0	0	0	0	C46
0.54	2.29	0.10	0.10	1.63	1.54	3	1.65	0.57	2.42	0.12	0.12	1.43	1.38	C47；C49
0.68	2.31	0.11	0.20	2.13	1.70	97	53.19	18.58	86.70	2.77	3.57	36.90	33.83	C50
0	0	0	0	0	0	2	1.10	0.38	2.42	0.09	0.09	0.69	0.75	C51
0	0	0	0	0	0	0	0	0	0	0	0	0	0	C52
0	0	0	0	0	0	20	10.97	3.83	14.45	0.47	0.81	8.10	6.86	C53
0	0	0	0	0	0	20	10.97	3.83	20.03	0.64	0.80	7.21	6.98	C54
0	0	0	0	0	0	2	1.10	0.38	2.19	0.06	0.06	0.74	0.68	C55
0	0	0	0	0	0	11	6.03	2.11	6.63	0.24	0.56	4.34	4.23	C56
0	0	0	0	0	0	2	1.10	0.38	1.31	0.05	0.12	0.72	0.82	C57
0	0	0	0	0	0	0	0	0	0	0	0	0	0	C58
4.47	7.42	0.26	1.15	10.22	9.67	0	0	0	0	0	0	0	0	C60
0.27	0.98	0.03	0.09	0.67	0.67	0	0	0	0	0	0	0	0	C61
0	0	0	0	0	0	0	0	0	0	0	0	0	0	C62
0.81	2.31	0.11	0.24	2.51	2.13	3	1.65	0.57	1.80	0.05	0.05	0.91	0.79	C63
0.14	0	0	0.06	0.34	0.36	2	1.10	0.38	0	0	0.16	0.76	0.77	C64
0.14	0	0	0	0.27	0.21	0	0	0	0	0	0	0	0	C65
1.89	3.72	0.18	0.65	4.79	4.55	1	0.55	0.19	0	0	0	0.24	0.19	C66
0.27	1.13	0.04	0.12	0.69	0.68	0	0	0	0	0	0	0	0	C67
0.14	0	0.06	0.06	0.64	1.38	0	0	0	0	0	0	0	0	C68
4.60	20.22	0.70	1.53	12.07	11.88	41	22.48	7.85	21.42	0.77	1.45	13.83	13.42	C70-C72
1.35	3.52	0.30	0.42	6.01	4.36	29	15.90	5.56	24.50	1.04	1.11	12.58	11.49	C73
0.14	0	0	0	0.23	0.18	1	0.55	0.19	0.90	0.02	0.02	0.30	0.28	C74
0	0	0	0	0	0	0	0	0	0	0	0	0	0	C75
0	0	0	0	0	0	0	0	0	0	0	0	0	0	C81
1.08	4.22	0.15	0.29	2.79	2.76	7	3.84	1.34	1.11	0.03	0.19	2.19	1.96	C82-C85；C96
0	0	0	0	0	0	0	0	0	0	0	0	0	0	C88
0.41	2.57	0.10	0.10	0.93	0.98	2	1.10	0.38	2.39	0.08	0.08	0.72	0.74	C90
0.27	0	0.11	0.11	1.28	2.76	2	1.10	0.38	1.11	0.07	0.07	1.10	0.78	C91
0.81	3.97	0.16	0.16	2.66	2.25	11	6.03	2.11	4.51	0.17	0.33	4.20	3.71	C92-C94
0.14	1.41	0.05	0.05	0.37	0.44	2	1.10	0.38	0	0	0.09	0.62	0.55	C95
4.06	13.12	0.44	1.21	9.61	9.88	28	15.35	5.36	12.82	0.52	1.11	9.81	9.81	O&U
100.00	390.25	14.35	29.63	255.13	252.99	522	286.25	100.00	328.25	11.49	19.91	188.98	179.78	ALL
98.92	389.09	14.31	29.51	252.93	250.93	517	283.50	99.04	327.12	11.45	19.73	187.34	178.19	ALLbC44

表5-31 肇庆市端州区恶性肿瘤死亡主要指标——2014年

部位	Site	合计 Both sexes							男性 Male	
		例数 Cases	粗率 Crude rate/10⁻⁵	构成比 Proportion/%	35~64岁 截缩率 Truncated rate/10⁻⁵	累积率 Cum.rate/% 0~64岁	0~74岁	中标率 ASR China/10⁻⁵	世标率 ASR World/10⁻⁵	例数 Cases	粗率 Crude rate/10⁻⁵
唇	Lip	0	0	0	0	0	0	0	0	0	0
舌	Tongue	3	0.81	0.51	1.25	0.05	0.09	0.52	0.56	3	1.59
口	Mouth	1	0.27	0.17	0.56	0.02	0.02	0.18	0.17	1	0.53
唾液腺	Salivary gland	2	0.54	0.34	0	0	0	0.26	0.20	2	1.06
扁桃体	Tonsil	0	0	0	0	0	0	0	0	0	0
其他的口咽	Other oropharynx	0	0	0	0	0	0	0	0	0	0
鼻咽	Nasopharynx	29	7.82	4.93	9.86	0.35	0.53	5.18	4.84	22	11.67
喉咽	Hypopharynx	0	0	0	0	0	0	0	0	0	0
咽，部位不明	Pharynx unspecified	0	0	0	0	0	0	0	0	0	0
食管	Esophagus	18	4.85	3.06	2.94	0.10	0.33	2.85	2.79	14	7.42
胃	Stomach	37	9.97	6.29	10.19	0.36	0.64	6.02	5.90	26	13.79
小肠	Small intestine	6	1.62	1.02	1.61	0.06	0.17	1.02	1.03	3	1.59
结肠	Colon	29	7.82	4.93	5.20	0.20	0.56	4.49	4.80	14	7.42
直肠	Rectum	26	7.01	4.42	4.19	0.16	0.53	4.31	4.33	21	11.13
肛门	Anus	0	0	0	0	0	0	0	0	0	0
肝脏	Liver	115	31.00	19.56	36.44	1.26	2.08	20.55	19.50	88	46.66
胆囊及其他	Gallbladder etc.	10	2.70	1.70	1.80	0.06	0.19	1.61	1.50	5	2.65
胰腺	Pancreas	14	3.77	2.38	6.22	0.23	0.26	2.35	2.45	8	4.24
鼻、鼻窦及其他	Nose, sinuses etc.	1	0.27	0.17	0	0	0	0.12	0.09	0	0
喉	Larynx	3	0.81	0.51	1.12	0.03	0.07	0.55	0.52	3	1.59
气管、支气管、肺	Trachea, bronchus and lung	184	49.60	31.29	48.81	1.75	3.64	29.73	30.64	124	65.75
其他的胸腔器官	Other thoracic organs	0	0	0	0	0	0	0	0	0	0
骨	Bone	4	1.08	0.68	1.25	0.05	0.12	0.70	0.75	3	1.59
皮肤的黑色素瘤	Melanoma of skin	1	0.27	0.17	0	0	0.03	0.18	0.19	0	0
其他的皮肤	Other skin	2	0.54	0.34	1.24	0.04	0.04	0.37	0.38	1	0.53
间皮瘤	Mesothelioma	0	0	0	0	0	0	0	0	0	0
卡波西肉瘤	Kaposi sarcoma	0	0	0	0	0	0	0	0	0	0
周围神经、结缔组织、软组织	Peripheral nerve, connective and soft tissue	2	0.54	0.34	1.04	0.03	0.03	0.32	0.32	0	0
乳房	Breast	21	5.66	3.57	9.96	0.33	0.49	3.92	3.79	0	0
外阴	Vulva	0	0	0	0	0	0	0	0	0	0
阴道	Vagina	0	0	0	0	0	0	0	0	0	0
子宫颈	Cervix uteri	8	2.16	1.36	2.80	0.10	0.19	1.65	1.44	0	0
子宫体	Corpus uteri	1	0.27	0.17	0.47	0.01	0.01	0.16	0.15	0	0
子宫，部位不明	Uterus unspecified	3	0.81	0.51	0.56	0.01	0.05	0.50	0.46	0	0
卵巢	Ovary	9	2.43	1.53	3.38	0.11	0.14	1.52	1.44	0	0
其他的女性生殖器	Other female genital organs	0	0	0	0	0	0	0	0	0	0
胎盘	Placenta	0	0	0	0	0	0	0	0	0	0
阴茎	Penis	0	0	0	0	0	0	0	0	0	0
前列腺	Prostate	6	1.62	1.02	0	0	0.03	0.87	0.73	6	3.18
睾丸	Testis	0	0	0	0	0	0	0	0	0	0
其他的男性生殖器	Other male genital organs	0	0	0	0	0	0	0	0	0	0
肾	Kidney	2	0.54	0.34	0.56	0.04	0.04	0.50	0.51	2	1.06
肾盂	Renal pelvis	0	0	0	0	0	0	0	0	0	0
输尿管	Ureter	0	0	0	0	0	0	0	0	0	0
膀胱	Bladder	2	0.54	0.34	0.56	0.02	0.05	0.36	0.37	2	1.06
其他的泌尿器官	Other urinary organs	0	0	0	0	0	0	0	0	0	0
眼	Eye	0	0	0	0	0	0	0	0	0	0
脑、神经系统	Brain, nervous system	10	2.70	1.70	2.86	0.12	0.19	1.96	1.98	6	3.18
甲状腺	Thyroid gland	1	0.27	0.17	0	0	0	0.14	0.11	0	0
肾上腺	Adrenal gland	1	0.27	0.17	0	0	0.03	0.18	0.19	0	0
其他的内分泌腺	Other endocrine gland	0	0	0	0	0	0	0	0	0	0
霍奇金病	Hodgkin disease	1	0.27	0.17	0	0	0	0.12	0.09	0	0
非霍奇金淋巴瘤	Non-Hodgkin lymphoma	5	1.35	0.85	2.40	0.09	0.13	0.85	0.91	5	2.65
免疫增生性疾病	Immunoproliferative disease	0	0	0	0	0	0	0	0	0	0
多发性骨髓瘤	Multiple myeloma	5	1.35	0.85	1.93	0.07	0.16	0.87	0.94	3	1.59
淋巴样白血病	Lymphoid leukemia	5	1.35	0.85	1.13	0.10	0.10	1.34	1.78	3	1.59
髓样白血病	Myeloid leukemia	7	1.89	1.19	2.26	0.07	0.10	1.14	1.16	4	2.12
白血病，未特指	Leukemia unspecified	1	0.27	0.17	0	0	0	0.12	0.09	0	0
其他的或未指明部位	Other and unspecified	13	3.50	2.21	2.60	0.13	0.32	2.48	2.47	8	4.24
所有部位	All sites	588	158.51	100.00	165.18	5.95	11.38	99.99	99.61	377	199.90
除C44外所有部位	All sites but C44	586	157.97	99.66	163.94	5.90	11.34	99.61	99.23	376	199.37

Table 5-31　Mortalities of cancer in Duanzhou District, 2014

构成比 Proportion/%	35~64岁 截缩率 Truncated rate/10⁻⁵	累积率 Cum.rate/% 0~64岁	0~74岁	中标率 ASR China/10⁻⁵	世标率 ASR World/10⁻⁵	例数 Cases	粗率 Crude rate/10⁻⁵	构成比 Proportion/%	35~64岁 截缩率 Truncated rate/10⁻⁵	累积率 Cum.rate/% 0~64岁	0~74岁	中标率 ASR China/10⁻⁵	世标率 ASR World/10⁻⁵	ICD 10
0	0	0	0	0	0	0	0	0	0	0	0	0	0	C00
0.80	2.57	0.10	0.18	1.03	1.12	0	0	0	0	0	0	0	0	C01–C02
0.27	1.13	0.04	0.04	0.36	0.35	0	0	0	0	0	0	0	0	C03–C06
0.53	0	0	0	0.51	0.40	0	0	0	0	0	0	0	0	C07–C08
0	0	0	0	0	0	0	0	0	0	0	0	0	0	C09
0	0	0	0	0	0	0	0	0	0	0	0	0	0	C10
5.84	14.24	0.53	0.88	7.78	7.45	7	3.84	3.32	5.65	0.18	0.18	2.52	2.18	C11
0	0	0	0	0	0	0	0	0	0	0	0	0	0	C12–C13
0	0	0	0	0	0	0	0	0	0	0	0	0	0	C14
3.71	6.01	0.21	0.49	4.44	4.24	4	2.19	1.90	0	0	0.16	1.22	1.30	C15
6.90	12.30	0.42	0.77	8.23	7.77	11	6.03	5.21	8.19	0.30	0.50	3.72	3.96	C16
0.80	2.14	0.07	0.15	1.00	0.99	3	1.65	1.42	1.13	0.04	0.20	1.08	1.12	C17
3.71	5.11	0.19	0.41	4.19	4.52	15	8.23	7.11	5.23	0.20	0.73	4.83	5.13	C18
5.57	7.47	0.26	0.78	6.48	6.58	5	2.74	2.37	1.11	0.07	0.26	2.06	2.03	C19–C20
0	0	0	0	0	0	0	0	0	0	0	0	0	0	C21
23.34	66.41	2.17	3.32	31.66	30.52	27	14.81	12.80	8.00	0.39	0.85	9.77	8.76	C22
1.33	0	0	0.08	1.39	1.15	5	2.74	2.37	3.53	0.12	0.30	1.79	1.82	C23–C24
2.12	9.06	0.33	0.39	2.85	3.17	6	3.29	2.84	3.55	0.13	0.13	1.91	1.80	C25
0	0	0	0	0	0	1	0.55	0.47	0	0	0	0.24	0.19	C30–C31
0.80	2.29	0.07	0.15	1.10	1.03	0	0	0	0	0	0	0	0	C32
32.89	66.48	2.39	4.95	39.92	41.31	60	32.90	28.44	31.91	1.14	2.28	19.31	19.82	C33–C34
0	0	0	0	0	0	0	0	0	0	0	0	0	0	C37–C38
0.80	2.57	0.10	0.16	1.04	1.16	1	0.55	0.47	0	0	0.09	0.37	0.36	C40–C41
0	0	0	0	0	0	1	0.55	0.47	0	0	0.07	0.38	0.41	C43
0.27	1.15	0.03	0.03	0.41	0.36	1	0.55	0.47	1.31	0.05	0.05	0.34	0.41	C44
0	0	0	0	0	0	0	0	0	0	0	0	0	0	C45
0	0	0	0	0	0	0	0	0	0	0	0	0	0	C46
0	0	0	0	0	0	2	1.10	0.95	2.03	0.07	0.07	0.63	0.63	C47；C49
0	0	0	0	0	0	21	11.52	9.95	19.32	0.64	0.98	7.72	7.49	C50
0	0	0	0	0	0	0	0	0	0	0	0	0	0	C51
0	0	0	0	0	0	0	0	0	0	0	0	0	0	C52
0	0	0	0	0	0	8	4.39	3.79	5.53	0.20	0.38	3.29	2.88	C53
0	0	0	0	0	0	1	0.55	0.47	0.90	0.02	0.02	0.30	0.28	C54
0	0	0	0	0	0	3	1.65	1.42	1.08	0.03	0.10	1.01	0.94	C55
0	0	0	0	0	0	9	4.94	4.27	6.66	0.21	0.28	3.04	2.90	C56
0	0	0	0	0	0	0	0	0	0	0	0	0	0	C57
0	0	0	0	0	0	0	0	0	0	0	0	0	0	C58
1.59	0	0	0.06	1.67	1.40	0	0	0	0	0	0	0	0	C60
0	0	0	0	0	0	0	0	0	0	0	0	0	0	C61
0	0	0	0	0	0	0	0	0	0	0	0	0	0	C62
0	0	0	0	0	0	0	0	0	0	0	0	0	0	C63
0.53	1.13	0.07	0.07	0.95	0.97	0	0	0	0	0	0	0	0	C64
0	0	0	0	0	0	0	0	0	0	0	0	0	0	C65
0	0	0	0	0	0	0	0	0	0	0	0	0	0	C66
0.53	1.13	0.04	0.10	0.70	0.71	0	0	0	0	0	0	0	0	C67
0	0	0	0	0	0	0	0	0	0	0	0	0	0	C68
0	0	0	0	0	0	0	0	0	0	0	0	0	0	C69
1.59	3.80	0.18	0.24	2.56	2.73	4	2.19	1.90	2.01	0.06	0.15	1.27	1.18	C70–C72
0	0	0	0	0	0	1	0.55	0.47	0	0	0	0.30	0.23	C73
0	0	0	0	0	0	1	0.55	0.47	0	0	0.07	0.38	0.41	C74
0	0	0	0	0	0	0	0	0	0	0	0	0	0	C75
0	0	0	0	0	0	1	0.55	0.47	0	0	0	0.24	0.19	C81
1.33	4.95	0.18	0.26	1.73	1.86	0	0	0	0	0	0	0	0	C82–C85；C96
0	0	0	0	0	0	0	0	0	0	0	0	0	0	C88
0.80	3.97	0.15	0.15	1.07	1.23	2	1.10	0.95	0	0	0.18	0.75	0.73	C90
0.80	1.16	0.15	0.15	1.89	2.56	2	1.10	0.95	1.11	0.03	0.03	0.57	0.68	C91
1.06	2.56	0.08	0.14	1.35	1.52	3	1.65	1.42	1.98	0.05	0.05	0.93	0.80	C92–C94
0	0	0	0	0	0	1	0.55	0.47	0	0	0	0.24	0.19	C95
2.12	5.38	0.21	0.35	2.61	2.75	5	2.74	2.37	0	0.06	0.31	2.58	2.40	O&U
100.00	223.02	7.97	14.31	126.92	127.84	211	115.70	100.00	110.24	4.00	8.41	72.83	71.23	ALL
99.73	221.87	7.94	14.28	126.51	127.48	210	115.16	99.53	108.93	3.95	8.36	72.49	70.82	ALLbC44